2 fr.

MALADIES TRAITÉES A VICHY

MAUX D'ESTOMAC

GOUTTE — RHUMATISMES — GRAVELLE

DIABÈTE — MALADIES DU FOIE

RÉGIME & TRAITEMENT

A SUIVRE

A VICHY ET CHEZ SOI

DOCTEUR J. CARNET,

MÉDECIN CONSULTANT A PARIS

PARIS

E. DENTU, ÉDITEUR

PALAIS-ROYAL, GALERIE D'ORLÉANS, 17

1867

MALADIES TRAITÉES A VICHY

GUIDE DES MALADES

A VICHY ET CHEZ EUX.

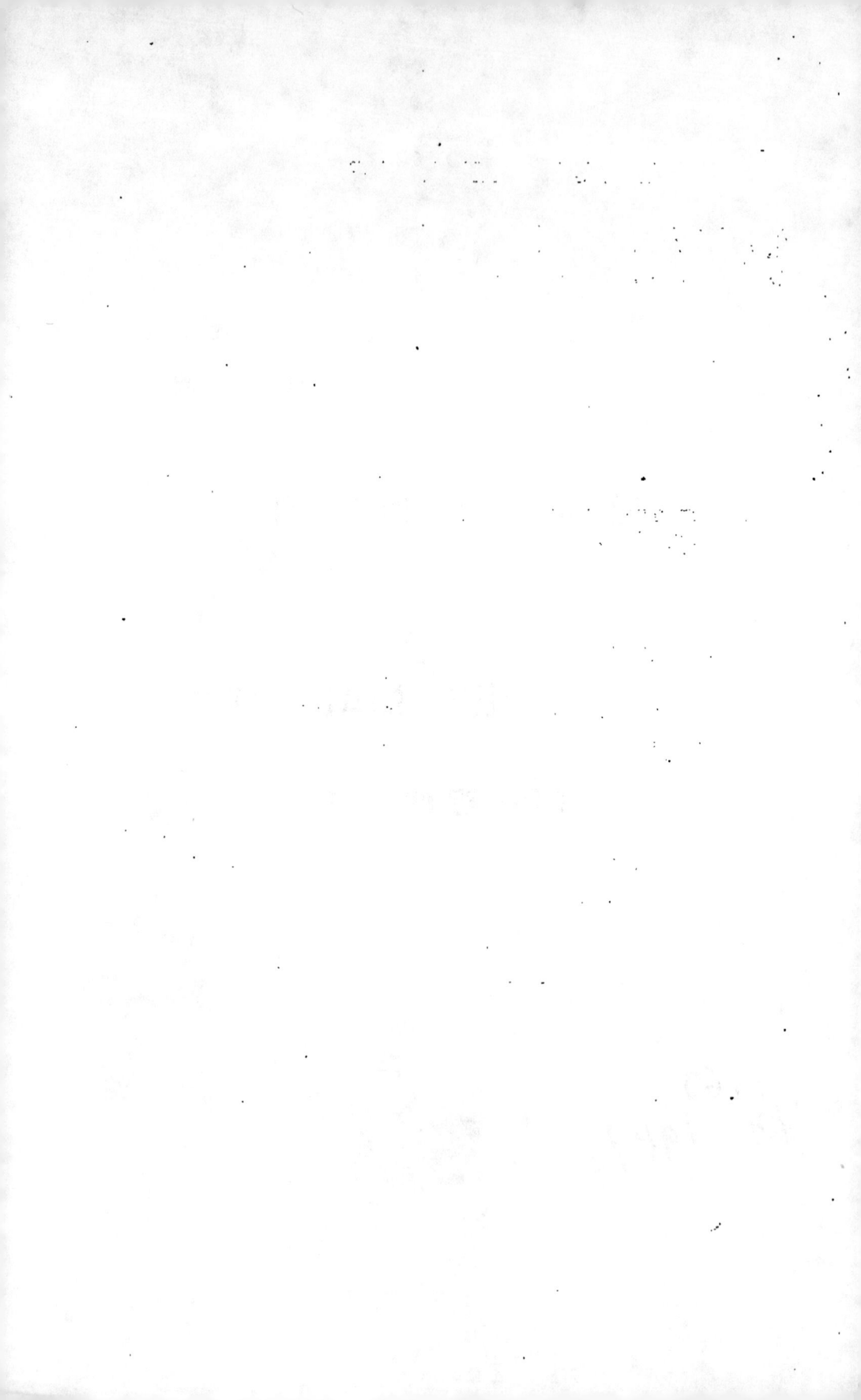

EXPLICATION DES DIVERSES

MALADIES TRAITÉES A VICHY

MAUX D'ESTOMAC,
GOUTTE, — RHUMATISMES, — GRAVELLE,
DIABÈTE, — MALADIES DU FOIE

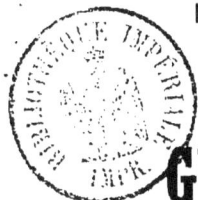

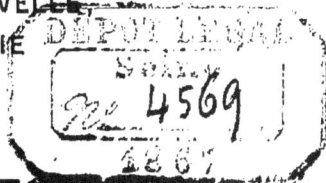

———

GUIDE DES MALADES

———

RÉGIME ET TRAITEMENT A SUIVRE

A VICHY ET CHEZ SOI

———

DOCTEUR J. CARNET,

MÉDECIN CONSULTANT A PARIS

PARIS
E. DENTU, ÉDITEUR
PALAIS-ROYAL, GALERIE D'ORLÉANS, 17
1867

PRÉFACE

J'ai l'intention, en publiant ce nouvel ouvrage, d'expliquer aux Malades qui font usage des Eaux de Vichy quelles sont les causes de leur maladie, comment elle se développe, quels en sont les symptômes et comment on peut la guérir.

Voici quel est le plan de cet ouvrage :

I. — Intérieur du corps humain. — J'ai cru utile d'expliquer d'abord comment est disposé l'intérieur du corps humain, et par quel mécanisme en fonctionnent les divers organes. Ces notions scientifiques feront mieux comprendre aux Malades la façon dont se développe leur maladie, en quoi elle consiste et comment elle peut guérir.

1° *Histoire de la Vie*. — Quelle est la disposition intérieure de notre corps? Comment en sont groupés et agencés les divers organes? Comment s'en opèrent les principales fonctions? Quel est le mécanisme et le but de la Digestion, de la Circulation du sang, de la Respiration, de la Nutrition, etc.?

2º *Histoire de la Digestion.* — Quel est le rôle physiologique et la destination définitive des diverses espèces d'aliments et de boissons dont nous nous nourrissons? Comment se digèrent ces aliments et ces boissons? Comment se transforment-ils en notre sang, puis en notre propre chair?

Disposition, structure et fonctions de l'Estomac.

Disposition, structure et fonctions des Intestins, du Pancréas et du Foie.

II. — Explication des Tempéraments. — Il est extrêmement utile à tout le monde de bien connaître son Tempérament. Le tempérament résulte d'une combinaison plus ou moins heureuse des humeurs et des principaux systèmes d'organes qui produisent la vie. Or, si la quantité ou si la qualité de ces humeurs s'altère, si les fonctions de tel ou tel système d'organes s'exagèrent, il en résultera d'abord un malaise spécial pour chaque tempérament, puis un état maladif, puis une véritable maladie.

C'est pourquoi j'ai cru utile de décrire avec soin les caractères, les signes de chaque tempérament, d'indiquer à quel genre de malaise et de maladie chacun d'eux prédispose, et ce qu'il faut faire pour conjurer ces états maladifs.

III. — Maladies traitées à Vichy. — 1º Indiquer nettement les diverses maladies que les Eaux de Vichy peuvent guérir ou améliorer notablement. — Mon-

trer quelles sont les causes de ces maladies, comment
elles se développent, quels en sont les symptômes ou
les signes, comment enfin on peut les traiter avec
le plus de chances possibles pour les guérir, ou tout
au moins les soulager notablement.

IV. — Une saison à Vichy. — 1° Montrer quelles
sont les vertus des Eaux de Vichy, comment elles
agisssent sur notre sang et sur nos humeurs, comment elles guérissent; indiquer les qualités spéciales
de chacune des Sources;

2° Indiquer aux Malades ce qu'ils doivent faire
pour *bien prendre* les Eaux, pour en retirer tout le
profit possible; — A quelles Sources ils doivent
boire, selon qu'ils ont telle ou telle maladie; à quelles
heures, à quelles doses, à quels intervalles; — Quelles
règles ils doivent observer pour bien prendre leur
bain; — Dans quel cas et comment ils doivent
prendre des Douches; — Quel régime ils doivent
suivre pendant qu'ils passent une saison à Vichy.

V. — Vichy chez soi. — Beaucoup de Malades ont
besoin de venir passer une saison à Vichy et ne
peuvent pas faire ce voyage; les affaires, la profession, la famille, la difficulté de venir seul sans sa
femme ou son mari, le prix du voyage et ses fatigues, etc.; et si la distance est un obstacle, même
pour les Français, combien n'en est-elle pas un plus
grand encore pour ceux qui habitent l'Allemagne, la
Russie ou le reste de l'Europe, et surtout pour les
peuples de l'Orient et des deux Amériques. Pour

ceux-là il fallait donc chercher le moyen de se soigner comme à Vichy.

Ce moyen est aujourd'hui trouvé : avec les Eaux de Vichy transportées et les Sels pour bains, on a Vichy chez soi. En effet : les *Eaux de Vichy*, mises en bouteille avec soin, sont transportées dans toutes les parties du monde sans se décomposer, sans éprouver d'altération sensible dans leur composition chimique; — les *Sels de Vichy* pour bains sont extraits des Eaux sous la surveillance et le contrôle de l'État et s'expédient en rouleaux de 250 grammes (quantité de sels contenue dans un bain pris à l'Établissement thermal de Vichy).

On peut donc partout, sans quitter sa maison et sans abandonner ses affaires, — en buvant de cette eau de Vichy transportée et en prenant des bains avec ces Sels, — suivre *chez soi* et sous la direction de son médecin le Traitement de Vichy, faire une *Saison de Vichy chez soi*.

Docteur J. CARNET,

Rue Drouot, 2, à l'angle du boulevard Montmartre,
Maison de l'Établissement thermal de Vichy,
De **1** heure à **3** heures.

INTÉRIEUR DU CORPS HUMAIN

HISTOIRE DE LA VIE

1. Idée générale de la Vie. — Depuis sa naissance jusqu'à l'âge de vingt-cinq ans environ, l'homme grandit : or, pour que l'enfant croisse, se développe et grandisse, pour qu'il devienne un homme, il faut nécessairement qu'il trouve quelque part, il faut que la Nature lui fournisse les matériaux indispensables à l'accroissement de son corps et au développement de ses organes.

Pendant toute la durée de sa vie, le corps humain effectue des dépenses et éprouve des pertes incessantes qui résultent :

1° De la respiration : les poumons exhalent, en vingt-quatre heures, environ 400 grammes de vapeur d'eau et 1,100 grammes de gaz carbonique;

2° De la transpiration : la peau laisse transsuder,

1.

en vingt-quatre heures, soit à l'état de *vapeur* imperceptible, soit à l'état de buée, de moiteur ou de gouttelettes d'eau, environ 300 grammes de sueur et souvent même beaucoup plus;

3° Des sécrétions diverses : salive, suc gastrique, bile, suc pancréatique, suc intestinal, mucosités diverses, urine, etc.;

4° De la dépense de forces et de calorique que nécessitent et qu'occasionnent le travail, l'exercice, la parole, les travaux intellectuels, les divers phénomènes sensitifs, etc.;

5° Enfin, de l'usure des divers rouages de la machine humaine, résultant de leur *usage* de tous les jours, du mouvement perpétuel, apparent ou caché, auquel ils sont soumis.

En outre, le corps humain conserve en tout temps une *chaleur intérieure* uniforme et constante de 37° (les extrémités et les parties superficielles, la peau surtout, se refroidissent *seules* en hiver), et cela, quelle que soit la température de la saison ou du climat, en été comme en hiver, au Sénégal comme en Sibérie.

Or, c'est de la nécessité impérieuse de subvenir à son accroissement et à son développement, de réparer ses dépenses et ses pertes journalières, de restaurer ses forces, de maintenir en lui le degré de chaleur nécessaire à la vie, que résulte pour l'homme le besoin impérieux de *se nourrir*.

2. **Fonctions de la Nutrition.** — Les Fonctions de la Nutrition ont en effet pour but :

1° De fabriquer du *sang*, c'est-à-dire d'extraire des

aliments et des boissons dont nous faisons journellement usage un liquide nourricier renfermant *tous* les
matériaux nécessaires à l'accroissement et à la nutrition de notre corps, à la restauration de nos forces, à la
réparation de nos pertes et de nos dépenses de toutes
sortes, enfin à l'entretien du degré de chaleur dont
nous avons besoin (*Digestion*);

2° De recueillir ce sang, de l'épurer et de le vivifier
au contact de l'air (*Respiration*);

3° De le transporter dans *toutes* les parties de notre
corps, pour y maintenir une chaleur uniforme et
constante, et pour que chacun de nos organes et toutes
les molécules de notre corps y puissent prendre les
matériaux que la Digestion y a déposés pour leur
entretien et y déverser les matériaux vieillis et usés
(*Circulation*, *Calorification*, *Assimilation*, *Désassimilation*);

4° Enfin d'éliminer au dehors le résidu de la Digestion (*Défécation*) et d'épurer, de purifier ce sang,
de le débarrasser des matériaux usés et vieillis qu'il
charrie (*Sécrétions diverses*).

3. Organes de la Nutrition. — Les Organes qui
concourent à l'accomplissement des fonctions de la
Nutrition sont situés dans le tronc, dans une large
cavité limitée : en arrière, par la colonne vertébrale;
en bas, par les os des hanches et du bassin; en haut,
par l'ensemble des côtes; en avant, par une vaste
membrane musculo-fibrineuse qui continue la cage
costale et qui ferme le ventre.

Cette vaste cavité est subdivisée en deux étages

distincts et superposés, séparés par un plancher musculaire mobile, le *diaphragme*, qui se fixe à tout le
pourtour du bord inférieur de la cage des côtes.

Dans l'étage inférieur, dans le ventre, sont logés
les divers organes qui accomplissent l'acte complexe
de la Digestion et des Sécrétions, qui fabriquent le
sang et qui le purifient.

Ce sont : l'*estomac*, en haut, au milieu et un peu
à gauche; il communique avec la bouche par un
long tuyau, l'*œsophage*; — le *foie*, dans l'hypocondre
droit, qu'il remplit à lui seul; — la *rate*, dans l'hypocondre gauche; — le *pancréas*, en arrière et un peu
au-dessous de l'estomac, appliqué contre la colonne
vertébrale;—les *intestins*, dans tout le reste du ventre;
— les deux *reins*, appliqués contre la colonne vertébrale, au-dessous du pancréas;

Dans le bassin : la *vessie*, en avant; — le *rectum*,
en arrière, contre la colonne vertébrale; — entre les
deux, chez la Femme, l'*utérus*.

Dans l'étage supérieur, dans la poitrine, sont logés
les organes destinés à vivifier le sang au contact de
l'air, puis à le lancer et le distribuer dans toutes les
parties de notre corps.

Ce sont : les deux *poumons*, qui communiquent
avec la bouche par la *trachée* et le *larynx*, et qui
remplissent toute la poitrine; — au milieu d'eux, le
cœur et les gros vaisseaux qui en partent ou qui y
arrivent.

Tels sont les Organes, telles sont les Fonctions qui concourent à l'acte complexe et multiple de la Vie.

Nous allons en étudier d'abord l'ensemble, afin de bien saisir et de bien comprendre la raison d'être et l'enchaînement réciproque de chacune d'elles; puis, entrant dans de plus grands détails sur la Digestion, qu'il nous importe le plus de bien connaître, nous suivrons pas à pas les métamorphoses et les transformations diverses que subissent les Aliments et les Boissons dans notre appareil digestif.

Cette étude, que je m'efforcerai de rendre simple, claire, attrayante, féconde en déductions pratiques, jettera un grand jour sur la nature et les causes réelles des Maux d'Estomac et de la Constipation, ainsi que sur leur Régime, leur Hygiène et leur Traitement.

———

4. Digestion. — Les plantes et les arbres puisent dans la terre, à l'aide de leurs racines, les sucs nourriciers dont ils ont besoin pour se développer, pour vivre et pour fructifier. L'homme, ainsi que tous les animaux, ne trouve pas dans la nature ses aliments tout prêts à être assimilés : avant d'être absorbés, avant de pouvoir se convertir en sa chair et en ses os, les aliments doivent être modifiés, transformés, dissous et métamorphosés, par son appareil digestif en une bouillie molle et pulpeuse, le *chyme*, puis en un liquide nourricier, le *chyle*.

Le chyle, résultat définitif de la digestion, ne

tarde pas à se transformer lui-même en sang, lequel contient *tous* les matériaux nécessaires à l'accroissement et à la nutrition de notre corps, à la restauration de nos forces, à la réparation de nos pertes et de nos dépenses de toutes sortes, et à l'entretien du degré de chaleur dont nous avons besoin.

Alors seulement cette séve animale est absorbée et transportée dans toutes les parties de notre corps, où elle apporte la nourriture, la chaleur et la vie.

L'homme choisit donc dans la nature les divers aliments qui lui conviennent, et fait subir à la plupart des préparations culinaires préalables, qui ont pour but de les rendre plus appétissants et surtout plus digestibles.

Les aliments sont broyés par les dents et imprégnés de salive, puis avalés ainsi que les boissons.

Ils arrivent dans le *gosier*, puis descendent par un canal membraneux, par l'*œsophage* (A), dans l'*estomac* (C).

L'orifice d'entrée de l'estomac s'appelle *cardia* (B), l'orifice de sortie *pylore* (D).

Quand les aliments sont digérés et qu'ils sont transformés en *chyme*, le pylore de l'estomac s'ouvre et laisse passer ce chyme dans le *duodénum* (E), que j'ai ouvert pour montrer dans son intérieur les orifices I et K des canaux du foie et du pancréas.

Près du duodénum se trouvent en effet deux glandes :

Le *foie* (FF) sécrète de la *bile*, qui s'amasse en réserve dans la *vésicule du fiel* (G); elle s'écoule au

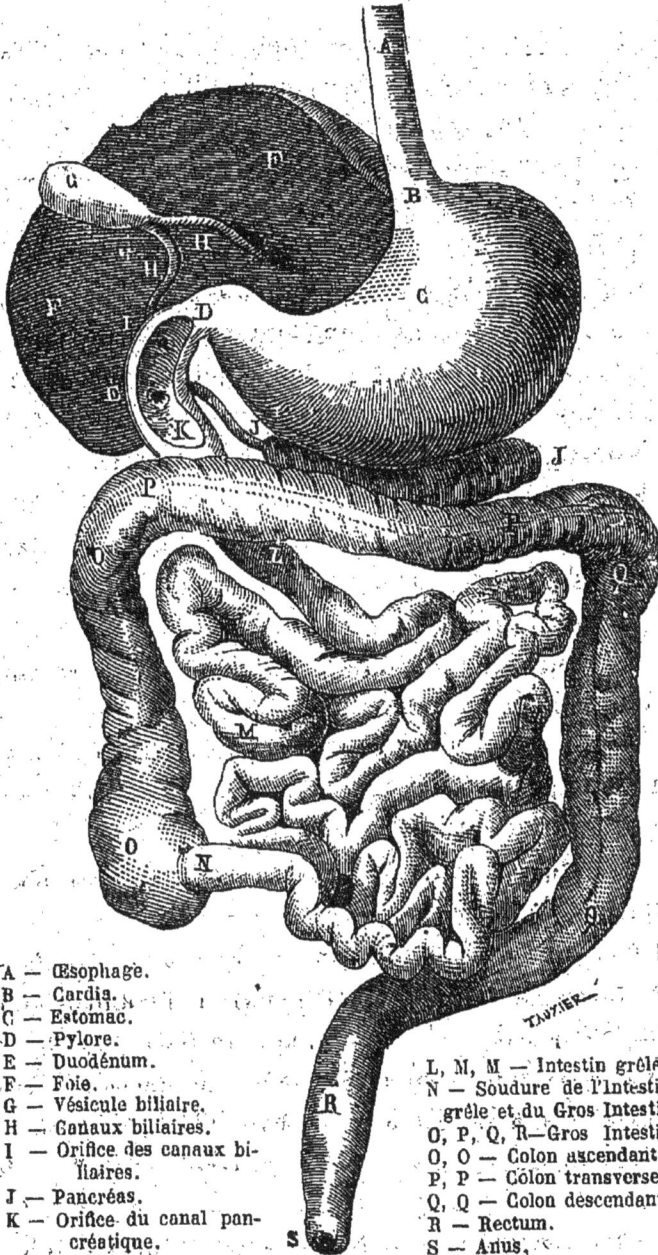

A — Œsophage.
B — Cardia.
C — Estomac.
D — Pylore.
E — Duodénum.
F — Foie.
G — Vésicule biliaire.
H — Canaux biliaires.
I — Orifice des canaux biliaires.
J — Pancréas.
K — Orifice du canal pancréatique.

L, M, M — Intestin grêle.
N — Soudure de l'Intestin grêle et du Gros Intestin.
O, P, Q, R — Gros Intestin.
O, O — Colon ascendant.
P, P — Colon transverse.
Q, Q — Colon descendant.
R — Rectum.
S — Anus.

Appareil digestif.

moment des repas par le *canal biliaire* (H) dans le duodénum, où elle se mêle au chyme.

Le *pancréas* (J) sécrète du suc pancréatique, qui s'écoule par un canal (K) dans le duodénum et se mêle également au chyme.

Le chyme, imprégné de bile et de suc pancréatique, descend dans l'*intestin grêle* (L, M, M, N) qui enroule ses replis, comme un immense serpent, en une masse qui remplit tout le ventre : il s'y transforme en *chyle*, liquide nourricier qui est absorbé par les vaisseaux chylifères et va se mêler au sang.

Le résidu de la digestion s'engage ensuite dans le *gros intestin* (O, P, Q, R), où il s'accumule peu à peu, et en est régulièrement expulsé par l'*anus* (S).

L'intestin grêle se soude, au point N, avec le *gros intestin* ou colon (O, P, Q, R), deux fois plus gros, mais bien moins long.

Le gros intestin monte d'abord de la hanche droite au flanc droit (*colon ascendant* O, O), puis il passe en travers de droite à gauche (*colon transverse* P, P); puis il descend dans la hanche gauche (*colon descendant* Q, Q); il pénètre ensuite dans le bassin (*rectum* R) en arrière de la vessie chez l'homme, de la vessie et de la matrice chez la femme, et vient s'ouvrir à l'*anus* (S).

Tel est l'ensemble de l'appareil digestif, des organes qui contribuent à l'acte multiple et complexe de la Digestion.

5. Absorption. — Les arbres se nourrissent en absorbant par le chevelu de leurs racines l'eau et les

sucs nourriciers que la terre végétale renferme : cette
séve monte dans les racines, puis dans le tronc, et
porte la nourriture et la vie à l'arbre tout entier.

La Nature procède d'une façon analogue chez les
animaux et chez l'homme.

A chaque repas, nous apportons en nous de l'eau
(boissons) et de la terre (aliments) plus ou moins
féconde ou stérile en éléments réparateurs; et, de
même que chez les plantes, d'innombrables racines,
enveloppant de leur chevelu d'une finesse microscopique l'estomac et les intestins, y sucent et y aspirent l'eau et les sucs nourriciers que nos organes
digestifs ont su extraire de cette espèce de terre
animale.

Cette eau et ces sucs nourriciers, cette séve animale, c'est le *chyle*; ces innombrables racines qui
aspirent ce chyle, ce sont les vaisseaux ou canaux
chylifères.

Le chyle, liquide nourricier provenant de la digestion de chacun de nos repas, est donc aspiré par les
vaisseaux chylifères : il monte dans ces canaux
comme la séve dans un arbre, et vient se déverser, .
par un canal unique (le canal thoracique), dans la
Veine cave, au moment où celle-ci ramène au cœur le
sang qui a circulé dans toutes les parties du corps.

6. Appareil de la Circulation. — Le *sang*, liquide
nourricier intermédiaire entre les aliments et nos
tissus organiques, *circule* à travers toutes les parties
de notre corps dans un vaste réseau de tuyaux,
auxquels on donne le nom de vaisseaux : des *artères*,

des *capillaires* et des *veines* ; il y est mis en mouvement par une double pompe, aspirante et foulante, le cœur.

Cœur. — Le Cœur, en effet, n'en déplaise aux Poëtes et aux Amoureux, est tout simplement une merveilleuse machine hydraulique, composée de *deux* pompes, aspirantes et foulantes toutes les deux, soudées l'une contre l'autre, de manière à former un seul et même tout, un seul organe. Ces deux pompes fonctionnent incessamment, avec une simultanéité et un ensemble parfaits, depuis huit mois avant notre naissance officielle jusqu'à notre mort, à raison de 60 à 70 coups de piston par minute ; chaque battement du cœur, chaque pulsation du pouls, correspondent à chacun des coups de piston de cette merveilleuse pompe !

Artères. — A la portion *foulante* de chacune des deux pompes du cœur est soudé un gros tuyau, une *Artère* ; celle de la pompe *droite* (artère pulmonaire) porte le sang dans les poumons ; celle de la pompe *gauche* (artère aorte) porte le sang dans toutes les parties de notre corps. Ces deux grosses artères s'y ramifient, comme le tronc d'un arbre, se divisent et se subdivisent en grosses branches, puis en petites branches, puis en rameaux, puis en ramuscules, puis enfin en une sorte de chevelu.

Capillaires. — Ces nombreuses subdivisions en arrivent au point de former des vaisseaux, des tuyaux, plus ténus et plus grêles que les cheveux les plus fins : ce sont les *Capillaires.* Tous ces tuyaux capillaires, d'une finesse microscopique, communiquent entre eux et forment une sorte de treillage, de filet, de dentelle à mailles fines, délicates et tellement petites, qu'on ne peut enfoncer une aiguille dans n'importe quelle partie de notre corps sans déchirer plusieurs capillaires.

Veines. — Après avoir formé cet immense réseau à mailles microscopiques qui constitue le canevas ou la trame, soit de nos poumons, soit de tout notre corps, les Capillaires s'abouchent les uns aux autres, se réunissent et se soudent ensemble de façon à former de nouveaux tuyaux, de nouveaux vaisseaux, des *Veines*. Ces vaisseaux, dont le calibre grossit peu à peu, forment d'abord des ramuscules, des rameaux, des petites branches, puis des grosses branches, puis enfin deux gros troncs, deux grosses Veines, qui viennent se souder à la portion *aspirante* des deux pompes du cœur : la Veine pulmonaire, qui ramène le sang des poumons, se soude à la portion aspirante de la pompe *gauche* ; la Veine cave, qui ramène le sang de tout le reste du corps, ainsi que le chyle que lui déversent les Vaisseaux *chylifères*, se soude à la portion aspirante de la pompe *droite*.

Structure. — Tous ces tuyaux (artères, capillaires et veines) dans lesquels le sang circule incessamment, mis en mouvement par l'admirable pompe que représente le cœur ; ces tuyaux, dis-je, ne sont pas inertes comme ceux que nous fabriquons : la Nature est plus ingénieuse et surtout plus puissante. Les parois des tuyaux, artériels, capillaires et veineux, sont constituées par des fibres musculaires microscopiques enroulées en spirale, fibres musculaires susceptibles de s'allonger et de se raccourcir, exactement comme nos muscles, comme notre biceps, qui font mouvoir nos membres. Aussi, lorsque le sang est lancé par le cœur dans les artères, celles-ci, au lieu de rester inertes comme un tuyau de plomb, se dilatent et se contractent doucement pour faire cheminer le sang dans leur intérieur.

Cette structure des tuyaux sanguins, ces dilatations et ces contractions alternatives étaient surtout nécessaires dans les veines, alors que le sang remonte vers le cœur, alors que la force d'impulsion donnée par le coup de piston de cette pompe s'est éparpillée dans l'immense réseau des subdivisions artérielles et des capillaires.

7. Sang. — Le sang est un liquide qui sert d'*intermédiaire* entre les aliments et notre corps. Pour que le pain, la viande, les légumes, les fruits, les boissons, etc., dont nous faisons notre nourriture, se transforment en notre corps et deviennent la chair de notre chair et les os de nos os, il faut que ces aliments et ces boissons se transforment préalablement en un *liquide*, le chyle, qui se transforme lui-même en notre sang. Aucun aliment ne peut nous nourrir, si nos organes digestifs ne peuvent pas le *liquéfier*, le métamorphoser en chyle, puis en sang.

Vu au microscope, le sang est formé d'un liquide incolore et limpide comme de l'eau, liquide dans lequel nagent des *milliards* de *globules* rouges d'une petitesse microscopique ; il y en a plusieurs milliers dans une seule goutte de sang. Ce sont ces globules rouges qui donnent au sang sa couleur, en même temps que sa puissance nutritive et réparatrice, et c'est leur nombre plus ou moins grand qui fait la richesse ou la pauvreté du sang.

Au point de vue chimique, le sang contient *tous* les éléments chimiques, *toutes* les substances que les analyses et les recherches les plus savantes ont pu découvrir dans notre corps. Il contient 78 pour 100 d'eau et 22 pour 100 de matières diverses, parmi lesquelles nous remarquons : de l'albumine, de la fibrine, de la graisse et une trentaine de sels minéraux ; il renferme en outre soit du gaz oxygène quand il revient des poumons, soit du gaz carbonique quand il y arrive.

C'est à cette composition chimique et vitale du sang qu'est due sa propriété de pouvoir nourrir et restaurer notre corps, réparer ses pertes, produire de la chaleur et fournir les matériaux des diverses sécrétions organiques.

Le sang est donc bien réellement de la *chair coulante*, qui représente notre chair, nos os, nos organes, la totalité de notre corps enfin à *l'état liquide*.

8. Circulation du Sang. — Le sang décrit dans sa course incessante deux cercles en forme de **8**, ainsi que le ferait un cheval qui courrait sur une piste dont les courbes décriraient un **8** : le cœur est placé au point d'intersection des deux cercles ; le grand cercle, ou cercle inférieur du **8**, va du cœur à toutes les parties du corps, puis de toutes les parties du corps au cœur (Circulation générale) ; le petit cercle, ou cercle supérieur, va du cœur aux poumons et des poumons au cœur (Circulation pulmonaire). •

Suivons le sang dans cette course circulaire; supposons-le partant de la pompe gauche du cœur, et voyons le trajet en forme de **8** qu'il doit parcourir avant d'y revenir.

La pompe *gauche* du cœur lance le sang par l'*Artère* aorte dans toutes les parties du corps (excepté dans les poumons); le sang *circule* dans les divisions et subdivisions artérielles, et arrive dans le réseau à mailles microscopiques formé par les Capillaires.

Dans les *Capillaires*, le sang se trouve au sein même de tous nos organes et de tous nos tissus, qu'il baigne de toutes parts, en contact *médiat* avec les molécules microscopiques de diverse nature dont le merveilleux ensemble constitue notre corps. J'ai dit médiat, car le sang est toujours contenu dans l'intérieur d'un vaisseau, d'un tuyau; il ne s'épanche jamais dans l'épaisseur de nos organes, à moins de contusion ou de plaie.

C'est dans le réseau des Capillaires que s'accomplissent les phénomènes mystérieux de la vie végétative: le sang fournit à nos organes les matériaux de réparation et d'entretien dont il est chargé (Assimilation, 9);—son oxygène brûle les graisses et l'alcool, et fournit ainsi de la *chaleur*, de la vapeur d'eau et du gaz carbonique (Calorification, 13);—enfin il se charge de tous les matériaux usés et inutiles (Désassimilation, 10).

Il résulte de tous ces échanges que le sang, —

qui était *artériel*, c'est-à-dire rouge vermillon, imprégné de l'oxygène de l'air puisé dans les poumons et chargé des matériaux réparateurs fournis par le chyle de la Digestion, quand la pompe gauche du cœur l'a lancé dans les Artères et les Capillaires, — s'est peu à peu transformé en sang *veineux*, c'est-à-dire en un sang rouge noirâtre, impur, appauvri et impropre à la vie :

Appauvri, car il a distribué à chacun de nos organes les matériaux dont il s'était chargé pour leur entretien et leur réparation ;

Noir et *impropre à la vie*, car il est maintenant imprégné de gaz carbonique, produit par la combustion, gaz impropre à la vie ;

Impur, car il charrie actuellement tous les détritus, les plâtras provenant de la restauration incessante de notre corps.

Il s'agit donc maintenant de *purifier* ce sang veineux ; de le *réapprovisionner* de nouveaux matériaux de réparation et d'entretien ; de le *vivifier* en l'imprégnant d'oxygène.

Or la pompe *droite* du cœur aspire par les *Veines* ce sang veineux.

Chemin faisant, le sang veineux traverse les vaisseaux capillaires de la membrane muqueuse des *intestins*, ceux du *foie* et des *reins* ; il y subit une opération analogue à celle qu'il subirait en passant dans une série de filtres, et il en sort *purifié* (Sécrétions, 11) ; il se *réapprovisionne* en recevant de nouveaux sucs nourriciers que les Chylifères ont absorbés dans l'estomac et les intestins (Absorption, 5, 65).

Enfin le sang revient au cœur, après avoir ainsi *circulé* dans toutes les parties du corps et décrit le grand cercle (Circulation générale) du **8** dont je parlais en commençant.

Voyons maintenant comment il circule dans le petit cercle ou cercle supérieur du **8** (Circulation pulmonaire).

La pompe *droite* du cœur, qui a aspiré le sang *veineux*, le lance dans les poumons. Là, il se trouve en contact médiat avec l'air (Respiration, 12) qui pénètre à tous moments dans les poumons : il se *vivifie*, en se débarrassant du gaz carbonique et de la vapeur d'eau dont il était encore chargé et en s'imprégnant de l'oxygène de l'air. — Il se transforme ainsi en sang *artériel*.

Alors la pompe *gauche* du cœur aspire ce sang artériel, *purifié*, *réapprovisionné* et *vivifié*. Il revient ainsi au cœur après avoir décrit le circuit en forme de **8** de la Circulation générale et de la Circulation pulmonaire.

La pompe gauche du cœur lance de nouveau ce sang *artériel* dans toutes les parties de notre corps, pour qu'il y recommence cette course incessante qui ne s'arrête jamais et qui ne cesse qu'avec le dernier battement de notre cœur.

La Circulation du sang peut donc être comparée à un convoi de chemin de fer qui apporterait des matériaux de construction (sang artériel), et qui s'en retournerait remportant des plâtras de démolition et des déblais (sang veineux), pour revenir encore et toujours avec de nouveaux matériaux.

9. Assimilation. — Nous avons vu plus haut que le sang artériel, quand il arrive dans le réseau des Capillaires qui forment la trame et le canevas de tous nos tissus et de tous nos organes, se trouve par cela même en contact médiat avec les innombrables molécules microscopiques de diverse nature dont l'ensemble constitue notre corps.

Ce sang artériel renferme plus de trente substances diverses qui représentent, par quantités infiniment petites, *tous* les matériaux nécessaires à l'entretien de notre corps, *tous* les éléments qui entrent dans sa structure et sa composition.

Eh bien! chacun des *milliards* d'atomes, chacune des innombrables molécules de notre corps, ainsi que le ferait un ouvrier intelligent, prend dans ce sang les matériaux que la Nature y a déposés à son intention, puis les travaille, les modifie et les transforme en sa propre substance. L'os y prend de quoi fabriquer, de quoi faire de l'os, la chair de quoi faire de la chair, la peau de quoi faire de la peau, les cheveux de quoi faire des cheveux, les glandes salivaires de quoi faire de la salive, etc. Et remarquez qu'aucun de ces travailleurs, qu'aucune de ces innombrables molécules ne se trompe, et que l'os ne prend pas ce qui est destiné aux cheveux, ni les cheveux ce qui est destiné à la chair.

Comment cela se fait-il? C'est là le secret de la vie!

C'est ainsi que notre corps se nourrit, s'entretient, se restaure et répare ses forces.

10. Désassimilation. — Notre organisme est soumis

2

à un double mouvement, incessant et continu, d'entrée et de sortie, de composition et de décomposition, de recettes et de dépenses, d'assimilation et de désassimilation.

En même temps que l'oxygène du sang artériel brûle l'alcool et les graisses pour produire de la chaleur (Calorification, 13) ; en même temps que les innombrables molécules de notre corps, que les innombrables ouvriers dont je parlais plus haut puisent dans le sang les matériaux de réparation et d'entretien dont il est chargé ;

Ces ouvriers, ces molécules y jettent, comme les ordures dans la rue ou mieux dans l'égout, les scories, les plâtras, les déchets, les matériaux usés par le mouvement incessant de la vie, les cadavres des molécules et des atomes qui ont vécu dans nos organes et qui y ont fait leur temps.

Telles les générations naissent, croissent, se développent, prospèrent, vieillissent, meurent, se transforment en poussière, et sont incessamment et journellement remplacées par d'autres qui subissent les mêmes changements successifs et la même destinée !

La machine humaine se détruit sans cesse et sans cesse se renouvelle ; la matière qui la constitue est dans un mouvement *perpétuel* de construction et de destruction, de renaissance et de métamorphose. A dix ou quinze ans d'intervalle, presque toutes ses parties ont été renouvelées par le courant journalier des aliments et des boissons qui traverse notre appareil digestif.

Notre corps ne se comporte donc pas autrement

que nos maisons, que nos édifices publics, qu'il faut
entretenir et restaurer de temps en temps, jusqu'au
moment où, comme notre corps, ils s'écroulent et
tombent dans la poussière d'où ils étaient sortis. . . .
et in pulverem reverteris !

11. Sécrétions. — Voilà donc le sang qui entraîne
vers le cœur tous les matériaux usés, inutiles ou
nuisibles, les détritus qui proviennent de l'usure et
de la dégradation incessante de notre corps.

Le sang, devenu *veineux*, va se *purifier* en traversant plusieurs filtres, représentés par des glandes ou
des membranes, qu'il rencontrera sur son passage
entre les capillaires et le cœur. Les reins, le foie e'
surtout *les intestins*, sont les plus importants.

En traversant les canaux *capillaires* de ces filtres
vivants, de ces épurateurs intelligents, les molécules
de ces divers organes sécréteurs s'emparent de toutes
ces saletés, et c'est avec cela qu'elles fabriquent des
sécrétions diverses : les molécules du foie fabriquent
avec ces saletés de la bile; celles des reins, de l'urine;
celles des intestins, du suc intestinal.

On comprend aisément de quelle importance il est
pour notre organisme, pour la régularité de ses
fonctions, pour notre santé enfin , que ce filtrage du
sang s'effectue convenablement, que son épuration
soit complète, qu'il se débarrasse de toutes ces saletés,
de toutes ces humeurs qu'il charrie avec lui.

Le sang qui circule dans tous nos tissus et tous
nos organes est donc un véritable pourvoyeur, un
messager, qui part à chaque seconde du cœur pour

aller distribuer dans tous les coins et recoins de notre corps les matériaux de réparation et d'entretien dont il s'est chargé en partant : il les distribue aux innombrables travailleurs qu'il rencontre sur son chemin et il revient vers le cœur, rapportant en échange tous les matériaux usés et vieillis, toutes les humeurs de notre corps; mais en route il se décharge, il se débarrasse, il se purifie, il se *purge* de toutes ces saletés en traversant une série de filtres (foie, reins, intestins), et il revient au cœur pour se réapprovisionner et recommencer incessamment ce voyage circulaire.

Après avoir traversé tous ces filtres, toutes ces glandes et ces membranes épuratrices, le sang *veineux* est complétement purifié et débarrassé de tous ces détritus ; mais il contient encore du gaz carbonique et de la vapeur d'eau, dus à la combustion (13), lesquels le rendent impropre à la vie. La Respiration a pour but de l'en débarrasser et de lui donner en échange de l'Oxygène, gaz essentiellement vital.

12. Respiration. — L'acte de la Respiration se passe dans les poumons.

Les deux *poumons* (c'est le *mou* dont on nourrit habituellement les chats) remplissent toute la poitrine; au milieu d'eux est le cœur, ainsi que les grosses artères et veines qui en partent ou y arrivent; ils communiquent avec la gorge, et par là avec la bouche et le nez, par un long canal, la *trachée* et le *larynx*.

Les deux poumons peuvent être comparés à deux

énormes grappes de raisin ayant une tige commune, et dont la tige, les rameaux, les ramuscules et les grains seraient *creux*. La partie supérieure, le bout de la tige, correspond au *larynx* situé dans la gorge; la tige elle-même, c'est la *trachée;* les ramifications, les divisions et subdivisions de la tige, ou de la trachée, ce sont les *bronches;* le raisin, ou plutôt l'ensemble des grains du raisin (grains excessivement petits), ce sont les *vésicules pulmonaires*, le poumon lui-même, le *mou*.

Or, par les mouvements combinés et alternatifs de la poitrine et du diaphragme, mouvements analogues à ceux d'un soufflet, l'air pénètre par la bouche et le nez dans la gorge, dans le larynx, la trachée, les bronches et les vésicules pulmonaires, — puis ressort, en sens inverse, par le même chemin. Cette entrée et cette sortie alternatives de l'air constituent la Respiration, acte essentiel à la vie.

Nous respirons, en moyenne, dix-huit fois par minute et, chaque fois, nous introduisons à peu près un demi-litre d'air dans nos poumons: ce qui donne environ 9 litres d'air par minute, 500 litres par heure, 12,000 litres par jour, 4,380,000 litres par an.

Voyons maintenant pourquoi nous respirons et ce que le sang vient faire dans les poumons.

La pompe *droite* du cœur, qui a aspiré le sang veineux (déjà réapprovisionné et purifié, mais encore chargé de gaz carbonique et de vapeur d'eau) de toutes les parties du corps, le lance par l'Artère pulmonaire dans les poumons ; les divisions et subdivisions de cette Artère se ramifient dans les deux

2.

poumons, absolument comme nous avons vu (6)
celles de l'Artère aorte se ramifier dans toutes les
parties de notre corps. Les Capillaires, qui résultent
des ramifications terminales de l'Artère pulmonaire,
finissent par envelopper chaque *vésicule* pulmonaire,
chaque grain du raisin, d'un réseau à mailles fines
et délicates comme une dentelle.

C'est dans ce réseau, c'est dans ces Capillaires qui
enveloppent les vésicules pulmonaires que le sang se
met en contact *médiat* avec l'air que la Respiration
fait pénétrer à chaque instant dans nos poumons.

Le sang et l'air, — mis ainsi en contact *médiat*,
séparés seulement par les parois de la vésicule pulmonaire et du tuyau capillaire, parois moins épaisses
que la pellicule la plus fine qu'on puisse imaginer,
— font ensemble un double échange :

1° Le sang abandonne à l'air le *gaz carbonique* et
la *vapeur d'eau* qui le rendaient noir et impropre à
la vie.

C'est pour cela que plusieurs personnes réunies dans
une chambre vicient rapidement l'air de cette chambre
par le gaz carbonique de leur respiration, — exactement comme les cheminées de nos usines vicient
l'atmosphère par leur fumée et leurs vapeurs ; —
c'est aussi pour cela que, en respirant contre une
glace ou un métal poli, la vapeur d'eau de notre respiration s'y condense sous forme de buée.

2° L'air pur qui s'introduit dans nos poumons
abandonne au sang son *oxygène*, gaz essentiellement
vital et apte à entretenir la combustion et la vie ;

plus cet air sera pur, plus il abandonnera d'oxygène au sang, plus il le vivifiera.

C'est pour cela que l'air *pur* de la campagne, du bord de la mer, des montagnes surtout, est si préférable à celui des villes : il n'est pas indifférent de respirer, par jour, 12,000 litres d'air plus ou moins pur ; — c'est pour cela que les enfants, que les personnes faibles et délicates, jouissent d'une meilleure santé à la campagne, et que les convalescents s'y rétablissent plus promptement qu'à la ville ; — c'est pour cela que les promenades à pied ou à cheval, que l'exercice en plein air, dans la campagne, en augmentant l'ampleur et la fréquence des mouvements respiratoires, en faisant pénétrer une grande quantité d'air pur dans nos poumons, sont choses si utiles et si excellentes.

Il résulte de ce double échange que le sang se trouve modifié dans sa composition et dans sa couleur ; il était arrivé *veineux*, noirâtre et impropre à la vie : il revient au cœur, aspiré par la pompe *gauche* de cet organe, *artériel*, rouge vermillon, et *vivifié*.

13. Calorification. — Nous avons vu précédemment (6, 8) que *toutes* les parties de notre corps sont traversées en tous sens par d'innombrables tuyaux (artères, capillaires, veines), dans lesquels le sang circule sans trêve ni relâche, et sans jamais s'arrêter un seul instant.

Or ce vaste réseau de tuyaux, cette merveilleuse canalisation, constitue pour notre corps un admirable *Calorifère*, à eau chaude et à circulation continue, analogue à ceux que l'Industrie a installés dans quelques grands Établissements publics; seulement, le nôtre est infiniment plus parfait.

L'eau chaude (le sang) du Calorifère humain se maintient *toujours* et d'elle-même à une température *uniforme* et *constante* de 37 degrés, et cela dans tous les climats et toutes les saisons, au Sénégal et en Sibérie, le jour et la nuit, sans que nous ayons jamais besoin de nous occuper de notre Calorifère.

Cette température uniforme, cette chaleur constante, est due à la combustion plus ou moins active, selon les besoins, du *charbon* et de l'*hydrogène* contenus dans la graisse et l'alcool qui se trouvent dans nos aliments, ou qui résultent de leur digestion.

Cette combustion a lieu dans le réseau des Capillaires qui se ramifie dans tous nos organes, et elle y est opérée par l'oxygène de l'air, dont le sang s'est imprégné dans les poumons pendant l'acte de la Respiration.

De cette combustion lente, insensible, continue, résultent :

1° De la *chaleur*, qui entretient notre sang (l'eau du Calorifère), et par conséquent tout notre corps, à un degré de température (37°) uniforme et constant;

2° Une *puissance* mécanique, une *activité* plus grande, une *excitation vitale*, qui se répandent avec le sang dans tout notre organisme: c'est pour cela que, quand nous buvons du vin ou des liqueurs, quand nous chauffons un peu plus notre calorifère, nous sentons en nous une *chaleur* et une *activité* plus grandes;

3° Du *gaz carbonique*, qui se dissout dans le sang

des canaux capillaires et, de rouge vermillon qu'il était (sang artériel), le rend noirâtre et impropre à la vie (sang veineux);

4° De la *vapeur d'eau*, qui reste également dissoute dans le sang.

C'est ce gaz carbonique et cette vapeur d'eau que notre bouche exhale à chaque respiration.

Si l'on ne mange pas, ou pas assez, on ne fournit pas assez de combustible pour alimenter le feu; — si la combustion est trop active, ainsi que cela a lieu quand on est malade, quand on a la fièvre : — dans ces deux cas, il y a insuffisance de combustible, le sang brûle la réserve de graisse (30) accumulée sous la peau par la prévoyante Nature, et l'on maigrit.

S'il y a excès de chaleur dans notre corps, — excès dû soit à l'exercice, soit à la température de l'air, soit à toute autre cause, — cet excès de chaleur se dissipe aussitôt par l'exhalation pulmonaire et surtout par la transpiration de la peau, qui joue alors le rôle d'un vase poreux réfrigérant, d'un alcarazas.

14. Peau. — La peau qui recouvre notre corps tout entier est une membrane trop importante pour que nous ne l'examinions pas avec soin.

Structure. — La peau est essentiellement formée de deux parties, de deux couches superposées et très-adhérentes : le *derme* et l'*épiderme*.

Le *derme* constitue la partie vivante et sensible de la peau; il consiste en un tissu très-souple et très-élastique, dans lequel le sang circule dans des Artères et des Veines qui s'y ramifient, de façon à former un réseau de Capillaires (6), une véritable dentelle à mailles fines et serrées. Une grande quantité de Nerfs sensitifs (16) viennent, en outre, s'y ramifier et y former des papilles nerveuses qui font de la peau l'organe du toucher.

L'*épiderme* est un simple vernis, mince et transparent, appliqué sur le derme pour en protéger et en garantir les vaisseaux sanguins et les papilles nerveuses.

La peau est criblée d'une infinité de petites ouvertures, de *pores*, à peine visibles à la loupe, et dont le nombre est évalué à un million environ. Ces pores correspondent à autant de *glandes sudorifères* disséminées dans l'épaisseur du derme : c'est par elles que le sang qui circule dans le réseau des Capillaires de la peau se débarrasse incessamment de sa partie la plus aqueuse sous forme de *sueur*. La sueur s'épanche à la surface de la peau sous deux formes différentes : lorsqu'elle est peu abondante, elle s'évapore instantanément sans que nous en ayons conscience : c'est ce qu'on appelle la transpiration insensible. D'autres fois, elle est plus considérable, et comme elle ne peut plus s'évaporer immédiatement, elle forme de petites gouttelettes : c'est la sueur proprement dite.

Indépendamment de ces glandes *sudorifères*, qui sont logées dans l'épaisseur de la peau, il s'en trouve d'autres moins nombreuses, deux cent mille environ, qu'on appelle des glandes *sébacées*.

Celles-ci ont une fonction particulière qui consiste à verser constamment au dehors, par leurs conduits excréteurs, une matière huileuse qui a pour but d'assouplir la peau, de lui donner une certaine mollesse nécessaire à la délicatesse du toucher, et de la préserver du contact et de l'action des liquides irritants.

Fonctions. — La peau remplit plusieurs fonctions : c'est une membrane protectrice ; c'est le siége du toucher et de sensations diverses ; c'est un régulateur de la chaleur intérieure ; c'est, enfin, une membrane d'absorption et d'exhalation.

I. — La peau est une vaste membrane, dont la superficie totale est de 1 mètre 50 à 2 mètres environ ; elle recouvre toutes les parties de notre corps et, comme le ferait un vernis protecteur, elle met à l'abri des injures de l'air et des chocs extérieurs les parties si délicates de la machine humaine.

Au niveau du nez, de la bouche, de l'anus et des organes génitaux, la peau pénètre dans l'intérieur de notre corps, comme le ferait un doigt de gant à moitié retourné : la peau, en se retournant ainsi sur elle-même, en se prolongeant dans l'intérieur du corps, change d'aspect ; elle modifie sa structure et se transforme en *muqueuse*. Nous verrons bientôt (15) en quoi consiste cette modification.

II. — La peau est également le siége du sens général du toucher : c'est par elle que nous avons conscience du contact des objets qui nous environnent, de leur étendue, de leur consistance, de leur rugosité ou de leur poli, de leur température, etc. Le sens du toucher est surtout localisé à l'extrémité des doigts, là où la peau est plus fine et pourvue d'une plus grande quantité de papilles nerveuses.

III. — La peau est un merveilleux appareil destiné
à régulariser la chaleur intérieure de notre corps, à
a maintenir à un degré uniforme et constant.

La chaleur intérieure de notre corps peut être augmentée par des causes diverses, telles que : une température élevée due aux rayons du soleil ou à des
appareils de chauffage, une marche précipitée, une
course rapide, un exercice violent, des vêtements trop
chauds, des boissons aromatiques (thé et tisanes
diverses) très-chaudes et bues en grande quantité dans
le but de se faire transpirer, une fièvre plus ou moins
violente, etc. — Dans tous ces cas, la transpiration
insensible augmente et constitue la sueur, qui sera
d'autant plus abondante que la chaleur intérieure
de notre corps sera plus grande.

Or cette sueur, en s'évaporant à la surface de
notre peau, refroidira notre peau et par conséquent
notre corps, et diminuera ainsi la chaleur intérieure : c'est pourquoi l'on se refroidit si vite lorsque,
étant en sueur, on se trouve dans un courant d'air.

IV. — Enfin, la peau constitue une membrane
susceptible d'absorber plus ou moins facilement les
liquides placés à sa surface.

Lorsque l'on reste une heure dans un bain *tiède*,
dont la température ne dépasse pas 28 degrés centigrades, on absorbe 200 à 300 grammes d'eau ; si le
bain est plus chaud, on en absorbe moins ; s'il est
très-chaud, on n'absorbe rien, et même on y sue. —
Si des sels minéraux sont dissous dans l'eau du bain,
une certaine quantité de ces sels est absorbée, et l'analyse les retrouve dans le sang et les urines.

Si l'on frictionne la peau avec une huile ou une pommade contenant des médicaments, on constate l'absorption d'une partie de ces médicaments par les effets que ceux-ci produisent.

Quand la peau est dépourvue de son épiderme par un vésicatoire ou une brûlure, ou bien par une blessure ou une écorchure, *l'absorption est infiniment plus facile et plus active.*

15. Muqueuses. — J'ai dit que la peau, au niveau des diverses ouvertures de notre corps, semble se retourner sur elle-même comme un doigt de gant à moitié retourné et pénètre dans l'intérieur de notre corps. Ainsi, au niveau de la bouche, la peau arrive au pourtour des lèvres, et là change d'aspect et de couleur en pénétrant dans la bouche. Elle devient mince, fine, transparente, d'un rose vif, humide. Cette nouvelle espèce de peau, c'est une *muqueuse*, c'est la peau intérieure de notre corps.

Les muqueuses sont destinées, comme la peau proprement dite, à protéger les organes intérieurs contre l'action trop irritante des aliments et des boissons, à les isoler et les séparer nettement les uns des autres; en outre, elles sont continuellement humectées d'un peu de *mucosités*, afin que les organes et leurs diverses parties puissent aisément glisser les uns sur les autres.

L'absorption est *beaucoup plus facile* par les muqueuses que par la peau : l'épiderme des muqueuses est, en effet, beaucoup plus fin, plus délicat, plus *déchirable* que celui de la peau; aussi toute substance irritante, toute espèce de pus ou de matière virulente, laissées en contact avec une muqueuse, sont-elles aisément et promptement absorbées. Quand ces muqueuses sont écorchées, *l'absorption est infiniment plus facile et plus active.*

16. Système nerveux. — Les fonctions du système nerveux constituent bien certainement la partie la plus admirable de notre corps : elles s'exécutent au moyen d'un immense réseau de fils télégraphiques, les *nerfs*, et d'un organe central, le *cerveau.*

Figurez-vous un empire dans lequel tous les pouvoirs seraient complétement et fortement centralisés, et dont toutes les villes et les plus petits villages seraient reliés à la capitale, au palais du Gouvernement, par un immense réseau de fils télégraphiques; figurez-vous que rien ne puisse se passer dans ces villes et ces villages sans que le Gouvernement central n'en soit *immédiatement* averti par le télégraphe, et que rien ne puisse s'y faire sans que le Gouvernement n'ait expédié l'ordre d'agir dans tel ou tel sens.

C'est exactement ce qui se passe dans notre corps.

Le *cerveau* est le palais où réside le Gouvernement de la machine humaine : ce Gouvernement est divisé en cinq ministères :

1º Le ministère de la Nutrition : digestion, absorption, circulation, assimilation, désassimilation, sécrétions, etc.;

2º Le ministère des Sensations : sensations de douleur ou de plaisir, de chaleur ou de froid, de pesanteur ou de légèreté éprouvées par la peau et les muqueuses et par tous nos organes ; sensations de la vue, de l'ouïe, de l'odorat, du goût, perçues par nos organes des sens, etc.;

3º Le ministère des Mouvements : mouvements exécutés dans nos membres et dans les diverses parties de notre corps, par la contraction et le relâchement alternatifs de muscles qui font mouvoir les nombreuses pièces du squelette ;

4º Le ministère de l'Intelligence : idées, raison, jugement, imagination, mémoire, etc.;

5º Le ministère de la Morale : sentiment du bien et du mal, du juste et de l'injuste, liberté morale, joie, douleur, émotions, affections, passions, etc.

Chacun de ces cinq ministères, ayant une organisation et une vie à peu près indépendantes, s'occupe des affaires dont il est chargé et peut fonctionner plus ou moins régulièrement, alors même que les autres ministères sont en désarroi ou sont presque anéantis : ainsi chez le fou, dont le ministère de l'Intelligence déraisonne sur tels et tels points, les autres ministères fonctionnent à peu près bien ; chez le paralytique, dont le ministère des Mouvements est impuissant, tout le reste va assez bien ; chez le sourd, chez l'aveugle, dont les chefs de bureau des Sensations de l'ouïe et de la vue sont absents, la nutrition de l'intelligence et les autres sensations sont à peu près régulières, etc.

Du palais du Gouvernement, du *cerveau*, part un immense réseau de fils télégraphiques, de *nerfs*, lesquels se ramifient dans toutes les directions et pénètrent dans *toutes* les parties de notre corps : je dis *toutes,* car on ne peut enfoncer la plus fine aiguille *dans n'importe quelle partie de notre corps* sans qu'elle y rencontre un de ces fils, un de ces nerfs.

Les *nerfs* consistent en des fils blanchâtres, plus fins que le cheveu le plus fin, plus ténus que les fils les plus ténus tissés par l'araignée. Ils sortent de la partie inférieure du cerveau, au nombre de plusieurs millions, rassemblés en un gros faisceau, en un câble électrique, la *moelle épinière :* ce câble s'engage aussitôt dans un large canal osseux creusé dans l'épaisseur de la colonne vertébrale et percé d'un grand nombre de trous latéraux.

On voit partir du ministère de l'Intérieur, à Paris, une grande quantité de fils télégraphiques qui se dirigent vers chacune des grandes lignes de Chemins de fer : ces fils sont suspendus à des poteaux, où ils forment, en partant de Paris, une immense harpe éolienne : de cette harpe se détache, à chaque ville, un fil électrique ; de sorte que les poteaux, qui portaient vingt fils près de Paris, n'en portent plus que deux ou trois quand ils arrivent à l'extrémité de la ligne.

De même pour les nerfs : de la moelle ou câble électrique principal, formé par la réunion de millions de nerfs, se détachent successivement quatre-vingt-huit câbles secondaires qui s'engagent dans les trous du crâne et de la colonne vertébrale, puis s'insinuent entre les divers organes de notre corps, dans lesquels ils s'éparpillent, sans laisser le moindre recoin dans lequel ils ne pénètrent.

Il en résulte que *toutes* les parties de notre corps

sont pourvues de trois fils électriques : un nerf *nu-tritif*, qui préside aux actes nutritifs; un nerf *sensitif*, qui transmet les sensations; un nerf *moteur*, qui y apporte les ordres de mouvement. Et la preuve qu'il en est ainsi, c'est que la maladie ou que la main du Chirurgien peut, en détruisant un ou deux de ces nerfs, anéantir l'une de ces trois fonctions ou toutes les trois à la fois dans les parties où vont ces nerfs.

Fluide nerveux. — Jusqu'ici, en examinant la machine humaine, nous n'avons vu nulle part la *force* qui la met en mouvement, la vapeur qui fait mouvoir ses rouages : cette force, c'est le *fluide nerveux*.

C'est ce fluide qui anime la machine humaine tout entière, qui fait battre le cœur, qui préside aux mystérieuses fonctions de la digestion, de la nutrition des tissus organiques, des sécrétions, de la vie intérieure; c'est lui qui transmet les sensations perçues par nos sens; c'est lui qui détermine les contractions et les relâchements alternatifs de nos muscles, d'où résultent les mouvements de nos membres.

Il circule dans toutes les parties du Système nerveux, absolument comme l'électricité circule dans les fils télégraphiques, avec une rapidité infinie.

Tous les Savants sont d'accord aujourd'hui pour admettre que ce fluide nerveux est réellement un fluide électrique, analogue à l'électricité céleste et à celle que produisent nos machines électriques.

Le cerveau est donc le siége des sensations, des passions, de l'intelligence, de la volonté; c'est l'organe intermédiaire entre le monde extérieur et notre petit monde intérieur, en même temps qu'il est le lien mystérieux qui unit la matière à l'esprit, notre corps périssable à notre âme immortelle.

17. Vie extérieure. — Les fonctions de la Vie extérieure n'ayant que des rapports fort éloignés avec le sujet de ce livre, je ne ferai que les énumérer très-brièvement.

Les fonctions de la Vie extérieure ont pour but de nous mettre en rapport, en relation, avec tout ce qui nous environne, tout ce qui n'est pas *nous*.

Elles s'accomplissent au moyen de trois genres d'organes :

1º Par l'appareil locomoteur, consistant en un squelette que font mouvoir un grand nombre de muscles, l'homme se transporte là où il veut;

2º Par la parole, il échange ses pensées avec ses semblables;

3º Par les organes des sens, il distingue tout ce qui l'entoure, il entend et interprète les sons, il juge et apprécie les qualités de l'air qu'il respire, il goûte et contrôle les qualités de ses aliments.

Telle est l'admirable machine qui fonctionne incessamment en nous, sans notre concours, et même malgré tout ce que nous faisons bien souvent pour en troubler le mécanisme et le jeu.

Étudions maintenant plus en détail les Organes génito-urinaires, qu'il nous importe le plus de bien connaître, afin d'en mieux comprendre les diverses maladies.

HISTOIRE DE LA DIGESTION

18. Digestion. — La digestion a pour but de faire subir aux aliments et aux boissons dont nous faisons usage une série de transformations, et d'en extraire un liquide nourricier spécial, le *chyle*, qui se mêle au sang et devient sang lui-même. Ce suc nourricier, ce chyle, renferme *tous* les matériaux nécessaires à l'accroissement, au développement et à la nutrition de notre corps, à la restauration de nos forces, à la réparation de nos dépenses et de nos pertes quotidiennes, et à l'entretien de la chaleur intérieure dont nous avons besoin.

Nous verrons dans les paragraphes suivants que nos aliments et nos boissons renferment tous ces matériaux, tous ces éléments.

On peut donc comparer les aliments à ces minerais d'or que l'Industrie réduit en poussière, qu'elle soumet à des lavages successifs et à une série de manipulations diverses, pour en extraire l'or qu'ils renferment. L'or des aliments, c'est le suc nutritif, c'est le chyle, que la Digestion en extrait et qui vient enrichir le sang; le reste, ce sont des scories, des résidus, des matières fécales.

Comme les minerais, les aliments n'ont de valeur
que par la *quantité* de matière nutritive qu'ils renferment et par la *facilité* avec laquelle nos organes
digestifs peuvent l'en extraire.

Nous verrons aussi que tous ces aliments, pour
pouvoir être absorbés, doivent être préalablement *li-
quéfiés*, ou tout au moins émulsionnés, de façon à
pouvoir se transformer en un liquide, le *chyle*, intermédiaire entre ces aliments et le sang.

Pour atteindre ce but, les aliments sont d'abord
réduits en une pulpe molle; puis ils traversent un
long canal, le *tube digestif*, dans lequel ils subissent
une série de transformations sous l'influence de réac-
tifs physiologiques, tels que la salive, le suc gastrique,
la bile, etc.; ces liquides sont sécrétés par des organes annexes du canal digestif.

Pour bien suivre la marche de ces élaborations,
de ces transformations, il faut examiner d'abord
quelle est la nature des Aliments, puis montrer ce
qu'ils deviennent dans la bouche, dans l'estomac et
dans les intestins.

ALIMENTS

19. Diversité d'action des Aliments. — Lorsque l'on
veut se rendre compte des mutations qu'un aliment
peut opérer dans le corps humain, il est nécessaire
de porter son attention sur la nature intime de la

substance alimentaire et sur les organes qui transforment cette substance.

1º La nourriture n'est que la matière première de
la Nutrition : ce sont les organes digestifs qui, comme
le feraient des ouvriers intelligents, la façonnent, l'é-
laborent, la transforment et en retirent les principes
nourriciers ; ce sont nos organes et nos tissus qui
incorporent (9) à leur propre substance ces éléments
réparateurs. Or on conçoit que des personnes qui
prennent les mêmes aliments en éprouveront cependant des effets différents, si l'état de leur organisme
n'est pas le même, si leurs ouvriers digestifs et nutritifs ne travaillent pas avec la même activité.

2º D'un autre côté, toutes les substances végétales
et animales qui peuvent servir à notre nourriture
n'ont pas la même composition intime, ne contiennent pas le même fonds de matière nourricière ;
elles ont aussi des qualités sensibles très-variées, et
elles exercent sur nos tissus et nos organes des impressions qui ne se ressemblent pas. Tous les corps
de la nature qui sont susceptibles de nous nourrir
ne nourrissent, ni dans une proportion égale, ni de
la même manière.

Il faut également remarquer que, alors même que
la Digestion s'accomplit parfaitement, toute la substance de l'aliment n'est pas décomposée, métamor-
phosée en suc nutritif. Il est des particules de la
substance alimentaire qui échappent à l'action trans-
formatrice de notre appareil digestif, et qui cheminent
dans nos intestins avec toutes les propriétés qui les
distinguent.

3.

Il existe aussi, dans les substances alimentaires, des matières diverses sur lesquelles les forces digestives n'ont pas de prise, qui survivent à l'élaboration que subissent les matériaux nourriciers et réparateurs, et qui sont portés tels quels avec le sang dans la profondeur de nos tissus et de nos organes : tels sont l'eau, l'alcool, les sels minéraux, la graisse, etc.

20. Effets des divers Aliments. — Toutes les substances alimentaires et les boissons qui servent à la nourriture de l'homme présentent des dissemblances bien remarquables, lorsque l'on compare leur composition chimique et leurs qualités diverses. Ces dissemblances dans la nature des substances alimentaires s'impriment sur les hommes qui s'en nourrissent habituellement : chaque genre de nourriture agit différemment, produit à la longue des effets très-divers, et finit par imprimer à l'économie un cachet particulier ; c'est ce que j'aurai soin d'indiquer à propos de chaque genre d'alimentation.

Toutes les substances alimentaires ne sont pas nutritives au même degré : dans les unes, les éléments nourriciers sont très-abondants et paraissent comme concentrés ; dans les autres, ils sont plus rares et n'existent qu'en petite quantité, délayés, pour ainsi dire, dans de l'eau ou des matières non nutritives. Une égale dose de substance alimentaire ne porte donc pas dans notre corps une égale proportion de substance nutritive. Il est donc important de connaître le pouvoir nutritif des divers aliments.

Les divers aliments se digèrent plus ou moins facilement, plus ou moins rapidement. Cette *digestibilité* relative est très-difficile à établir d'une façon absolue, car elle varie selon une foule de conditions individuelles et de conditions accidentelles chez le même individu. Chacun a son estomac à lui, avec ses goûts, ses habitudes, ses tolérances, ses répugnances, ses caprices, et rien de tout cela ne se prête à des lois absolues.

Donc, quand je dirai que tel aliment est facilement digestible, que tel aliment est indigeste, ce ne sera là qu'une indication générale, applicable à *la généralité* des Dyspeptiques.

21. Rôle et destination des divers Aliments. — Avant d'étudier la partie pratique et culinaire du Régime, je crois qu'il est utile d'entrer dans quelques considérations scientifiques, et de faire connaître la composition chimique et l'action physiologique des divers aliments et boissons dont nous faisons habituellement usage, de faire comprendre ce à quoi ils servent, comment ils agissent, comment ils nous nourrissent, quels sont enfin le rôle et la destination de chacun d'eux.

On donne le nom d'*Aliment* à toute substance qui a la propriété de se transformer en notre sang, et de lui communiquer les éléments de *vie* et de *chaleur* dont notre corps a besoin pour se développer, pour se nourrir, pour réparer ses forces et les pertes incessantes auxquelles il est soumis, et pour s'entretenir à une température uniforme et constante (1).

Tous les Aliments et *toutes* les Boissons peuvent, malgré leur apparente diversité, être divisés, soit au point de vue de la chimie organique, soit au point de vue de leur destination définitive et de leur rôle physiologique dans notre organisme, en quatre grandes classes :

1º Aliments *réparateurs;* —2º aliments *combustibles;* — 3º aliments *aqueux;* — 4º aliments *minéraux.*

ALIMENTS RÉPARATEURS

22. Aliments réparateurs. — Ces aliments, nommés encore *azotés* parce que seuls ils contiennent de l'azote, sont les *seuls* qui soient destinés à nous *nourrir,* à former et à entretenir la trame et le canevas des divers tissus qui constituent notre corps tout entier; à développer nos masses charnues, notre système musculaire; à réparer l'usure incessante de notre machine; à restaurer nos forces; à pourvoir enfin aux dépenses de toute sorte que nécessitent le travail, l'exercice, les divers phénomènes sensitifs et intellectuels.

Les aliments doivent leur pouvoir *nutritif* aux principes azotés qu'ils renferment : plus un aliment est riche en substances azotées, plus il est nutritif.

Les aliments réparateurs sont, par ordre d'importance et de pouvoir nutritif :

1º La *viande,* c'est-à-dire la masse charnue ou musculaire des animaux de boucherie, de la volaille et du gibier ; — 2° la *chair* des poissons, des mollusques, des crustacés ; — 3° le *jus* et le *bouillon* qui proviennent de la cuisson des viandes, et la *gélatine*, de la cuisson des poissons ; — 4° le *lait*, le *fromage* et les *œufs*, que nous fournissent plusieurs animaux.

Le pain et les légumes renferment aussi des principes azotés ou réparateurs, mais en bien moindre proportion, associés à une plus ou moins grande quantité de fécule ; ce sont :

5° Le *gluten*, qui se trouve en proportion de 13 à 20 pour 100 dans le pain, et qui en constitue la partie essentiellement nutritive ; — 6° la *légumine,* substance réparatrice des légumes, qui existe en proportion de 22 à 25 pour 100 dans les haricots, les pois, les lentilles, les fèves, et en proportion moindre dans le riz et la pomme de terre ; — 7° l'*albumine* végétale, qui existe en très-faible proportion dans les légumes herbacés et dans les fruits, associée à des éléments aqueux et rafraîchissants.

23. Leurs transformations.—*Tous* ces aliments azotés ou réparateurs, qu'ils soient fournis par la viande, le pain, ou les légumes, finissent par se transformer en *albumine.* Ils se digèrent *dans l'estomac* sous l'influence du *suc gastrique*, et s'y transforment en albuminose ; cette albuminose se mêle au chyle, qui est le produit total de la digestion, et se déverse avec lui dans le sang ; là, elle se transforme en *albumine* et en *globules*, c'est-à-dire en la partie réellement et essentiellement *réparatrice* du sang.

Quand ces matières azotées ont fait leur temps

dans notre corps, quand elles ont vieilli, elles en sont
éliminées par les Sécrétions. Les reins et le foie sont
les principaux filtres, les émonctoires spéciaux des
matières azotées vieillies et usées : le *foie* les élimine
par la bile à l'état de cholestérine ; les *reins* les
éliminent par les urines à l'état d'urée et d'acide
urique.

ALIMENTS COMBUSTIBLES

24. Aliments combustibles. — Ces aliments sont destinés, non pas à nous nourrir, mais à être brûlés dans
l'épaisseur même de nos organes, par l'oxygène que
notre sang emprunte à l'air dans nos poumons ; ce
sont eux qui alimentent notre Calorifère (13); ce sont
eux qui entretiennent en nous le feu sacré de Vesta,
c'est-à-dire une chaleur intérieure uniforme et constante.

Les aliments réparateurs et les aliments combustibles diffèrent essentiellement les uns des autres :
les réparateurs nous *nourrissent*, et ils se retrouvent
dans la composition et la structure de nos organes,
dont ils constituent le canevas, la trame et la charpente ; — les combustibles nous *chauffent*, et, quelle
que soit leur quantité, ils ne nous nourrissent pas :
ils ne font que traverser notre corps en produisant
de la chaleur, de l'électricité, de la force vitale, et en
laissant du gaz carbonique, de la vapeur d'eau et des
scories, des cendres, que les Sécrétions éliminent.

Je parle, bien entendu, des aliments purs, sans

mélange; mais la plupart de nos aliments sont à la fois réparateurs et combustibles : ainsi, dans un gigot, la viande est réparatrice, la graisse combustible; dans le pain, le gluten est réparateur, la fécule combustible, etc. C'est la prédominance de tel ou tel élément qui fait ranger l'aliment dans telle ou telle classe.

Quatre espèces diverses. — Nous nous chauffons intérieurement avec quatre espèces de combustibles, plus ou moins riches en charbon ou en hydrogène; ce sont : 1° les matières *grasses*, graisse, beurre, huile ; — 2° les aliments *féculents*, que notre appareil digestif transforme en sucre, puis en graisse; — 3° les aliments *sucrés*, qui se changent aussi en graisse; — 4° les boissons plus ou moins riches en *alcool*.

25. Matières grasses. — Les matières grasses qui entrent dans la composition naturelle de nos aliments, ou que notre cuisinière y ajoute pour les accommoder, proviennent soit du règne animal, soit du règne végétal.

Ce sont : 1° la *graisse*, abondamment répandue dans les diverses viandes dont nous nous nourrissons; — 2° le *beurre*, que nous extrayons du lait de plusieurs animaux domestiques; — 3° les *huiles* d'olive, de colza, de noix, etc., ou de poisson.

Quelle que soit leur provenance, quels que soient leur aspect, leur consistance, leur saveur et leur odeur, *toutes* les matières grasses ont une composition chimique analogue; ce sont des combinaisons d'un *acide gras* (oléique, butyrique, stéarique, margarique), avec une seule et même substance commune, la *glycérine :* une très-minime proportion d'*essences* diverses donne à chacune une odeur et une saveur spéciales.

Ces matières grasses ne se mélangent pas avec l'eau, à la surface de laquelle elles viennent surnager; mais elles sont susceptibles d'être *émulsionnées*, c'est-à-dire qu'on peut, soit en les mélangeant avec des jaunes d'œuf, soit en les agitant dans de l'eau chargée de substances visqueuses ou mucilagineuses, les diviser en particules d'une finesse extrême, qui restent suspendues dans le liquide et lui donnent un aspect laiteux.

Digestion. — Les matières grasses que nous mangeons, seules ou mêlées à nos aliments, *ne sont pas digérées dans l'estomac*; elles traversent la bouche et l'estomac, sans être attaquées et sans être transformées ni par la salive, ni par le suc gastrique. Elles sont digérées *dans les intestins* par la *bile* et le *suc pancréatique* : cette digestion consiste en une simple *émulsion* (division en particules d'une finesse extrême), seule forme sous laquelle elles peuvent être absorbées.

26. Aliments féculents. — On donne ce nom à tous les aliments qui contiennent, en proportion prédominante, de la fécule ou de l'amidon. Tels sont : le riz, 85 pour 100 de fécule; le pain, 60; les pois, 59; les lentilles et les haricots, 56; les fèves, 51; la pomme de terre, 20 pour 100. — Toute cette fécule sera changée en *sucre*, ou, pour être plus exact, en *glycose* ou sirop de sucre, par la digestion.

Notre appareil digestif fabrique du *sucre* avec la fécule des aliments féculents, par des procédés analogues à ceux que l'Industrie emploie pour extraire du sucre des fécules des diverses céréales ; il la fait fermenter.

Digestion. — En effet, les aliments féculents s'imprègnent dans notre bouche de *salive*, laquelle contient un ferment, la *diastase*, qui détermine la fermentation de la fécule.

Ces aliments *ne se digèrent pas dans l'estomac* : ils ne font qu'y séjourner, sans que le suc gastrique les modifie en quoi que ce soit ; seulement, la fermentation, due à la diastase salivaire, y commence déjà.

Ces aliments se digèrent réellement *dans les intestins* : là, ils sont encore soumis à l'action du *suc pancréatique* et du *suc intestinal*, lesquels contiennent aussi un ferment, analogue à la diastase salivaire, qui en complète et qui en achève la digestion, c'est-à-dire la transformation en *glycose* (sirop de sucre).

27. Aliments sucrés. — Le sucre est très-abondamment répandu dans nos aliments et nos boissons ; il existe, en proportion plus ou moins grande, dans le miel, le lait, les fruits de toute espèce, dans la racine et la tige de plusieurs plantes ; enfin nous l'introduisons nous-mêmes dans un grand nombre de nos aliments et de nos boissons : sirops, café, thé, confitures, mets sucrés, pâtisseries, sucreries et bonbons divers, etc.

Digestion. — Le sucre en nature et le sucre contenu dans les aliments *se digèrent*, un peu dans l'estomac, mais principalement *dans les intestins*. La digestion du sucre consiste à se transformer en *glycose*. Cette transformation est due à la *diastase* salivaire et pancréatique, qui agit sur le sucre comme sur la fécule. Une petite partie du sucre commence déjà à se transformer en glycose dans l'estomac; mais c'est principalement dans les intestins, sous l'action de la diastase du suc pancréatique et du suc intestinal, que cette métamorphose a lieu.

28. Glycose. — Le *glycose* est une espèce de sirop de sucre qui résulte, soit de la digestion des aliments *féculents*, soit de la digestion du *sucre* contenu dans nos aliments ou nos boissons.

C'est une substance transitoire; en effet, sous l'influence de la diastase salivaire, pancréatique et intestinale, ce glycose ne tarde pas à subir trois métamorphoses successives:

1° Il sûrit, il s'aigrit, il se transforme en *acide lactique*; 2° cet acide une fois formé se change ensuite en *acide butyrique*; 3° enfin cet acide butyrique, en se combinant avec les alcalis qu'il rencontre dans toutes les parties de notre corps, se transforme en *graisse*.

29. Graisse. — Toute la *graisse* que notre appareil digestif fournit au sang provient donc de trois sources : 1° des *matières grasses* (graisse, beurre, huile) que renferment presque tous nos aliments; 2° des aliments *féculents*, dont la fécule s'est successivement transformée en glycose, puis en acide lactique, puis en acide butyrique, puis en graisse; 3º du *sucre* contenu dans nos aliments sucrés, nos fruits, nos boissons, et qui s'est aussi successivement transformé en glycose, en acide lactique, en acide butyrique, en graisse.

Il semble extraordinaire aux personnes peu familières avec la Chimie que des aliments féculents et que du sucre puissent se transformer en graisse. Je leur ferai cependant remarquer que :

1º On peut nourrir des abeilles, ainsi que l'ont démontré MM. Dumas (de l'Institut) et Milne-Edwards, seulement avec du miel parfaitement pur : elles n'en fabriquent pas moins leurs gâteaux de *cire;*

2º Les volailles que l'on *engraisse* dans nos basses-cours avec des graines et des farines diverses, avec des aliments exclusivement *féculents*, sont une preuve vulgaire de la propriété que possède l'organisme animal de fabriquer de la graisse, même en excès, comme le font les chapons et les poulardes, avec des aliments qui n'en contiennent pas, ou presque pas.

Digestion. — Quelle que soit son origine, la graisse est *émulsionnée*, digérée par la *bile* et le *suc pancréatique*, dans la première portion des *intestins*. Elle est alors absorbée et mêlée au *chyle*, qui résulte de la digestion des diverses espèces d'aliments. Elle ne tarde pas à arriver avec lui dans le sang et à être distribuée à tous nos organes, à toutes les parties de notre corps.

30. Usages de la graisse. — La graisse joue un double rôle dans notre organisme :

1° Une partie est totalement brûlée par l'oxygène du sang (13); cette combustion a lieu dans les vaisseaux capillaires, répandus dans l'épaisseur de tous nos tissus et de tous nos organes.

Il résulte de cette combustion lente, analogue à celle de l'huile dans une lampe, malgré qu'il n'y ait pas de flamme : 1° de la *chaleur*, qui maintient l'intérieur de notre corps à un degré de température uniforme et constant, quels que soient le climat et la saison; 2° du *gaz carbonique* et de la *vapeur d'eau*, dont le sang se débarrassera dans les poumons par l'acte de la Respiration (12).

Plus il fera froid, et plus il faudra de graisse, plus il faudra de charbon pour se réchauffer.

C'est pour cela que les Lapons et les Esquimaux ont un goût prononcé pour la graisse et l'huile, et en font un si grand usage.

2° Une autre partie est *emmagasinée* dans les mailles du tissu cellulaire, sous la peau et entre nos masses charnues. Là, outre son rôle de séparer et de protéger nos organes, comme le feraient des coussinets de ouate, elle constitue une réserve, un bûcher, un approvisionnement de combustible.

C'est pour cela que les ours, les animaux sauvages des pays froids, les animaux qui sont engourdis pendant tout l'hiver, sont si *gras* au commencement des grands froids et si *maigres* au printemps : ils se sont chauffés pendant l'hiver avec leur provision de graisse, que le manque de nourriture n'a pas permis d'entretenir.

C'est pour cela que les Malades en proie à une fièvre violente maigrissent si rapidement : leur provision de graisse s'épuise rapidement, dévorée par le feu intérieur allumé par la fièvre.

31. **Alcool.** — L'alcool est un combustible de premier ordre. La graisse, comme le ferait un feu de braise sous la cendre, donne une chaleur douce, uniforme et de longue durée; l'alcool, comme le feraient des fagots, procure un feu vif, mais passager, une véritable flambée.

Toutes les boissons (excepté l'eau pure) dont l'homme fait habituellement usage contiennent de l'alcool en quantité plus ou moins grande. Ainsi le *vin* en renferme de 20 à 7 pour 100; le *cidre*, de 9 à 3 pour 100; le *poiré*, 6 à 1 pour 100; les diverses espèces de *bières* de 6 à 1 pour 100, etc. Quant aux *liqueurs* (il n'est pas de peuple, même le moins civilisé, qui n'ait les siennes), elles contiennent une proportion d'alcool beaucoup plus grande.

Digestion. — Quand nous buvons un liquide contenant de l'alcool (vin, bière, liqueurs, etc.), une partie de cette boisson *s'acidifie* dans notre estomac. Cette transformation d'une petite partie de l'alcool en *acide lactique* est due à l'acidité du suc gastrique; mais la presque totalité de l'alcool de ces boissons est absorbée *dans l'estomac* sans subir de transformation.

Usages de l'alcool. — Cet alcool absorbé se mêle immédiatement avec le sang, où il *brûle* au contact de l'oxygène de l'air dissous dans ce sang. De cette combustion insensible, semblable à celle de la graisse, mais plus rapide, résultent de la *chaleur*, du gaz carbonique et de la vapeur d'eau.

On a donc raison de dire que les liqueurs fortes réchauffent le sang. C'est pour cela qu'en en buvant on éprouve tout d'abord une ardeur spéciale dans la bouche et dans l'estomac, puis un sentiment de chaleur qui s'irradie peu à peu dans toutes les parties de notre organisme.

Outre cette chaleur que produit l'alcool, il faut noter aussi une stimulation générale des fonctions cérébrales, une excitation du système nerveux ; on sent en soi plus de chaleur, d'activité, d'énergie ; notre machine semble être chauffée à toute vapeur.

Cet effet général est dû, en grande partie, à l'action de l'*alcool* sur notre cerveau, en même temps qu'aux *éthers* et aux *essences* de diverse nature que renferment toutes ces boissons, et qui communiquent à chacune d'elles une action, un arome et un bouquet spéciaux.

ALIMENTS AQUEUX

32. Importance de l'eau. — Si l'on donne au mot aliment sa véritable signification, — celle de pourvoir à l'entretien et à la réparation de notre corps, — *l'eau* est un aliment aussi bien que la viande, que le pain, que la graisse ; elle entretient, elle alimente en notre corps les divers liquides aqueux dont notre organisme a besoin.

L'eau, en effet, partout répandue dans notre corps, forme la base de *toutes* nos humeurs et fait partie constituante de *tous* nos organes. En desséchant dans un four un cadavre pesant 60 kilogrammes, on le réduit à 6 kilogrammes : il y a donc 90 pour 100 d'eau dans notre corps : ce n'est donc qu'une éponge gonflée d'eau.

L'eau est le véhicule de toutes les substances qui sont absorbées, ou sécrétées, ou exhalées ; sans elle, aucune de ces fonctions, essentielles à la vie, non plus qu'aucune des diverses réactions et combinaisons chimiques de la Digestion, ne pourraient s'accomplir.

L'eau dissout et met ainsi en présence, en contact intime, les diverses substances qui doivent réagir les unes sur les autres. Ce n'est qu'à l'état *liquide*, dit la Chimie, que les corps peuvent réagir les uns sur les autres ; ce n'est qu'à l'état *liquide*, dit la Physiologie, que les substances alimentaires peuvent être absorbées.

C'est ce que nous avons vu plus haut pour la viande et les autres aliments azotés, qui se transforment en albumine *liquide* ; pour la fécule et le sucre, qui se changent en glycose ou sucre *liquide* ; pour la graisse, qui se transforme en graisse émulsionnée, en une sorte de *liquide* laiteux.

L'eau sert aux diverses sécrétions (urinaire, biliaire, etc.), dont les produits solides sont éliminés grâce à une quantité d'eau suffisante pour qu'ils puissent se dissoudre. Si les produits solides sécrétés sont trop abondants, ou si l'eau est en quantité insuffisante, tout ce qui ne peut se dissoudre, se fondre, constitue des graviers, des calculs.

L'eau maintient le sang dans l'état de fluidité, de *liquidité* nécessaires à la circulation; elle entretient les divers tissus organiques dans l'état de souplesse, de mollesse nécessaires à l'accomplissement de leurs fonctions. La vie animale n'est possible en nous qu'à la condition expresse que tous nos tissus organiques soient incessamment pénétrés et imbibés de liquides.

33. Consommation d'eau. — Notre corps est incessamment traversé par une espèce de courant de liquides aqueux, dont la quantité est en moyenne de *deux* litres par jour. Ces liquides sont quotidiennement entretenus et renouvelés par l'eau que contiennent *tous* nos aliments et surtout *toutes* nos boissons; ces liquides sont également évacués tous les jours par les urines, par la transpiration insensible de vapeur d'eau ou de sueur, par l'évaporation pulmonaire, par les selles.

La Nature, dans son infinie sagesse, a su pourvoir à cette dépense quotidienne. En effet, *tous* les aliments dont nous nous nourrissons renferment déjà en eux-mêmes une grande quantité d'eau : le pain, la viande, les légumes frais ou accommodés, les fruits, contiennent une quantité d'eau variable, mais qui représente toujours au moins la moitié et souvent même les deux tiers de leur poids. Cette quantité d'eau n'est cependant pas encore suffisante pour atteindre la somme des besoins de notre organisme : c'est pour cela que nous buvons.

Les diverses boissons dont nous faisons habituellement usage sont : l'*eau* de source, de rivière, de
puits ; — les boissons *fermentées* (vin, cidre, poiré,
bière, etc.); — les boissons *alcooliques* (eau-de-vie,
rhum, kirsch, anisette, chartreuse, etc.); — les boissons *aromatiques* (café, thé, chocolat, tisanes, etc.);
— le *lait*; — le *bouillon*, etc.

Toutes ces boissons ne sont que de l'eau tenant en
dissolution : soit les principes nutritifs de la viande,
comme le bouillon ; soit de la caséine, du sucre, du
beurre émulsionné, des sels, comme le lait ; soit de
l'alcool, du tanin, des gommes, des substances co-
lorantes, des essences, comme le vin, etc. Dans tous
les cas, l'eau en est la partie essentielle, et les autres
substances que je viens d'énumérer n'y existent qu'en
très-faible proportion.

ALIMENTS MINÉRAUX.

34. **Sels minéraux.** — Outre l'oxygène, l'hydrogène,
le carbone et l'azote, qui, associés en des combinaisons diverses, constituent à eux seuls la presque
totalité de nos tissus et de nos organes, notre corps
renferme, sans qu'il y paraisse au premier abord,
une assez grande quantité de sels minéraux : 225 à
250 grammes environ. Notre sang en contient 1 pour
100 ; notre salive, notre suc gastrique, notre bile, chacun 1 pour 100 ; notre chair et nos divers tissus, 2 pour
100 ; nos urines, 7 pour 100 ; nos os, 6 pour 100.

Ces sels minéraux sont très-nombreux ; la simple

4

nomenclature en serait longue et fastidieuse. Je citerai seulement la chaux, la soude, la potasse, le sel
marin, le soufre, le phosphore, le fer, qui existent
sous la forme de carbonates, de sulfates, de phosphates, de chlorures, etc.

35. Consommation de sels. — Il est donc de toute
nécessité que nous subvenions à l'entretien et au
renouvellement de la partie minérale, soit des humeurs, soit des divers tissus et organes de notre corps.
Nous avons autant besoin de sels minéraux que de
pain, de viande, de légumes, de graisse, d'eau.

C'est pour cela que *tous* nos aliments et que *toutes*
nos boissons, l'eau la plus pure elle-même, contiennent
une certaine quantité de sels minéraux. Ainsi la
viande en renferme 10 grammes par kilo ; les *légumes*
farineux, 20 à 30 grammes par kilo ; le *pain*, de 10
à 15 grammes par kilo ; le *lait*, 3 grammes par litre ;
le bouillon, convenablement salé et apprêté, 8 à
9 grammes par litre ; l'*eau filtrée* de rivière, de la
Seine, par exemple, 15 à 25 centigrammes par litre.

Mais cette quantité est encore insuffisante pour les
besoins de notre organisme : aussi ajoutons-nous à
nos aliments, par un sentiment instinctif, presque
10 grammes par jour de *sel* marin, sel indispensable
à la constitution chimique du sang et de plusieurs
de nos humeurs.

DIGESTION DES ALIMENTS

Maintenant que nous connaissons la nature et la composition chimique des Aliments, voyons quelles modifications et quelles transformations ils vont subir dans la bouche, dans l'estomac et dans les intestins pour arriver à se métamorphoser en suc nutritif, puis en notre sang.

Pour mieux comprendre les explications que je vais donner sur le mécanisme de la Digestion, j'engage à revoir le dessin (4) représentant l'ensemble des organes qui concourent à cette importante fonction. On pourra y suivre pas à pas le trajet que parcourent les aliments dans notre appareil digestif.

BOUCHE

36. Odorat, Goût. — Les boissons et les aliments subissent, avant de pénétrer dans notre appareil digestif, une inspection préalable de la part de l'Odorat et du Goût.

L'*Odorat* nous donne des notions sur certaines qualités spéciales ; c'est une sentinelle avancée qui veille aux avant-postes de la Digestion, pour empêcher les substances malsaines ou gâtées de pénétrer dans la place. Tout aliment sentant mauvais est un mauvais aliment.

Mais la Nature ne s'est pas contentée de cette unique sentinelle, qui d'ailleurs s'endort à moitié quand elle s'enrhume; elle en a placé une seconde, plus sûre, plus vigilante, à l'entrée même du tube digestif: c'est le Goût.

Le *Goût*, logé dans les papilles nerveuses de la langue, goûte, déguste, examine et apprécie les aliments et les boissons que nous introduisons dans notre bouche; et si le jugement-que porte ce Cerbère sur leur compte leur est défavorable, un sentiment *instinctif* nous porte à les rejeter comme mauvais, indigestes; et rarement il se trompe, car presque toujours les aliments qui ont un mauvais goût sont mauvais et malsains.

En outre, la langue nous avertit si l'Estomac est disposé à bien recevoir les aliments: si elle se couvre d'un enduit, soit blanchâtre, soit surtout blanc jaunâtre, c'est comme un fanal rouge que la Nature place à une certaine distance sur la voie pour nous avertir qu'on ne passe pas, que l'Estomac est encombré de Saburres, et qu'il vaut mieux ne pas manger.

Les boissons et les aliments très-liquides, introduits dans la bouche, sont immédiatement avalés sans subir la moindre modification; tout au plus s'imprègnent-ils en passant d'un peu de salive. Quant aux aliments ordinaires, ils sont soumis dans la bouche, avant de passer outre, à deux opérations essentielles: la mastication et l'insalivation.

37. Mastication. — Elle consiste à couper, à déchirer, à triturer, à broyer, à mâcher les aliments, de façon à les réduire en une pâte molle, qui puisse aisément s'imprégner de salive et glisser jusque dans l'estomac. Les aliments sont coupés par les dents incisives, déchirés par les canines ; puis, les mouvements combinés de la langue, des joues et des lèvres ne cessent de les remuer et de les retourner en tous sens, de les placer et les replacer maintes et maintes fois sous les molaires, qui les triturent et les broient.

Cette division et cette trituration préparatoires ont pour but de rompre et de désagréger la trame, le canevas, le parenchyme des viandes, et surtout des végétaux, qui renferment et emprisonnent les sucs nutritifs ; elles complètent ainsi l'action de la cuisson, qui a déjà ramolli cette trame, ce parenchyme ; elles rendent ainsi toutes les parties de l'aliment plus accessibles aux sucs digestifs.

Son importance. — La régularité des fonctions digestives dépend, plus qu'on ne le pense, d'une mastication complète bien faite. En effet, toute mastication insuffisante, — soit parce que l'on ne se donne pas le temps de mâcher convenablement les aliments et qu'on les avale précipitamment, soit parce que les dents sont mauvaises, cariées ou qu'il en manque un certain nombre, — sera une cause efficace et certaine de troubles digestifs, de Dyspepsie.

Il faut donc mâcher suffisamment les aliments, afin d'épargner à l'estomac un surcroît de travail, car il faudra que l'estomac fasse la besogne que les dents n'auront pas faite.

4.

38. Insalivation. — Pendant que les dents mâchent et triturent les aliments, les *glandes salivaires*, véritables petites éponges toujours remplies d'eau, imbibent et imprègnent ces aliments de *salive*, et contribuent ainsi à les réduire en une sorte de bouillie, de pâte liquide. Cette opération s'accomplit d'autant mieux que la mastication est plus prolongée et plus complète.

La salive est un liquide aqueux, légèrement visqueux, renfermant : 1° de la soude, qui rend la salive alcaline ; 2° de l'albumine, analogue au blanc d'œuf, qui la rend un peu visqueuse et mousseuse ; 3° un ferment très-actif, la *diastase*, qui a la propriété, comme la levûre de bière ou le levain, de faire fermenter la *fécule* contenue dans nos aliments (26), et de la transformer ainsi en glycose. Cette tranformation de la fécule en glycose commence dans la bouche, se continue dans l'estomac et s'achève dans les intestins.

La salive, si nécessaire à la digestion des aliments féculents, est sans action sur la viande et les autres aliments réparateurs (22), et sur les matières grasses, lesquels parviennent tels quels dans l'estomac.

Son importance. — Si la salive existe en quantité insuffisante (dans le cas de rejet excessif de ce liquide, comme chez certains fumeurs) ; ou si elle est acide, au lieu d'être alcaline (dans le cas de carie dentaire, d'ulcérations des gencives, de renvois acides) ; dans tous ces cas, les aliments féculents n'étant pas imprégnés de diastase, ou bien les acides empêchant la diastase d'agir, ne pourront commencer a se transformer en glycose dans l'estomac; ils y seront donc comme des étrangers de passage qui embarrasseront et qui gêneront la digestion des autre aliments.

39. Déglutition. — Lorsque les aliments sont convenablement mâchés, imbibés de salive et réduits en pâtée, ils sont avalés. Dans ce but, la bouche se ferme tout d'abord : alors la langue, comme une truelle intelligente, parcourt tous les coins et recoins de la bouche, ramasse les aliments sur sa face supérieure, puis les presse contre le palais et les fait glisser dans le *gosier*, l'*œsophage* et l'*estomac*. Tout ce canal, que parcourent nos aliments, est préalablement lubrifié par un mucus visqueux sécrété par les *amygdales*.

Quand les aliments traversent le gosier, le *voile du palais* se soulève en arrière pour boucher l'orifice postérieur guttural des fosses nasales ou du nez; en même temps, l'*épiglotte* s'abaisse sur l'ouverture du *larynx* pour fermer l'orifice du tuyau de la *trachée*, que l'air parcourt pour aller dans les poumons (12).

Si, au moment où l'on avale, on rit, on parle, on tousse, alors la manœuvre se fait mal, on avale de travers : des parcelles d'aliments, ou quelques gouttes de boisson, pénètrent dans le larynx, et déterminent aussitôt un accès de toux qui ne cesse qu'après l'expulsion de ces intrus.

ESTOMAC

Pour bien comprendre les fonctions digestives de l'estomac, il faut examiner successivement l'organe

lui-même, les liquides digestifs qu'il sécrète, ce qui
s'y passe pendant la digestion stomacale.

40. Estomac. — L'estomac est une espèce de sac
membraneux, semblable à une cornemuse, formé par
une dilatation, un renflement du tube digestif. Il
constitue un réservoir, où les aliments s'arrêtent quelque temps pour y être digérés, pour y être transformés en un liquide absorbable. Il se continue, en haut
avec l'œsophage par un orifice d'entrée nommé
cardia, et en bas avec les intestins par un orifice de
sortie nommé *pylore.*

Situation. — Il est situé transversalement dans la
portion gauche et supérieure du ventre. Placez la
paume de votre main droite sur ce qu'on appelle le
creux de l'estomac, en dirigeant l'extrémité de vos
doigts du côté du cœur, et votre main recouvrira à
peu près la place qu'occupe habituellement l'estomac.

Le cardia est situé au niveau, mais en arrière, de la
pointe du cœur; le pylore répond au creux de l'estomac.

Capacité.—La capacité de l'estomac est en moyenne
de trois litres; mais il est difficile de préciser la
grandeur de cette poche membraneuse; car, outre
qu'elle varie beaucoup selon les individus et leur
régime habituel, elle se règle sur ce qu'il y a dedans.

En effet, les parois de l'estomac sont essentiellement élastiques et extensibles : de la grosseur d'une
vessie molle et dégonflée, quand il est vide, ce viscère
se gonfle, s'élargit, se dilate et s'étale à mesure qu'on
l'emplit, refoulant en tous sens les organes qui l'en-

vironnent, c'est-à-dire le cœur, les poumons, le foie
les intestins.

C'est même là ce qui détermine cette gêne de la
respiration, cette légère oppression, cette difficulté de
chanter, ce besoin de se desserrer après un repas un
peu trop copieux.

Puis, à mesure qu'il se vide, l'estomac revient sur
lui-même, comme une vessie remplie d'air qui se
dégonfle, en se rapetissant de plus en plus et en se
plissant ; alors aussi les organes, refoulés en tous
sens, reprennent leur place naturelle.

41. Structure de l'Estomac. — L'estomac est formé
de trois membranes superposées :

1° Une extérieure, *séreuse*, destinée à faciliter les
glissements qui ont lieu entre l'estomac et les organes
voisins, quand il se gonfle et se dégonfle ;

2° Une moyenne, *musculaire*, destinée à imprimer
des mouvements lents, mais incessants, analogues
aux mouvements d'une sangsue ou d'un ver de terre,
à la bouillie alimentaire : ces mouvements, nommés
vermiculaires, ont pour but de remuer et de mêler
la bouillie, de la malaxer et de la promener en tous
sens dans l'intérieur de l'estomac, — absolument
comme nos cuisinières, qui remuent une sauce dans
une casserole pendant qu'elle cuit sur le feu ;

3° Une intérieure, *muqueuse*, molle, épaisse, velou-
tée, d'un gris rosé, renfermant dans son épaisseur,
surtout dans le voisinage du pylore, une innombrable
quantité de très-petites glandes chargées de sécréter

le *suc gastrique*, ainsi que quelques follicules chargés de sécréter du *mucus*.

42. Vaisseaux de l'Estomac. — L'estomac est enveloppé d'un grand nombre d'Artères, de Veines, de Chylifères et de Nerfs, qui se ramifient dans l'épaisseur de la membrane muqueuse et y forment une espèce de lacis ou de filet à mailles fines et serrées :

1° Les *Artères* apportent dans le réseau des capillaires, au moment de la digestion, une très-grande quantité de sang : c'est dans ce sang que les innombrables petites glandules de la muqueuse, comme le feraient des êtres intelligents (9), puisent les matériaux nécessaires pour fabriquer, pour sécréter du *suc gastrique*.

Toutes les causes qui auront pour effet de porter brusquement le sang ailleurs, de le détourner du rôle important qu'il remplit en ce moment, détermineront un brusque arrêt de la digestion : telles sont les émotions vives et soudaines, un bain froid, une saignée, etc.

2° Les *Chylifères* emportent, pour le mêler au sang, l'eau des boissons et des aliments, l'alcool, le liquide nourricier ou le chyle à mesure qu'il est fabriqué par l'estomac.

43. Nerfs de l'Estomac. — Ces *Nerfs* forment, autour de l'estomac, un lacis inextricable comme le serait un écheveau de fil embrouillé, le *plexus gastrique*. De ce plexus, de ce lacis nerveux partent, comme d'un centre, d'innombrables filets nerveux qui se distribuent et se ramifient dans l'estomac, les intestins, le foie, les reins, la vessie, la matrice, le cœur, les poumons et le cerveau. Ce vaste réseau, cet immense lacis nerveux, peut être comparé au réseau des chemins de fer français, dont toutes les lignes partent de Paris comme d'un centre et sont toutes reliées entre elles.

Ce plexus gastrique, qui relie ainsi entre eux tous les organes qui concourent aux fonctions de la Nutrition (2, 3) et qui communique lui-même avec le cerveau, établit ainsi une communauté, une solidarité et un ensemble d'action entre toutes les parties de notre machine.

Mais c'est aussi cette solidarité qui est la cause de la *sympathie* (mot d'origine grecque signifiant littéralement affection ou souffrance réciproque) qui existe entre ces divers organes, des retentissements douloureux et des troubles fonctionnels divers déterminés — dans l'estomac, qui est au centre des irradiations nerveuses du plexus — par les agitations morales, les ennuis et les chagrins, par les maladies nerveuses et les maladies générales, par les affections spéciales de chaque organe.

C'est là, selon moi, où se trouve l'explication *véritable* de plusieurs Dyspepsies, de plusieurs Maux d'estomac.

44. Mucus gastrique. — Dans l'intervalle des repas, il n'y a rien dans l'estomac; la muqueuse est seulement humectée et lubrifiée par une certaine quantité de *mucus*.

Ce mucus est une humeur visqueuse et mucilagineuse, analogue à du blanc d'œuf, qui est incessamment sécrétée par des follicules, ou très-petites glandules, éparpillés dans l'épaisseur de la muqueuse. Il a pour but de protéger cette membrane, à la manière d'un vernis, contre l'action quelquefois trop irritante des aliments, des boissons et du suc gastrique lui-même.

L'usage habituel des boissons alcooliques (absinthe, vermouth, vin blanc, etc.), prises à jeun, ne tarde pas à déterminer une exagération dans la sécrétion normale de ce mucus : il en résulte alors un amas de mucus, de glaires, de *pituite* dans l'estomac, et souvent même des vomissements pituiteux le matin.

45. Suc gastrique. — Au moment des repas, à mesure que les aliments arrivent dans l'estomac, mais à ce moment-là seulement, leur présence dans ce viscère y détermine une abondante sécrétion de suc gastrique, 500 grammes environ à chaque repas.

Le sel, les divers épices, le fromage, le vin pur, les liqueurs, le thé, le café et autres boissons aromatiques ou stimulantes, favorisent et augmentent la sécrétion du suc gastrique : c'est pour cela que leur usage instinctif est universellement répandu chez tous les peuples.

C'est pour subvenir à cette abondante et importante sécrétion que le sang afflue de tous côtés, à la fin du repas, vers l'estomac; et c'est pour cela que toute perturbation, que tout rappel du sang vers d'autres parties du corps, troublent naturellement la digestion.

Ce suc gastrique est un liquide de couleur citrine, transparent, d'une saveur tout à la fois salée et acide, et doué de la propriété remarquable de dissoudre, de *liquéfier* la viande, ainsi que les autres aliments réparateurs ou azotés (22) et de les transformer en albuminose, puis en *albumine* liquide.

Ce suc gastrique, cette espèce d'eau-forte animale, contient : — 1° du *sel* marin, ou sel de cuisine ; c'est pourquoi nous trouvons fades les aliments qui ne sont pas salés ; il semble que notre estomac nous demande le sel dont il a besoin pour digérer les aliments ; — 2° de l'*acide lactique*, tel qu'on le trouve en si grande proportion dans le fromage : ce n'est donc pas sans raison que l'on mange du fromage au dessert ; — 3° de la *pepsine*, ferment spécial du suc gastrique, et qui en constitue un des principes les plus actifs ; — 4° divers sels ; — 5° de l'eau.

Maintenant que nous connaissons la structure de l'estomac, le mode d'action des sucs digestifs qu'il sécrète et la nature des aliments (22) qui doivent y subir l'élaboration de la digestion, nous sommes parfaitement à même de bien comprendre les diverses fonctions de cet organe.

46. Actes physiques de la Digestion. — Au moment où, étant à jeun depuis plusieurs heures, nous nous mettons à table, notre estomac est dans l'état d'une vessie dégonflée : ses parois, molles et flasques, plissées sur elles-mêmes, sont appliquées l'une contre l'autre. La muqueuse, d'un gris-rosé pâle, n'est humectée et lubrifiée que par une très-minime quantité de mucus.

Les aliments et les boissons arrivent peu à peu dans l'estomac, imprégnés de salive (38); ils y forment, en se mélangeant, une espèce de bouillie, de magma sans nom, dont le vomissement peut seul donner une idée.

Quand le repas est terminé, le *cardia* (orifice d'entrée) se resserre, et le *pylore* étant habituellement fermé comme l'est l'anus, la bouillie alimentaire se trouve ainsi enfermée dans l'estomac, comme dans un sac membraneux, et soumise à une température chaude et humide de 37°.

La cavité de l'estomac s'est nécessairement agrandie, dilatée, à mesure que les aliments et les boissons y affluaient, et cet organe a ainsi refoulé doucement le cœur et les poumons en haut, le foie et les intestins en bas et en avant.

47. Actes sympathiques. — Alors tout appétit cesse; la chaleur et les forces vitales se concentrent vers l'estomac; la circulation est un peu plus active; les mouvements respiratoires sont un peu plus précipités et un peu moins amples: l'activité et l'intelligence diminuent; le corps et l'esprit éprouvent le besoin de repos. Il semble que toutes les facultés et toutes les forces vitales de notre être se recueillent et se concentrent vers ce grand acte d'Alchimie transcendante, *la transformation des aliments en sang.*

C'est pour cela que toute émotion trop vive, tout travail intellectuel trop assidu, tout exercice violent, toute cause qui agira fortement sur l'organisme et qui *distraira* les forces vitales occupées à la digestion, pourront retarder et même arrêter cet acte important.

48. Actes physiologiques, — A mesure que les aliments arrivent dans l'estomac, leur présence détermine dans la muqueuse qui en tapisse la cavité, une espèce d'irritation physiologique, comme le ferait un grain de sable qui se glisserait sous nos paupières : le sang afflue de tous côtés par les Artères dans le réseau capillaire de la muqueuse, qui, de gris-rosé qu'elle était, devient rouge et se met aussitôt à sécréter en abondance (500 grammes par repas), à *pleurer* du suc gastrique.

En même temps les contractions vermiculaires de la membrane musculaire, analogues aux mouvements d'une sangsue ou d'un ver de terre, pétrissent et malaxent *doucement* la bouillie alimentaire, la remuent et la mêlent, la promènent et la retournent en tous sens dans l'estomac, afin de bien l'imbiber et la pénétrer du suc gastrique incessamment sécrété.

Cette bouillie ne tarde pas à fermenter, à tourner à l'aigre et à subir diverses transformations, qui varient selon la nature des aliments ingérés.

49. Actes chimiques. — Le suc gastrique se mêle aux aliments, les imbibe, les pénètre, les ramollit, les désagrège, les réduit en une espèce de purée; mais tous les aliments introduits dans l'estomac ne se digèrent pas de la même façon.

1º Les aliments *réparateurs* ou azotés (22), — c'est-à-dire la viande, la chair des poissons, le jus, la partie nutritive du bouillon, la caséine du lait, le fromage, les œufs, le gluten du pain, la légumine des légumes, etc., — sont attaqués par le suc gastrique : ce sont là les *seuls* aliments qui se digèrent dans l'estomac; les autres ne font que s'y ramollir, s'y décomposer et se changer en *chyme*.

Ces aliments réparateurs ou azotés, attaqués par le suc gastrique, se gonflent, se ramollissent, se décomposent, se dissolvent, se fondent, se liquéfient et se transforment enfin en albuminose, puis en *albumine liquide*.

2º Les aliments *féculents* (26), — c'est-à-dire le pain, le riz, les pois, les lentilles, les haricots, les pommes de terre, etc., — arrivent dans l'estomac imprégnés de salive : le suc gastrique est *sans action* sur eux, mais la *diastase*, principe actif de la salive, continue son action sur ces aliments, malgré qu'ils soient mélangés avec plusieurs autres de nature différente. Aussi ne tarde-t-il pas à se produire dans la bouillie alimentaire une notable quantité de *glycose* (28).

3º Les aliments sucrés (27), — c'est-à-dire le sucre en nature, ou le sucre contenu naturellement dans les fruits, ou ajouté par nous à divers aliments ou à diverses boissons, — arrivent aussi dans l'estomac imprégnés de salive. Comme pour la *fécule*, le suc gastrique est *sans action* sur le sucre; mais la *diastase* de la salive ne tarde pas à le transformer en *glycose*. Et même, si le sucre a été ingéré en certaine quantité, ou bien si la digestion est longue, difficile, labo-

rieuse, ce glycose se transforme en *acide lactique* : il
en résulte de la chaleur à l'estomac, des aigreurs,
des renvois, de la Dyspepsie acide.

4° Les aliments gras (25), — c'est-à-dire la graisse,
le beurre et les huiles animales ou végétales, — ne subissent dans l'estomac aucune digestion : ils ne
font que s'y fondre. Cependant, en présence d'une
trop grande quantité de suc gastrique, et si en même
temps la digestion est longue et difficile, cette graisse
se décompose ; la *glycérine* se sépare des *acides gras*
auxquels elle était unie, et ces acides gras, mis en
liberté, donnent lieu à des aigreurs, à la Dyspepsie
acide.

Les aliments gras étant comme des étrangers de passage dans l'estomac, si on en a mangé en trop grande
quantité, leur trop grande affluence encombre
cère et gêne la digestion des aliments réparateurs ou
azotés.

5° Les aliments *herbacés* et la partie des aliments
qui est *réfractaire* à la digestion, — c'est-à-dire la trame,
le canevas, la charpente, de la viande, des légumes
et des fruits ; les grains de fécule non broyés ; les
enveloppes des pois, des haricots, des lentilles ; les
pellicules et les grains de raisin ; la pulpe des oranges ;
les pepins des fruits ; les fragments de peau, de tendons, de cartilages ; les truffes, les champignons, les
olives, etc., — toutes substances essentiellement indigestes, — ne font aussi que traverser l'estomac sans y
subir d'autre modification que de se ramollir et de
se transformer en purée, en bouillie, en chyme.

6° Les *boissons* fermentées, alcooliques, aromatiques

et les divers *aliments très-aqueux,* tels que le lait, le chocolat, le café au lait, le bouillon, les potages, etc., subissent dans l'estomac une opération analogue à celle du filtrage : l'eau, l'alcool, les acides, les essences de ces liquides et de ces boissons sont *très-rapidement* absorbés par les parois de l'estomac comme par un filtre en feutre; les parties solides de ces liquides (les sels minéraux, le tannin, la graisse; le fromage et le beurre du lait; le chocolat; la partie nutritive du bouillon, etc.), restent sur le filtre, c'est-à-dire dans l'estomac et y subissent les modifications et transformations propres aux aliments solides.

Si l'on prend de l'eau à jeun, en certaine quantité, une petite partie est absorbée par l'estomac, mais le reste franchit le pylore et est absorbé dans les intestins.

50. Durée. — Telle est la Digestion normale chez les personnes bien portantes. La durée, qui est de deux à quatre heures, doit être divisée en trois périodes :

La première période, ou la mise en train, commence à la fin du repas.

La deuxième, la période d'activité, où toutes les forces vives de l'estomac et de l'organisme sont en action, commence quinze à vingt minutes après la fin du repas, un peu plus tard chez plusieurs Dyspeptiques, et dure soixante à quatre-vingts minutes chez les personnes bien portantes, et davantage chez celles dont l'estomac est souffrant. C'est surtout pendant cet acte qu'il faut éviter de troubler la digestion.

La troisième, la période de calme, commence une heure ou une heure et demie après la fin du repas, chez les personnes bien portantes; plus ou moins longtemps après chez celles dont l'estomac est plus ou moins malade, et elle se prolonge une heure, deux heures et même plus, selon la nature des aliments. Mais alors l'activité de l'estomac est beaucoup moindre; une grande partie des aliments est déjà passée dans les Intestins; la digestion est considérée comme finie, et ce qu'il en reste encore à faire ne contraint plus aux mêmes précautions que pendant la seconde période.

51. Chyme. — A mesure que la digestion s'achève, la bouillie alimentaire se transforme en chyme. Le chyme est une bouillie plus claire et surtout plus homogène, plus crémeuse, analogue à une espèce de purée, d'un gris rougeâtre, d'une odeur tout à fait spéciale et toujours *acide*.

Ce chyme représente donc le résultat définitif de la digestion stomacale; il renferme des aliments réparateurs complétement digérés et transformés en albumine *liquide*; des aliments féculents et du sucre en train de se changer en glycose, et même du glycose déjà formé; de la graisse fondue, mais non modifiée.

Voilà l'œuvre de l'estomac achevée, et cependant la digestion n'est pas encore terminée; il faut encore que ce *chyme* soit digéré et qu'il se transforme en *chyle* : c'est là l'affaire des Intestins.

52. Sortie des Aliments. — Nous avons vu que les orifices d'entrée et de sortie de l'estomac sont fermés pendant la période de la digestion. Le *cardia* et le *pylore* (pylore est un mot grec qui signifie portier) font l'office de deux portiers : celui d'entrée, le cardia, laisse tout introduire dans l'estomac sans rien visiter ; celui d'en bas, le pylore, semblable à un gardien vigilant, ne laisse sortir ni passer dans les Intestins aucun aliment sans l'examiner au préalable avec soin, sans s'être assuré qu'il a subi toutes les modifications que l'estomac est capable de lui imprimer, qu'il a perdu sa forme et son existence premières, et qu'il est bien et dûment converti en *chyme* : sinon, porte close.

Or, comme les aliments mettent plus ou moins de temps à subir ces transformations, à se changer en chyme, selon qu'ils sont plus ou moins digestibles et selon que l'estomac est plus ou moins valide, dès qu'il y en a de prêts, de chymifiés, le pylore entr'ouvre sa porte et les laisse passer : les autres restent dans le laboratoire jusqu'au moment où ils seront également transformés en chyme.

INTESTINS

Comme pour l'Estomac, si nous voulons bien comprendre les fonctions digestives des Intestins, il nous faut examiner successivement les diverses parties du tube intestinal, les sucs digestifs qui y sont versés et ce qui s'y passe pendant la digestion intestinale.

53. Intestins. — Après le pylore, qui ferme l'estomac, commencent les intestins, les boyaux, lesquels constituent un long tube membraneux de 7 mètres 50 centimètres de longueur, et qui se divise en trois portions très-inégales :

1° Le *Duodénum*, ayant douze travers de doigt de longueur, fait immédiatement suite au *pylore* (23). C'est dans son intérieur que viennent se déverser la *bile* et le *suc pancréatique* et que s'opère la seconde phase de la Digestion, la digestion des aliments féculents et sucrés et celle des matières grasses; c'est pourquoi on donne au duodénum le nom de *second estomac*.

2° L'*Intestin grêle* constitue un long canal de 6 mètres de longueur, contourné un grand nombre de fois sur lui-même et enroulant ses nombreux replis en un gros peloton, en un gros paquet, qui remplit la plus grande partie du ventre. C'est dans son intérieur que circule lentement le *chyle*, résultant de la digestion stomacale et de la digestion duodénale.

A son extrémité terminale, il se soude au Gros Intestin. Cette jonction des deux Intestins a lieu dans la région de la hanche droite. L'orifice de communication est fermé par la valvule de Bauhin, une espèce de soupape, qui laisse facilement passer les matières de l'Intestin grêle dans le Gros Intestin, mais qui ne leur permet pas de rétrograder; les lavements et les douches ascendantes ne peuvent non plus franchir cette soupape.

3° Le *Gros Intestin* (auquel on donne aussi le nom de *Colon*, d'où le mot coliques), deux fois plus volu-

mileux que l'Intestin grêle, mesure 1 mètre 25 centimètres de longueur. Il commence dans la région de
la hanche droite ; — il monte verticalement le long
du flanc droit jusqu'au-dessous du foie (*Colon* ascendant) ; — il passe transversalement de droite à gauche,
en longeant le bord inférieur de la cage des côtes,
immédiatement au-dessous de l'estomac qui repose
sur lui (*Colon* transverse) ; — il redescend verticalement le long du flanc gauche jusque dans la région
de la hanche gauche (*Colon* descendant) ; — puis il
s'enfonce dans le bas-ventre et descend verticalement
(il prend alors le nom de *Rectum*) en longeant la colonne vertébrale, en arrière du fond de la vessie chez
l'Homme, en arrière de l'utérus chez la Femme.

C'est dans les dernières portions du Gros Intestin,
et surtout du Rectum, que s'accumule, comme dans
un réservoir temporaire, le résidu de la digestion.

4° Enfin le Rectum se termine à l'*Anus* : l'anus
est l'orifice terminal du tube digestif, orifice muni
d'un anneau musculaire, d'un pylore, ou portier,
dont les matières fécales ne peuvent en général franchir la porte que d'après nos ordres.

54. Structure des Intestins. — Comme l'estomac,
le tube intestinal est constitué par trois membranes
superposées et accolées (41) ; c'est comme un tuyau
en caoutchouc doublé de toile.

1° Une membrane extérieure, *séreuse*, visqueuse,
destinée à faciliter les glissements des divers plis et
replis du tube intestinal les uns sur les autres ;

2° Une membrane moyenne, *musculaire*, dont les

contractions vermiculaires, analogues à celles d'une
sangsue ou d'un ver de terre, font cheminer doucement la bouillie chyleuse dans toute la longueur
des Intestins ;

3° Une membrane intérieure, *muqueuse*. Cette membrane offre ceci de spécial : comme une doublure de
manche qui serait plus longue que la manche elle-
même, elle présente une infinité de très-petits replis qui flottent dans l'Intestin ; ces replis ont
pour but de retarder la marche de la bouillie chyleuse et surtout d'augmenter et de multiplier les
surfaces d'absorption. — Cette muqueuse, d'un gris
rosé, molle et épaisse, offre l'aspect d'un velours, ou
d'une barbe qui n'aurait pas été rasée depuis une di-
zaine de jours.

55. Vaisseaux et Nerfs. — Chacun de ces espèces
de poils de la muqueuse (ils se comptent par millions) représente le chevelu de la racine des plantes :
ce sont comme autant de bouches toujours béantes
par lesquelles les vaisseaux *Chylifères* sucent et aspirent le *chyle* que renferme la bouillie chyleuse,
absolument comme les racines puisent dans la terre
les sucs nourriciers nécessaires à la plante.

Comme l'estomac, les intestins sont enveloppés dans
toute leur longueur d'un très-grand nombre de
Veines, de Chylifères et de Nerfs (42, 43), qui se ramifient dans l'épaisseur de leur membrane muqueuse et
y forment un réseau, un lacis à mailles très fines.

1° Les *Veines* apportent aux innombrables glandules répandues dans l'épaisseur de la membrane mu-

queuse, toutes les saletés, toutes les impuretés, tous
les matériaux vieillis et usés, toutes les humeurs
enfin qui souillent le sang, qui le rendent impur
(10 et 11) : or, ces innombrables glandules s'emparent de toutes ces saletés et fabriquent avec elles du
suc intestinal, que la Nature emploiera à la Digestion.

Plus la sécrétion, plus le filtrage de ces glandules
intestinales sera régulier, plus le sang sera purifié,
plus la Digestion intestinale se fera régulièrement.

2° Les *Chylifères* aspirent et sucent par leurs
extrémités capillaires, par ces innombrables poils (54)
qui hérissent la surface de la membrane muqueuse
de l'intestin, le *chyle* que renferme la bouillie chyleuse. Ce chyle, ainsi absorbé, est déversé dans la
Veine cave, où il se mêle au sang qui arrive au
cœur (8), et dont il vient ainsi réparer les pertes.

3° Les *Nerfs,* émanant du plexus gastrique (43) si
tué en arrière de l'estomac, se ramifient dans toute
l'étendue des Intestins, et établissent ainsi entre le
tube intestinal et l'estomac, ainsi que les autres organes, cette *sympathie,* cette solidarité d'action et
cette réciprocité de souffrances dont je parlerai (69) à
propos de l'estomac, et qui expliquent suffisamment
certains troubles fonctionnels.

Le *Chyme* (34) est soumis dans les intestins, à sa
sortie de l'estomac, à l'action de trois sucs digestifs
qui le transforment en *Chyle.* Ces sucs digestifs, ce
sont la *bile,* le *suc pancréatique* et le *suc intestinal.*

56. Bile.—La bile, ou le fiel, est sécrétée par le foie.
Le *foie* est une très-grosse glande, du poids de

2 kilos environ, de couleur brunâtre, qui est située dans le flanc droit, c'est-à-dire dans la portion supérieure et droite du ventre.

La structure du foie est analogue à celle des poumons (12). Qu'on se figure une très-grosse grappe de raisin, à grains très-petits, dont la tige, les branches, les ramifications seraient creuses; les grains sont enveloppés par le réseau capillaire des Veines, qui ramènent au cœur le sang veineux chargé de saletés, d'impuretés, d'humeurs de toute espèce. — Or ces grains du foie s'emparent de toutes cés saletés et fabriquent avec elles de la bile. La bile, ainsi sécrétée, s'écoule dans les ramifications de la tige du raisin et la tige elle-même, c'est-à-dire dans les *canaux biliaires*, puis dans le Duodénum, où ces canaux viennent déboucher.

Comme pour les glandules intestinales (54), chargées aussi de l'épuration du sang, plus le filtrage ou la sécrétion du foie sera régulière et complète (11), plus le sang sera purifié, mieux la digestion se fera.

La bile est un liquide alcalin, d'un vert jaunâtre, amer et nauséabond, visqueux et filant; elle a pour propriété de digérer, d'*émulsionner* les matières grasses (25), c'est-à-dire de les réduire en particules excessivement petites, en une poussière microscopique, état qui leur permet de pouvoir être absorbées.

Quand la bile est trop épaisse, trop visqueuse, chargée de plus de sels minéraux qu'elle ne peut en tenir dissous, ces sels minéraux en excès se déposent et forment soit des *graviers*, soit des *calculs biliaires*, — absolument comme cela a lieu pour l'urine dans

les reins. — Ces graviers, ces calculs, en cheminant
dans les canaux biliaires, déterminent d'atroces douleurs qui ne cessent que lorsque le calcul est enfin
arrivé avec la bile dans les intestins.

57. Suc pancréatique. — Il est sécrété par une
glande bien moins grosse que le foie, par le *pancréas.*
Cette glande est couchée transversalement en arrière
de l'estomac, contre la colonne vertébrale.

Le *suc pancréatique* est alcalin, clair et incolore,
absolument semblable à la salive. Il possède la double propriété : 1° de digérer, d'émulsionner les matières *grasses* (25), comme la bile, parce qu'il est très-
alcalin ; 2° de digérer, de transformer les aliments
féculents (26) en glycose, comme la salive, parce qu'il
contient de la *diastase.*

58. Suc intestinal. — Il est sécrété par une innombrable quantité de glandes infiniment petites, qui
sont logées dans l'épaisseur de la membrane muqueuse de l'Intestin grêle. Ces innombrables glandes
puisent dans le *sang veineux* (11), qui circule dans
le réseau capillaire de la muqueuse, les matériaux
vieillis et usés, les détritus, les humeurs, toutes les
saletés enfin qui en altèrent la pureté, et c'est avec
tout cela que ces millions de petites ouvrières fabriquent et sécrètent le suc intestinal ; ce sont elles qui
contribuent le plus à la purification du sang.

Le *suc intestinal* est alcalin, limpide et incolore ; il
possède, mais réduite à une faible puissance, la triple
propriété : 1° de digérer les aliments *réparateurs* (22),

comme le suc gastrique ; 2ᵈ de digérer, de transformer
en glycose les aliments *féculents* (26), comme la salive et le suc pancréatique ; 3º de digérer, d'émulsionner les matières *grasses* (25), comme la bile et
le suc pancréatique.

C'est donc un liquide digestif *complémentaire*, dont
la Nature, dans son infinie prévoyance, se sert pour
extraire des aliments toutes les parcelles nutritives
qui auraient échappé à l'action des sucs digestifs *spéciaux* ; c'est par lui qu'elle met la dernière main à
l'acte important de la Digestion.

59. Mucus intestinal. — Il est sécrété par un grand
nombre de glandes, infiniment petites, disséminées
dans l'épaisseur de la membrane muqueuse.

Ce mucus est un liquide alcalin, transparent et
presque incolore, visqueux et mucilagineux. Il est
destiné : 1º à protéger la muqueuse contre l'âcreté et
l'action trop irritante des aliments et des produits
de la digestion ; 2º à faciliter la progression de la
bouillie chyleuse, en lubrifiant le canal qu'elle doit
parcourir. — C'est donc l'analogue du mucus gastrique.

60. Gaz intestinaux. — L'Intestin grêle et le Gros
Intestin sont continuellement légèrement distendus
par des gaz. Ces gaz, qui proviennent des divers phénomènes chimiques de la digestion, sont principalement du gaz carbonique, de l'hydrogène, de l'azote,
de l'hydrogène sulfuré, etc.

Ils ont pour but de faciliter la progression de la
bouillie chyleuse en maintenant toujours béant le

canal qu'elle doit parcourir; trop abondants, ils déterminent des gargouillements, le ballonnement du
ventre, et quelquefois même s'échappent involontaire-
ment.

Digestion intestinale. — Maintenant que nous connaissons la configuration et la structure du tube intestinal, ainsi que les divers sucs digestifs qu'il sécrète, examinons successivement les différents actes de
la Digestion intestinale.

61. Actes physiques. — Le pylore de l'estomac laisse
successivement passer la bouillie alimentaire à mesure qu'elle a été transformée en *chyme* (51, 52) par la
Digestion stomacale. Ce chyme, qui entre ainsi successivement dans la première portion de l'Intestin grêle,
dans le Duodénum, est une bouillie, une purée d'un
gris rougeâtre, acide, renfermant :

1° Des matières *réparatrices* (22) ou azotées, telles
que viande, poisson, jus, fromage, œufs, gluten du
pain, légumine des légumes, déjà digérées par le suc
gastrique et transformées en *albumine;*

2° Des matières *grasses* (25) : graisse, beurre,
huiles, telles qu'elles ont été avalées;

3° Des matières *féculentes* (26), telles que pain et
légumes farineux, réduites en purée, et dont une
petite partie est déjà digérée par la salive et réduite
en *glycose;*

4° Des légumes herbacés, des racines alimentaires,
des parties non digestibles des divers aliments, tels
que les pellicules et la portion corticale des légumes
farineux et des autres légumes, les pelures et les

pepins des fruits, la peau et les membranes diverses de la viande, etc.; toutes ces choses sans
nom sont seulement ramollies et transformées en
bouillie;

5° Enfin, une très-petite quantité de *boissons*, ce
qui n'a pas été absorbé dans l'estomac.

Ce chyme, ainsi constitué, rencontre dans le Duodénum la bile, le suc pancréatique et le suc intestinal. Ces trois sucs digestifs, sécrétés en très-grande
abondance, ainsi que nous l'avons vu, déjà pour le
suc gastrique, pendant tout le temps que dure la digestion intestinale, imbibent et pénètrent le chyme à
mesure qu'il sort de l'estomac.

62. Actes chimiques. — La *bile* attaque les matières *grasses* et les émulsionne, les digère. Les graisses,
ainsi transformées en une espèce de liquide laiteux,
sont aptes à être absorbées.

Le *suc pancréatique* attaque : 1° les matières *féculentes* qui ont échappé à l'action de la salive et les
transforme en glycose; ce glycose ne tarde pas à se
transformer (28) en acide lactique, puis en acide butyrique, puis enfin en *graisse*; 2° les matières *grasses*,
qu'il émulsionne et qu'il digère, comme la bile.

Le *suc intestinal* complète l'action de la salive, du
suc gastrique, du suc pancréatique et de la bile; il
digère les divers aliments qui ont échappé à l'action
spéciale de chacun de ces sucs digestifs.

63. Actes physiologiques. — De même que dans
l'estomac, la bouillie est remuée, pétrie, malaxée,
brassée, retournée doucement en tous sens par les

contractions vermiculaires de la membrane musculaire
des Intestins; en outre, ces mouvements vermiculaires
entraînent la bouillie et la font cheminer doucement
dans toute la longueur du canal intestinal. Si on
ouvre le ventre d'un chien ou d'un animal quelconque, deux heures après un repas, l'ensemble des
Intestins apparaît alors agité de mouvements ondu-
latoires; il offre l'aspect d'un gros tas de vers de
terre, ou plutôt de sangsues : il en est de même chez
l'homme.

La digestion intestinale est beaucoup plus lente,
et met beaucoup plus de temps à s'opérer que la
digestion stomacale : ce n'est que vingt-quatre heures,
trente-six et même quelquefois quarante-huit heures
après un repas, que les aliments ont abandonné
tous les principes nutritifs qu'ils renfermaient et que
le résidu en est rejeté par les selles.

64. Chyle. — A mesure que la digestion intestinale s'accomplit, à mesure que le *chyme*, sorti de
l'estomac, se digère et se métamorphose, il se forme
dans cette bouillie, dans ce chyme, un liquide nouveau : le chyle.

Le *chyle* est un liquide alcalin, semblable à du
lait, de couleur blanchâtre teintée de rose, opaque,
d'une saveur salée, d'une odeur fade et nauséeuse.
Si on l'examine au microscope, on y voit nager une
innombrable quantité de petits globules, semblables
à ceux du sang, mais privés de couleur rouge.

Au point de vue chimique, il a presque la même
composition que le sang, dont il renferme d'ailleurs

tous les éléments, quoiqu'il n'en ait pas encore la couleur.

Au point de vue physiologique, le chyle, qui est le résultat définitif et le produit ultime de la digestion de *tous* les aliments, est du *chyme* digéré. Le chyle représente donc la partie nutritive de *tous* nos aliments, quels qu'ils soient : il en est l'extrait ou la quintessence.

Le chyle contient tous les principes du sang, dont il vient, après chaque repas, réparer les pertes incessantes. Il contient par conséquent *tous* les matériaux nécessaires à la Nutrition, et à l'entretien de la chaleur intérieure de notre corps (7).

65. Absorption. — Ainsi que je le disais (4, 5), les plantes et les arbres se nourrissent en aspirant, en suçant par le chevelu de leurs racines l'eau et les sucs nourriciers que la terre végétale renferme; chez les animaux et chez l'homme, la Nature procède presque exactement de même.

Les vaisseaux *Chylifères* se ramifient en un vaste réseau capillaire qui rampe, comme les racines d'un arbre dans la terre, dans l'épaisseur de la membrane muqueuse de l'Estomac et des Intestins. Ces innombrables canaux, d'une finesse microscopique, percent la muqueuse comme la barbe perce la peau, et forment à sa surface ce millions de villosités qui donnent à cette muqueuse l'apparence d'un velours (55).

Il en résulte que la surface de la muqueuse du tube digestif est criblée de millions de pores, de petites ouvertures microscopiques, qui sucent et qui aspirent,

comme autant de petites gueules toujours béantes, le
chyle qui passe à leur portée. C'est pour mettre successivement et fatalement à la portée de ces bouches affamées *tout* le chyle qui imbibe la bouillie
chyleuse, que cette bouillie est remuée, malaxée,
brassée, tournée et retournée en tous sens par des
mouvements vermiculaires (63), et qu'elle chemine lentement dans un canal de 6 mètres de longueur.

Ainsi que nous l'avons vu pour les Veines (6), les
innombrables tubes microscopiques qui constituent
le réseau des vaisseaux chylifères s'abouchent les
uns aux autres, se réunissent et se soudent ensemble,
de façon à former de nouveaux tuyaux de plus en
plus gros, puis des radicules, puis des petites racines,
puis des grosses racines, puis enfin un tronc ou canal unique, le *canal thoracique*, qui vient s'ouvrir
dans la Veine cave au moment où elle arrive au
cœur.

Ce chyle, sucé et aspiré à la surface de la muqueuse du tube digestif, parcourt ce trajet, comme
la séve dans un arbre, et se mêle au sang veineux
qui arrive au cœur *apprauvri* (8), et dont il vient
ainsi réparer les pertes.

66. Gros Intestin. — Après avoir cheminé lentement dans toute la longueur de l'Intestin grêle et
livré aux innombrables vaisseaux chylifères le chyle
dont elle était imprégnée, la bouillie chyleuse franchit
la valvule de Bauhin (53, 2°) et pénètre dans le Gros
Intestin. Elle s'engage alors dans la portion ascen-
dante, la portion transversale et la portion descen-

dante de ce Gros Intestin, entraînée toujours par les
contractions et les mouvements vermiculaires de la
membrane musculaire ; enfin elle finit par arriver
dans le Rectum, où elle s'accumule peu à peu comme
dans un réservoir temporaire.

La fluidité de cette bouillie a diminué progressivement, à mesure que sa partie liquide, que le
chyle était absorbé ; cependant le mucus sécrété par
la muqueuse du Gros Intestin continue à lui communiquer une certaine mollesse. — La couleur jaunâtre qu'elle devait à la bile y prend une teinte de
plus en plus foncée. — Enfin se développe une
odeur fétide, spéciale, due à la production du gaz
hydrogène sulfuré.

A mesure qu'elle avance, et surtout à mesure
qu'elle arrive dans la portion descendante du Gros
Intestin, ces caractères particuliers se développent de
plus en plus : elle prend alors le nom de matière
fécale.

67. Matières fécales. — Les matières fécales se composent du résidu de la digestion, de tout ce qui n'a
pu être digéré. On y trouve : des parcelles d'aliments
non digérés, surtout d'aliments végétaux crus ;

La portion des aliments complétement réfractaire à
la digestion, telle que les parties fibreuses qui forment
le canevas ou la trame des viandes, des légumes et
des fruits ; la portion corticale des racines alimentaires ; les enveloppes des pois, des haricots, des lentilles ; la pulpe des oranges ; la pelure et les pepins des
fruits ; les pellicules et les grains de raisin ; les frag-

ments de peau, de membranes, de nerfs ou tendons, de cartilages, qui se trouvent dans la viande;

De la bile, du mucus intestinal;

Des gaz fétides, tels que l'hydrogène sulfuré, produits par la fermentation putride et par diverses réactions chimiques.

68. Défécation. — Ces matières fécales s'accumulent peu à peu dans le Rectum; là, devenues de plus en plus abondantes, elles finissent par déterminer un besoin gênant, qui se reproduit généralement tous les jours, aux mêmes heures, et nous avertit que nous devons nous en débarrasser.

Nous avons vu (53, 3° et 4°) que le Rectum se termine par l'Anus, orifice fermé par un anneau musculaire, un véritable pylore, qui reste toujours fermé, et ne s'entr'ouvre ordinairement que sur l'ordre exprès de notre volonté.

Lors donc que le besoin de la Défécation se fait sentir, la membrane musculaire du Rectum d'une part, et d'autre part le diaphragme et les muscles des parois abdominales, se contractent, *font effort;* — alors le pylore ou l'Anus s'entr'ouvre, et les matières fécales sont expulsées.

Cette désagréable et quelquefois pénible formalité accomplie, l'organisme tout entier éprouve un sentiment de soulagement et de bien-être.

EXPLICATION DES TEMPÉRAMENTS

69. Des tempéraments.—Quoique les fonctions s'exécutent librement, que la santé soit pleine et entière, l'organisation n'est pas la même chez tous les hommes. C'est à ces diverses manières d'être, à ces diverses constitutions que l'on a donné le nom de tempérament.

Le *Tempérament* est une manière d'être, constante et habituelle, compatible avec la santé, résultant d'une diversité de proportion ou d'énergie entre les parties constituantes de notre organisme, et qui imprime à tout notre être, à toutes nos fonctions, à notre caractère et surtout à toutes nos maladies, une physionomie particulière.

Cet état tient à une combinaison plus ou moins heureuse des principaux systèmes d'organes qui produisent la vie, et rendent ainsi l'individu plus ou moins apte à certaines choses, à certaines facultés, et plus ou moins exposé à certaines maladies.

Les divers attributs de chaque tempérament dé-
rivent de la richesse ou de la pauvreté du sang et
de la facilité plus ou moins grande avec laquelle ce
liquide circule dans ses canaux ; de la prédominance
fonctionnelle, soit du cerveau et du système nerveux,
soit du foie ou de l'appareil biliaire ; enfin de l'harmonie qui existe entre toutes les fonctions organiques.

Les diverses manières d'être ou les divers tempéraments sont au nombre de quatre : le *sanguin*,
l'anémique, le *nerveux* et le *bilieux*.

Chacun de nous a un de ces tempéraments, soit à
l'état de pureté, soit avec une nuance d'un autre
tempérament ; ainsi on est ou bien sanguin, ou bien
anémique, ou bien nerveux, ou bien bilieux ; ou bien
sanguin-bilieux, ou bien nerveux-bilieux, etc. Chacun
de ces tempéraments est d'ailleurs compatible avec
une assez bonne santé.

Mais il arrive très-souvent, — *et c'est là l'origine de
presque toutes nos maladies*, — que les désavantages
du tempérament que l'on a s'exagèrent, et il survient
alors progressivement un état maladif plus ou moins
prononcé, correspondant à chaque tempérament. Ainsi
le *tempérament sanguin*, s'exagérant, donne lieu
d'abord au malaise sanguin et prédispose à la goutte,
à la gravelle, aux calculs urinaires, aux congestions
des poumons et du cerveau ; — le *tempérament nerveux*, s'exagérant, donne lieu d'abord au malaise
nerveux et prédispose aux gastralgies, aux migraines,
aux névralgies, en un mot, à toutes les maladies nerveuses ; — le *tempérament bilieux* donne lieu au ma-

laise bilieux, puis aux diverses maladies biliaires, engorgements, jaunisse, coliques hépatiques, maladies
organiques du foie; — enfin le *tempérament anémique*,
s'exagérant, donne lieu à l'anémie, à la chlorose, à
un appauvrissement du sang et à un affaiblissement
progressif de l'individu qui le livrent sans défense,
sans résistance vitale, à toutes les causes de maladies.

Ce sont ces états maladifs qu'il faut surtout combattre dès le début, afin de ne pas donner à la maladie le temps de se développer; il est en effet bien
plus facile et bien plus sûr de guérir le mal, lorsqu'il
n'existe encore qu'à l'état de malaise, que lorsqu'il
est arrivé à l'état de maladie.

70. Tempérament sanguin. — Le tempérament *sanguin* annonce la meilleure, la plus brillante et la plus
agréable de toutes les constitutions. On l'appelle sanguin, non-seulement parce que le sang y est plus
abondant, mais parce qu'il est mieux élaboré, plus pur,
plus fluide, plus riche; qu'il circule avec plus de facilité, qu'il se distribue avec plus d'égalité dans toutes
les parties qu'il arrose, et qu'il entretient tous nos
tissus dans un état de souplesse et d'élasticité.

Dans cette heureuse constitution, où tout se fait
avec aisance et tranquillité, tout étant dans des justes
proportions, l'âme et le corps se trouvent dans une
juste pondération, dans un état parfait d'équilibre.
Aussi les sanguins ont-ils un air tranquille, satisfait,
doux, agréable. Ils sont prompts, vifs, bons, francs
et très-disposés au plaisir. Ils ont les yeux tendres, le

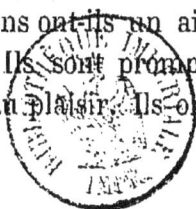

6

teint frais et rosé, la peau blanche et bien veinée,
les cheveux blonds, châtains, ou brun clair, les
membres souples. Tout annonce en eux la santé et
la vivacité des passions ; mais on prétend qu'elles ne
sont pas de longue durée, qu'ils sont prompts à se
fâcher et faciles à radoucir, superficiels et légers,
volages et inconstants.

Cette complexion est propre à tous les exercices et
à tous les travaux, tant du corps que de l'esprit ;
mais elle ne permet aucun excès : tout y étant en
équilibre et dans une parfaite harmonie, il est aisé
de concevoir qu'il faut peu de chose pour la troubler.

C'est pourquoi les sanguins doivent préférer dans
leur régime tout ce qui est tempéré, tout ce qui
calme, tout ce qui rafraîchit. Ils doivent éviter surtout les excès du vin et de la bonne chère, les vins
généreux, les liqueurs spiritueuses, les mets trop
succulents, les aromates de toute espèce, tout ce qui
est capable d'activer la circulation.

Toute avantageuse qu'est cette constitution, elle
supporte difficilement les variations brusques de température : le passage subit du chaud au froid, du
sec à l'humide, du mouvement au repos, expose les
sanguins aux rhumes, aux fluxions, aux engorgements, aux inflammations, aux hémorrhagies. La
richesse de leur sang les expose également, surtout
s'ils prennent peu d'exercice et s'ils ont un régime
habituel trop substantiel, au *malaise sanguin*, à la
goutte, à la *gravelle*, aux congestions, aux engorgements, etc.

71. Malaise sanguin.—On donne le nom de *malaise sanguin* ou de *pléthore* à l'exagération du tempérament sanguin, c'est-à-dire à un état caractérisé par la surabondance du sang, sa nature trop riche, son épaississement, son échauffement, son âcreté, son agitation, son défaut d'équilibre, annonçant un excès de tonicité générale, une exaltation des forces vitales et une disposition permanente à un état inflammatoire.

Causes. — Les circonstances qui développent le malaise sanguin sont : le tempérament sanguin, l'âge moyen de la vie, les professions sédentaires de la vie civile, celles qui exigent un travail assis dans des pièces peu aérées, et où règne une température trop chaude; le défaut d'exercice habituel; un régime ordinaire trop substantiel, trop succulent; l'usage de vins généreux et de boissons spiritueuses; la suppression de quelque évacuation naturelle ou accoutumée, telle que celle des règles ou d'un flux hémorrhoïdal, l'omission de saignées ou de purgations habituelles, etc.

Symptômes. — On reconnait le *malaise* sanguin à l'ensemble des signes que voici :

Santé florissante et robuste embonpoint. Fermeté des chairs. Teint rouge et même empourpré, ou plein d'une certaine animation. Pouls plein, large, ample; battements de cœur énergiques. Bon appétit, digestion facile, sommeil plus paisible et plus profond dans une température douce que dans une température chaude : celle-ci même cause assez souvent de l'agi-

tation. Pesanteur des membres, qui s'engourdissent
facilement; paresse pour se livrer à tout exercice
musculaire, à toute promenade un peu longue, et
prompte lassitude avec sentiment de courbature.
Sueur facile, même pour un léger travail ou une
course un peu rapide.

Déjà, dans ce tableau, ce ne sont plus les signes
d'une parfaite santé. Après ces préludes, qui peuvent
subsister pendant un temps très-long, apparaissent
trois sortes d'états morbides plus prononcés : les congestions, les hémorrhagies et la fièvre.

Les congestions ont lieu surtout du côté du cerveau
et des poumons. De là la somnolence, les étourdissements, les vertiges, l'essoufflement, que l'on observe
si souvent; la pesanteur de tête; la difficulté de se
livrer à tout travail qui demande une attention longtemps soutenue ; les étourdissements et les vertiges
quand, étant baissé, ou se relève brusquement; les
tintements et bourdonnements d'oreille de temps en
temps ; les bouffées de chaleur au visage. En outre, les
Malades éprouvent assez souvent un sentiment d'ardeur intérieure, de lassitude, de courbature, d'anxiété,
de malaise ; quelquefois des douleurs vagues dans
les membres et surtout dans les articulations, avec
engourdissements et fourmillements. Disposition continuelle à l'assoupissement, surtout après les repas.
Sommeil profond, prolongé, quelquefois agité et interrompu par des rêves pénibles. Urines échauffées,
peu abondantes, répandant une forte odeur, très-co-
lorées et teignant même le vase qui les reçoit;
quelquefois dépôt rougeâtre au fond du vase. Consti-

pation habituelle ou, tout au moins, selles peu abondantes et habituellement difficiles.

Maladies à craindre.—Lorsque le sang est trop riche et trop épais, c'est-à-dire quand il y a surabondance de l'albumine et des globules rouges, il circule difficilement : c'est alors qu'il se forme des stagnations, des engorgements, des congestions.

S'il se fixe à la tête, il dispose particulièrement aux vertiges, aux étourdissements, avec trouble plus ou moins marqué des facultés intellectuelles, à l'assoupissement, à l'apoplexie, aux saignements de nez.

Se fixant sur la poitrine, il produira de la chaleur, des crachements de sang, des oppressions, des palpitations, et disposera aux maladies des poumons et du cœur.

Vers le bas-ventre, il déterminera des embarras dans les viscères, des inflammations, des obstructions, des engorgements.

S'il circule difficilement dans les membres, surtout dans les jambes, il donnera lieu à des engourdissements, des lassitudes, des fourmillements.

Traitement. — L'Hygiène offre de précieuses ressources pour conjurer les divers états maladifs auxquels sont sujettes les personnes pléthoriques.

Elles devront suivre un Régime adoucissant (167), faire usage d'une nourriture composée en grande partie de légumes et de fruits, et resteindre la quantité des aliments à une ration modérée; elles mangeront le moins possible de viande rouge, de gibier et useront très-peu de vins généreux, de liqueurs spi-

6.

ritueuses, qu'elles remplaceront par des vins légers.

On devra en outre se livrer, le plus possible, à un exercice musculaire quelconque, tel que promenades à pied un peu longues, excursions, promenades à cheval, gymnastique, escrime, billard, ouvrages manuels divers, etc.

Si le malaise sanguin est très-prononcé et devient très-gênant, voici ce qu'il faudra faire :

1° Suivre, ainsi que je viens de le dire, un Régime adoucissant (167) ;

2° S'astreindre à faire tous les jours une ou deux longues promenades à pied, d'un pas un peu rapide ; le billard est un utile exercice ; on fera bien de se créer en outre quelque travail manuel à la maison ;

3° Prendre, trois fois par semaine, un bain de Vichy (un paquet de Sels de Vichy dans l'eau d'une baignoire) ; prendre le bain pas trop chaud et y rester trois quarts d'heure ;

4° Tous les soirs, en se couchant, prendre un verre d'eau de Vichy (source de Hauterive).

On suivra cette petite cure de Vichy (bains et verres d'eau) pendant une période de quinze jours ; on la suspendra pendant une quinzaine et l'on recommencera une nouvelle cure.

5° Deux fois par semaine, le matin à jeun, prendre deux cuillerées à café d'*Elixir dépuratif* (189).

6° Se présenter tous les matins à la garde-robe, à la même heure, envie ou pas envie (136) ; si l'on ne peut évacuer, prendre des pilules laxatives (140).

72. Tempérament anémique. — Nous rencontrons

ici une complexion tout à fait différente du tempérament sanguin : elle tranche même sur tous les
autres de manière à ne pas s'y méprendre; non par
ses avantages, mais par beaucoup d'inconvénients.
Cette constitution est la plus faible, et pour ainsi dire
l'inversé des autres.

Le tempérament anémique, désigné aussi sous le
nom de lymphatique, est caractérisé par un appauvrissement du sang, par un affaiblissement général, par
une atonie de tous les tissus et de tous les organes,
et par une langueur de toutes les fonctions. Le sang
étant pauvre, peu chargé d'albumine et de globules
rouges, peu coloré, toutes les humeurs sont trop délayées, trop aqueuses; elles circulent dans des organes
languissants et privés de tonicité. Ce défaut de tonicité des organes, cet appauvrissement du sang et
cette liquidité de toutes les humeurs, rendent parfaitement compte de la physionomie que présentent
toutes les fonctions, le caractère intellectuel et moral
et les maladies elles-mêmes chez les personnes anémiques : fonctions, passions, maladies, tout s'y manifeste avec langueur et sans réaction.

On distingue très-aisément les personnes douées
d'un tempérament anémique à leur teint pâle, à leur
peau blanche, peu ou point velue; à leurs cheveux
d'une teinte châtain clair ou blond pâle, fins, peu
fournis et croissant lentement; à leurs yeux bleus,
mélancoliques et rêveurs; à leur physionomie indolente; à leurs chairs grasses et potelées, mais molles
et bouffies; enfin, à leur démarche nonchalante et
paresseuse.

Tous les tissus de l'économie animale, tous les organes sont en effet frappés d'atonie, de mollesse et de langueur. Les masses charnues, qui impriment le mouvement à notre corps sont débiles et languissantes : aussi les anémiques sont-ils incapables de tout exercice et de tout travail prolongés. Le sang, qui pénètre tous les organes et qui les imbibe, est pâle et n'apporte que des matériaux insuffisants pour leur nutrition et pour les phénomènes de calorification dont ils ont un incessant besoin : aussi les diverses humeurs, — les sucs digestifs, la bile, le suc pancréatique, le suc intestinal, l'urine, — sont aqueuses, délayées, impuissantes à produire les réactions chimiques dont elles sont chargées dans le grand acte de la nutrition.

Le cerveau et le système nerveux ont besoin d'être animés par un sang suffisamment riche et lancé avec force par un cœur vigoureux : ces deux conditions faisant ici défaut, il en résulte une atonie plus ou moins prononcée des fonctions cérébrales et nerveuses : de là, chez les anémiques, une lenteur, une paresse, une indolence, aussi bien physique qu'intellectuelle et morale. Les nerfs, enfouis au milieu d'une gangue celluleuse, imbibés de liquides aqueux, ressentent moins vivement les impressions, et ont besoin, pour être réveillés de leur torpeur, d'une certaine stimulation.

Le tempérament anémique prédispose à toutes les maladies, parce que l'organisme n'a pas une force suffisante pour leur résister. Ces maladies, une fois déclarées, ont des symptômes moins tranchés, des

réactions moins intenses, un caractère moins fran-
chement caractérisé; leur marche est plus lente et
plus irrégulière; il semble que l'organisme affaibli
n'ait pas la force de se plaindre. Ces maladies n'en
sont pas pour cela moins graves; car si l'organisme
est impuissant à se plaindre, il l'est également à
réagir contre le mal, à subir l'influence du traitement
et à se guérir.

Il est une opinion généralement répandue : c'est
qu'une personne de faible constitution vit souvent
plus longtemps qu'un individu dont la constitution
est plus énergique. Cette remarque est souvent exacte,
mais elle est mal interprétée; car le résultat d'une
longue vie n'est pas dû à la faiblesse de la constitution, mais aux précautions de toute nature auxquelles
s'astreint la personne dont la constitution est débile;
par là, elle évite beaucoup de causes de maladies,
auxquelles l'individu robuste s'expose sans réflexion,
et quelquefois même avec témérité.

73. Malaise anémique. — Je donne le nom de *malaise anémique* à un état maladif caractérisé par un
appauvrissement du sang (7) plus ou moins prononcé,
par la pâleur de la peau, la flaccidité des chairs, la
langueur dans l'attitude et dans tous les mouvements,
la fatigue déterminée par les moindres exercices physiques ou travaux intellectuels, l'excès de sensibilité
au froid, la lenteur des digestions, enfin par un affaiblissement général de toutes les fonctions.

Causes.—Il surviendra toujours de l'anémie toutes
les fois que l'on perdra fréquemment du sang, ou

que l'on sera pendant quelque temps dans des con-ditions susceptibles d'appauvrir le sang.

Les règles trop abondantes, les pertes auxquelles sont sujettes certaines femmes; des saignées trop co-pieuses et trop répétées, ou l'application trop fré-quente de sangsues; des plaies, des opérations, etc., déterminent directement une diminution et un ap-pauvrissement du sang.

Il est d'autres causes qui s'opposent à ce que les pertes incessantes que le sang fait chaque jour (1) soient complétement réparées : dans ce cas se trouvent les personnes qui n'ont pas toujours une nourriture suffisamment substantielle, qui mangent rarement de la viande, ne boivent que de l'eau ou de la petite bière; telles sont les convalescents, qui ont besoin de réparer les pertes éprouvées pendant une longue ma-ladie et que l'on soumet trop longtemps à une diète sévère. Il arrive assez souvent qu'une maladie quel-conque de l'estomac, en nuisant à la digestion, s'op-pose à ce que les aliments fournissent au sang tous leurs matériaux réparateurs. Beaucoup de personnes, occupées à des travaux sédentaires ou menant une vie inactive, s'affaiblissent et deviennent anémiques, par suite de la diminution du travail d'assimilation et de désassimilation (9,10) et de la langueur de la circulation que détermine fatalement l'inaction. Enfin les affections morales vives, surtout les passions tristes, dites concentrantes ou dépressives, peuvent épuiser les forces nerveuses; c'est alors que, la circu-lation et la nutrition venant à languir, le sang s'ap-pauvrit peu à peu.

Toutes les fois que le sang aura été appauvri par une ou plusieurs des causes que je viens d'énumérer, alors seront rompus cette pondération et cet équilibre entre le sang et les nerfs, entre la force d'assimilation et les phénomènes nerveux.

Plus, en effet, le système sanguin, plus l'appareil musculaire, plus la force plastique ont de développement et d'activité, plus le système nerveux et les actes qui en émanent sont fixes, silencieux, réguliers, coordonnés.

Plus, au contraire, le système nutritif et les phénomènes végétatifs sont pauvres et languissants, plus la quantité du sang est diminuée, plus ce liquide est dépouillé, par une des causes ci-dessus indiquées, de ses parties organisables et réparatrices, plus l'appareil musculaire est affaibli : plus aussi les phénomènes nerveux sont mobiles, exaltés et irréguliers.

Car, dans la machine humaine, la force et la puissance naissent de l'harmonie dans les fonctions ; la faiblesse et l'impuissance, du défaut d'équilibre.

Symptômes. — La malaise anémique se résume en trois symptômes principaux : appauvrissement du sang, troubles nerveux, affaiblissement.

Les battements du cœur sont moins énergiques et s'accompagnent d'un bruit de souffle, que l'on entend quand on ausculte la poitrine ; des palpitations plus ou moins pénibles se produisent par le fait d'une marche précipitée, ou d'une émotion un peu vive ; il survient quelquefois des pertes de connaissance. Le pouls est faible, mou, dépressible. Le réseau des capillaires (6) recevant un sang pauvre en albumine et en globules rouges (7), la peau de la figure et de tout le corps est pâle; par la même raison, on se refroidit très-aisément; les muqueuses (15) des lèvres et des yeux sont également d'un rose pâle. Les veines se dessinent nettement en bleu sous la peau.

L'appauvrissement du sang ne tarde pas à être suivi de troubles nerveux divers : les Malades sont tristes, abattus, mélancoliques, leurs facultés intellectuelles languissent. Ils cherchent le repos; les moindres exercices, la promenade elle-même, leur sont pénibles et suivis de palpitations, d'essoufflement. Ils éprouvent assez souvent des vertiges, des troubles de la vue, des maux de tête, des migraines. Le sommeil est léger et souvent troublé par des rêves.

Outre ces symptômes nerveux, il survient presque toujours des troubles dans les fonctions des divers organes : la respiration s'accélère par le moindre mouvement; on observe très-souvent une petite toux sèche, sans crachats; l'appétit est capricieux ; la digestion est lente, pénible, et s'accompagne souvent soit de gaz et d'un sentiment de pesanteur et de plénitude, soit de crampes et de tiraillements douloureux; il y a souvent des coliques; la constipation existe presque toujours; les urines enfin sont très-pâles.

Chez les femmes, les règles sont irrégulières et pâles; il existe presque toujours des fleurs blanches.

Cet appauvrissement du sang, cet affaiblissement général, ce malaise anémique, constituent un état beaucoup plus grave qu'on ne le croirait au premier abord : cette gravité tient à ce que ce malaise livre

sans défense l'organisme affaibli à toutes les causes
de maladies qui nous environnent, car cet organisme,
ainsi appauvri, ne trouve pas en lui des forces vitales
suffisantes.

Traitement. — Le malaise anémique réclame un
traitement essentiellement tonique et reconstituant,
traitement qui doit être suivi avec persévérance pendant plusieurs mois.

Les corroborants hygiéniques doivent occuper le
premier rang, car ils ont une influence puissante,
incontestable, sur l'économie tout entière ; ces moyens
hygiéniques, ce sont le soleil, l'air pur, l'exercice
ordinaire, la gymnastique bien dirigée, un régime
tonique et substantiel, les bains de rivière et les bains
de mer, l'Hydrothérapie.

Si les Malades occupent un logement mal aéré, ils
devront faire en sorte de changer d'appartement, ou,
s'il se peut, aller habiter la campagne. Et même, si
cela est en leur pouvoir, ils feront mieux encore
d'aller habiter, ou d'aller passer quelque temps dans
un port de mer : là, l'air est pur, ventilé, rafraîchi
par la brise; outre sa pureté plus grande, il est
chargé de principes salins que le vent enlève à la
poussière aqueuse que produisent les vagues en se
brisant sur la plage; il en résultera une stimulation
très-favorable de la digestion et de la respiration. Ils
essayeront de prendre quelques bains de mer, mais
ils ne feront que recevoir la lame : si ces bains les
fatiguent, ils s'en abstiendront et se contenteront de
bains d'air et de soleil.

7

On essayera de faire de l'Hydrothérapie; on se contentera de prendre des douches en pluie froides, dont
la durée ne dépassera pas une demi-minute : après
la douche, on se fera essuyer rapidement, avec des
linges un peu rudes, de façon à faire rougir un peu
la peau et à se réchauffer promptement.

Régime fortifiant (168), mais non excitant, composé principalement de viandes rôties ou grillées et
d'un peu de vin généreux. — Afin d'augmenter l'appétit, on prendra, une demi-heure avant chaque repas,
une cuillerée à potage d'*Elixir fortifiant* (137) dans
un verre à bordeaux d'eau froide. — Afin de faciliter
la digestion, on prendra, après chaque repas, un
verre à liqueurs d'*Elixir digestif* (138).

On fera en sorte de faire tous les jours une ou
deux promenades à pied, en plein air; on les fera
tous les jours un peu plus longues, sans cependant
se fatiguer. Si on le peut, on essayera de faire de la
gymnastique, non pas de la gymnastique de tours de
force, mais les exercices dits du plancher, qui ont
pour effet de développer progressivement la vigueur
musculaire.

Outre ces moyens hygiéniques, on aura recours à
des médicaments, aux ferrugineux, qui auront pour
but de rendre au sang le fer et surtout les globules
rouges qui lui manquent. Sous l'influence des ferrugineux, il se fait dans l'intérieur de l'économie je ne
sais quelle opération de chimie vivante, jusqu'à ce
jour inexpliquée, et qui a pour résultat de vivifier le
sang. On fera donc usage d'Eaux minérales *ferrugi-*
neuses, telles que Spa, Vichy (source Mesdames);

Forges, etc.; on en prendra un grand verre à chaque repas.

74. Tempérament nerveux. — Le tempérament *nerveux* est caractérisé par la prédominance des fonctions du cerveau et du système nerveux, ainsi que par une impressionnabilité excessive qui dispose à ressentir très-vivement les sensations les plus diverses.

Les personnes nerveuses ont ordinairement le corps un peu sec et un peu maigre, la taille élancée, le teint un peu pâle, mais sujet à une coloration rosée passagère; leurs mouvements sont brusques; leurs sensations vives, fugaces; leurs idées ont de l'exaltation; leur sommeil est léger et quelquefois interrompu par des mouvements en sursaut. Elles ont un appétit médiocre, digèrent lentement, et leurs goûts, en fait d'aliments, varient sans cesse. Leur système musculaire est fort peu développé; douées par cela seul de peu de force et de vigueur, elles sont, au moindre exercice, épuisées de fatigue et inaptes à des promenades un peu longues et à tout travail qui exige une certaine dépense de force corporelle.

Chez elles, les deux fonctions distinctes que dirige le cerveau, la sensibilité et la contractilité, sont en désaccord; tout tend à provoquer l'activité de la sensibilité et à amoindrir l'énergie de la contractilité : les habitudes sédentaires, les travaux intellectuels, souvent même la culture exagérée de la poésie et des beaux-arts, qui tendent à exalter l'imagination et à enflammer les passions, ne font qu'augmenter encore la faculté de sentir ; et habituellement, dans ce cas, le système musculaire et la puissance motrice sont généralement réduits à leur minimum d'activité.

Les personnes nerveuses sont, en général, douées d'une grande intelligence, d'une conception facile et prompte : leur langage est varié, emporté, saccadé, comme tout leur individu. Elles se passionnent aisément, allant d'un extrême à l'autre ; elles ont rarement le calme et la sérénité des sujets sanguins ; elles sont trop souvent dans un état d'agitation et d'ébranlement, et ne semblent vivre souvent que par accès et par secousses.

Les personnes nerveuses ont besoin, plus que toutes autres, d'observer les lois de l'Hygiène et du Régime, car elles sont exposées à tomber dans un état maladif où l'organisation nerveuse, purement vitale et sensitive, n'obéit plus à l'âme, mais à la nature et aux forces qui l'excitent ; état où des anomalies de sensibilité font prédominer telle ou telle partie du système nerveux, et y éveillent mille troubles divers. Elles devront donc se livrer à des exercices fréquemment répétés, mais sans fatigue : promenades à pied au grand air tous les jours, équitation, gymnastique, escrime, natation ; bains de rivière et bains de mer ; Hydrothérapie ; la vie à la campagne sera préférable au séjour des grandes villes. Elles devront avoir une nourriture peu abondante, mais aussi tonique et aussi substantielle que possible.

Quand le tempérament nerveux s'exagère, il se développe insensiblement un état maladif auquel on donne le nom de *malaise nerveux*.

75. Malaise nerveux. — Il est peu d'états plus pénibles que le malaise nerveux. Si ceux qui tournent en ridicule les personnes qui en sont tourmentées, les appelant malades imaginaires, venaient à ressentir de pareils maux, ils reconnaîtraient qu'on ne saurait trop les plaindre.

Causes. — Les fonctions les plus nobles et les plus importantes de notre organisme sont celles qui établissent des relations entre notre être et tout ce qui nous environne, fonctions qui s'exécutent (16) par l'intermédiaire des nerfs et du cerveau. Les états maladifs qui peuvent troubler, intervertir ou altérer diversement ces relations sont donc d'un bien puissant intérêt pour l'observation du Médecin. Personne ne peut contester l'influence suprême du système nerveux sur tous les phénomènes de l'économie vivante. Aussi retrouve-t-on sous cette même influence le principe d'un très-grand nombre de maladies, surtout chez les femmes.

C'est donc à la considération des phénomènes nerveux que doivent se rattacher les vues essentielles de toute espèce de traitement chez les femmes; c'est sur une connaissance très-approfondie du système nerveux et des forces vitales qui en sont dépendantes que le Médecin doit établir les bases de son traitement. Que d'accidents peuvent résulter de l'ignorance de ces indications! Les maladies, ainsi mal dirigées, perdent leur type naturel : de simples qu'elles étaient, elles deviennent composées; de bénignes, elles deviennent chroniques. La théorie du cerveau, des nerfs et de leurs facultés, est, comme on l'a dit avec raison, la clef de la Médecine.

Si l'on se persuadait combien les causes des maladies nerveuses sont variées, on examinerait, on questionnerait les Malades avec beaucoup plus de patience et d'intérêt, de discrétion et de soins qu'on ne le fait communément, et l'on ne manquerait pas de découvrir le principe et la véritable nature de ces affections.

Les circonstances qui développent et aggravent le malaise nerveux sont : la vie sédentaire, les aliments échauffants, toutes les boissons spiritueuses, le thé, le café ; les plaisirs sensuels portés à l'excès ; les fortes émotions morales, les passions vives ; les peines de cœur, la jalousie et, en général, toutes les affections pénibles de l'âme, vives et continues ; les soucis domestiques ; les chagrins, les peines, la perte d'une personne aimée, des revers de fortune, des ambitions déçues, agissent encore dans le même sens.

Les maladies nerveuses sont beaucoup plus communes aujourd'hui qu'autrefois. Les motifs paraissent en être dans les progrès de la civilisation, la succession des révolutions, la mobilité extraordinaire des fortunes, l'activité vertigineuse que déploient tant de personnes pour s'enrichir rapidement, la fièvre des spéculations hasardeuses, etc.

Symptômes. — Le malaise nerveux est essentiellement caractérisé par une sensibilité et une impressionnabilité excessives et une très-grande irrégularité dans l'exercice des fonctions. On peut être d'ailleurs

éminemment nerveux sans avoir jamais éprouvé de
ces mouvements convulsifs appelés attaques de nerfs.

Les personnes atteintes de malaise nerveux présentent ordinairement les caractères suivants : stature
grêle, cheveux bruns où noirs, yeux grands et lan-
goureux dans la jeunesse et sombres dans un âge
plus avancé, teint sans fraîcheur. Les femmes ont la
peau belle, mais sèche; leur air annonce la noncha-
lance dans tout ce qu'elles disent ou ce qu'elles font.
Les hommes, au contraire, présentent une certaine vivacité, avec une impatience extrême, mettant de la
promptitude dans toutes les actions qui ne demandent
pas beaucoup de force et de constance. Cet état ma
ladif domine surtout dans les grandes villes, principalement chez les femmes.

Les personnes nerveuses sont plus souffrantes l'été
et l'automne, et par les variations subites de température; le grand froid irrite aussi leurs nerfs. Les
boissons acides, le vin blanc, les boissons aromatiques, telles que le thé et le café, occasionnent quelquefois des tremblements, des spasmes, des malaises,
une agitation intérieure indéfinissable. Les brouillards
donnent la migraine, les temps pluvieux oppressent
et ôtent l'appétit, les temps orageux font éprouver
une anxiété inexprimable.

Le malaise nerveux est en général caractérisé par
les symptômes les plus bizarres et les plus mobiles,
sous l'influence des plus légères causes morales. Coloration irrégulière des joues; la figure tantôt très-
animée, tantôt défaite, abattue, toute décomposée.
Assez souvent on a la tête brûlante et douloureuse;

on ressent des bouffées de chaleur, ou l'on éprouve
par intervalle une sensation de froid. Quelques personnes éprouvent des migraines plus ou moins vives
qui donnent lieu à des sensations douloureuses très-
variées : les unes éprouvent une douleur comparable
à celle que produirait un clou qu'on enfoncerait dans
la tête, ou bien le crâne semble accablé sous le poids
d'une calotte de plomb, ou bien comprimé latérale-
ment comme dans un étau ; la peau de la tête devient parfois si sensible, que les Malades disent ressentir de vives douleurs dans les cheveux. Certaines
personnes éprouvent quelquefois un sentiment de
bouillonnement dans l'intérieur du crâne, ou bien
des battements ou un bruit comparable au son d'une
cloche, ou bien un sentiment de vide.

Alternatives de froid, de chaud, en divers endroits
du corps ; insomnie, ou sommeil agité, peu réparateur ; rêves tristes et pénibles ; idées sombres et chi-
mériques, crainte continuelle de la mort ; éblouissements, étourdissements, vertiges, sifflements, bourdonnements, tintements d'oreilles, assoupissements.

Les personnes nerveuses ont en général la peau
sèche, sans transpiration ; une lumière trop vive, le
bruit, la musique, certaines odeurs, les incommodent
à cause de la sensibilité très-grande des organes des
sens ; le moindre bruit les fait tressaillir, les agace,
les importune. Le froid et la chaleur font sur elles
les plus vives impressions ; elles sont également très-
sensibles à l'état électrique de l'atmosphère et aux
variations brusques de température.

Des douleurs de diverse nature se font sentir durant le cours d'une même journée, d'une même heure, dans les parties les plus opposées : sentiment de lourdeur, d'inquiétude, de lassitude, de pesanteur, dans les bras et surtout dans les cuisses et les jambes; craquement dans les articulations, picotements et démangeaisons par tout le corps, chaleur aux pieds et aux mains; crampes, tremblements, fourmillements, engourdissements; constrictions spasmodiques dans la poitrine. Sensation d'une boule qui part du bas-ventre et remonte dans le gosier; certaines personnes croient sentir dans le gosier un morceau de pomme ou de chair.

Bouche pâteuse, mauvaise; langue couverte d'un enduit muqueux, surtout le matin; appétit très-variable, capricieux; salivation quelquefois abondante; gêne et sentiment de plénitude et de pesanteur après les repas, avec gonflement de l'estomac et du ventre et besoin de se desserrer; dégagements de gaz ou de vents, dont la sortie débarrasse beaucoup. Les divers malaises de l'estomac sont en général plus prononcés à jeun ou plusieurs heures après les repas, car le fait de manger les modère pour quelque temps; urines ordinairement pâles et limpides. Il existe le plus souvent une constipation habituelle.

Beaucoup de personnes, dans un pareil état, conservent cependant de la fraîcheur, ont la figure animée et toute l'apparence de la santé : c'est ce qui fait qu'on les plaisante quand elles se plaignent et qu'on ne commence à ajouter foi à leurs maux que quand leur embonpoint diminue, que leur teint pâlit et que toutes les fonctions deviennent languissantes.

7.

Souvent alors des palpitations de cœur se font sentir, empêchent de se coucher sur le côté gauche et viennent parfois interrompre le sommeil : elles se manifestent à la plus légère émotion et par le fait de courir ou de monter; elles augmentent par toutes les impressions vives, toutes les affections morales vives. Le pouls est extrêmement variable et inégal.

Chez les femmes, on observe très-souvent une irrégularité notable des règles; le sang en est peu coloré; très-souvent il y a des fleurs blanches.

Plusieurs personnes ont une petite toux sèche, des bâillements, des hoquets, un état spasmodique du larynx. Plusieurs éprouvent quelquefois des défaillances subites, comme si la vie allait les abandonner.

Si l'on envisage sous le rapport moral les personnes souffrant de malaise nerveux, on trouve qu'elles sont irascibles, difficiles à vivre, généralement tristes, inquiètes, irrésolues, très-mobiles et très-changeantes dans leurs inclinations, leurs goûts, leurs affections; des pleurs sans motif, succédant quelquefois à de folles envies de rire; souvent elles voient tout en noir et s'ennuient, tout en se trouvant au sein de la fortune et de tout ce qui peut assurer la félicité domestique; d'autres personnes sont rêveuses, concentrées, n'épanchant aucun de leurs sentiments, aucune de leurs sensations; la plupart enfin offrent une variabilité d'humeur et surtout une sensibilité et une impressionnabilité excessives. (DELACROIX.)

Traitement. — Le malaise nerveux constitue un état tellement complexe, que je ne puis indiquer

ici que les bases générales du traitement; car les
symptômes si variés de cet état maladif réclament
souvent une médication particulière. — En général,
il faudra :

1° *Attaquer la cause du malaise nerveux*, quand on
peut la découvrir et quand on peut la combattre.
Vie calme et tranquille, exempte des agitations, des
chagrins, des préoccupations et des soucis causés
par les affaires, par les passions et leurs excès; habiter la campagne, loin du bruit des villes, loin des
fatigues qu'impose la société;

2° *Fortifier la constitution* par un ensemble de
moyens toniques et reconstituants, dont on graduera
avec soin la puissance, afin que le Malade puisse les
supporter : régime alimentaire fortifiant (168), dont
on s'efforcera d'assurer la tolérance par une foule de
moyens détournés qui donnent de l'appétit et facili-
tent la digestion; promenades fréquentes, à pied et
en plein air, en ayant soin d'en augmenter progressivement la longueur; frictions sèches sur tout le
corps, en se levant et en se couchant; bains de mer,
à la mer même, ou chez soi; douches en pluie, ne
durant pas plus d'une demi-minute et suivie de
frictions avec un linge un peu rude. Eaux minérales
ferrugineuses de Spa ou Vichy (source Mesdames)
pour les femmes. Prendre, une demi-heure avant
chaque repas, une cuillerée à potage d'*Élixir fortifiant* (137) dans un verre à bordeaux rempli d'eau
froide, etc.;

3° *Combattre les troubles locaux par des moyens appropriés*. Les douleurs, les spasmes, les maux de

nerfs, les névralgies, les migraines, etc., réclament l'emploi de moyens différents et trop variables dans chaque cas pour que je puisse les énumérer ici en détail.

76. Tempérament bilieux.—Le tempérament bilieux, sans être aussi brillant et aussi agréable que le tempérament sanguin, a au moins autant d'avantages; mais il a infiniment plus d'inconvénients. Tout est extrême dans cette constitution; la bile qui y domine laisse partout des traces.

Chez les bilieux, la peau est toujours plus ou moins brune et jaunâtre, rude, sèche et velue. Ils sont maigres, secs, mais très-forts, très-robustes et très-vigoureux. Ils ont les yeux étincelants, l'air grave, la barbe touffue, les cheveux brun foncé ou noirs et fournis, les muscles grêles, bien dessinés et vigoureux, les membres nerveux, les veines apparentes; le pouls dur, vif et fort. Aussi sont-ils prompts, décidés, hardis, braves, entreprenants, impétueux, capables des plus grandes choses en tous les genres; mais faciles à irriter et colériques; les passions sont violentes.

L'extrême sensibilité, inséparable de ce tempérament, fait que les bilieux ne gardent presque jamais le milieu en rien, jusqu'à ce qu'ils soient modérés par l'âge. Ils ont le cœur tout à fait bon ou mauvais : ils aiment ou ils haïssent passionnément.

Les bilieux doivent éviter avec le plus grand soin tous les excès, les grandes fatigues, les aliments échauffants, les vins généreux, les liqueurs spiritueuses, les substances aromatiques, en un mot tout ce qui peut stimuler trop vivement l'organisme, agiter le système nerveux et activer la circulation.

Comme ils ont le sang naturellement épais et dépourvu de sérosité, ils feront usage de boissons délayantes et acidules, d'aliments doux et peu nourrissants, d'herbes potagères et de fruits de toute espèce; les bains leur seront très-avantageux. Enfin ils s'efforceront de modérer leurs passions, d'adoucir leur caractère, de maintenir dans leur âme le calme et la tranquillité.

Quand le tempérament bilieux s'exagère, on arrive peu à peu à l'engorgement du foie et au malaise bilieux.

77. Malaise bilieux. — Le malaise *bilieux* est dû à un *engorgement du foie*, qui résulte lui-même d'une surabondance et d'un épaississement de la bile : ce malaise a sa cause dans l'activité du foie, qui sécrète une trop grande quantité de bile, laquelle en outre contient une trop grande proportion de cholestérine et de sels minéraux. Il en résulte que la bile, épaissie et trop abondante, circule difficilement dans les canaux du foie et les *engorge*.

Causes. — Le malaise bilieux existe surtout dans les pays où règne habituellement une température trop chaude, en Espagne, en Italie et surtout dans les pays tropicaux; en France, ce malaise est causé par une température chaude et humide durant queltemps; par des aliments échauffants, des aliments

gras, l'excès de vins généreux et de boissons spiritueuses pendant les chaleurs de l'été ; par une vie
trop sédentaire ; par le défaut de distraction et de
gaieté, les ennuis, les affections morales tristes ; par
les emportements de la colère et des sujets fréquents
de contrariété : ce n'est pas sans raison que l'on dit
alors que l'on se fait de la bile.

Symptômes. — Les signes qui annoncent que l'on
est tourmenté par cette humeur sont : une légère teinte
jaunâtre de tout le corps, teinte qui est plus sensible
dans le blanc des yeux, au contour des lèvres, des
ailes du nez : dégoût pour les aliments, et surtout
pour les viandes et tout ce qui est gras ; le lait et le
beurre dérangent les digestions et causent souvent
des débordements de bile ; soif plus ou moins
vive, désir de boissons froides et des acides. Bouche
amère le matin ; langue couverte d'un enduit jaunâtre, qui se renouvelle peu de temps après qu'on
l'a enlevé. Dégagements de beaucoup de vents,
hoquets, rapports avec sentiments d'aigreurs, de goût
de soufre ou d'œufs gâtés, perte d'appétit ; cependant
on croit quelquefois avoir de l'appétit, on mange avec
plaisir, mais bientôt après le repas on ressent de la
pesanteur et du gonflement au creux de l'estomac,
la moindre pression y fait naître une grande sensibilité : il y a parfois une douleur vive et brûlante ;
nausées ou vains efforts pour vomir, ou bien vomissements de matières très-amères, d'un jaune verdâtre.
Quelquefois toux sèche qui augmente après avoir
mangé, avec une certaine oppression et malaise vers

l'estomac. Pouls ordinairement fort, large, fréquent; sommeil souvent agité par des rêves pénibles.

La peau est sèche avec sentiment de chaleur âcre et brûlante au toucher; démangeaisons par tout le corps: éruptions assez fréquentes de feux ou de boutons au visage et même de clous en diverses parties du corps. De temps en temps courbature, faiblesse, douleurs générales, avec brisement dans les membres et les articulations; mouvements lents et pénibles, lassitude dans les reins et aux genoux : inquiétude et malaise général; mauvaise humeur, tristesse, anxiété. Douleurs de tête, au front et au-dessus des yeux; vertiges, tintements d'oreille; assoupissement après les repas; retour plus fréquent des migraines chez ceux qui y sont sujets.

Je crois que la Migraine a souvent sa source dans les intestins, et dépend d'une bile âcre qui s'y amasse et s'y corrompt.

Sentiment de plénitude dans la région du foie et de l'estomac qui est tendue, élevée, douloureuse; coliques, chaleurs, gargouillements et borborygmes dans le ventre. Irrégularité dans les selles qui, pendant plusieurs jours, sont claires, abondantes, jaunes, verdâtres, brunâtres, et sont ensuite remplacées par une constipation opiniâtre. Les urines sont le plus souvent épaisses, fort colorées, avec un dépôt qui s'attache aux parois du vase.

Le *malaise bilieux* est un acheminement naturel à toutes les maladies du foie : hépatite, cirrhose, kystes et hydatides du foie, calculs et coliques hépatiques.

Le malaise bilieux est, en outre, la cause la plus

commune des diverses maladies de peau auxquelles on donne le nom de *dartres* : cela tient à ce que la bile, circulant difficilement dans les canaux biliaires engorgés, n'est pas entièrement séparée par le foie de la masse du sang, auquel elle communique ainsi une certaine acrimonie. (DELACROIX.)

Traitement. — En présence d'un pareil état, les indications sont formelles : il faut rendre la bile plus aqueuse, plus fluide, en favoriser l'écoulement.

1° *On rendra la bile plus aqueuse et plus fluide* en prenant les Eaux de Vichy, soit que l'on vienne passer une saison à Vichy, soit que l'on suive le traitement thermal chez soi. La Source de la Grande-Grille ayant une action toute spéciale sur l'appareil biliaire, on choisira surtout ces Eaux.

En suivant le traitement de Vichy, l'eau alcaline que l'on boit passe dans le sang et en partie dans le foie : cette eau rend la bile plus aqueuse, et les alcalins qu'elle contient dissolvent la cholestérine et les sels minéraux de la bile, et la rendent moins épaisse, moins visqueuse et plus fluide.

Si l'on vient à Vichy, on suivra les règles indiquées à ce sujet. Si l'on suit le traitement chez soi, on prendra un verre d'Eau de Vichy (Grande-Grille) le matin à 9 ou 10 heures, un verre à 4 ou 5 heures et un verre le soir en se couchant. On prendra en outre, tous les deux jours, un bain de Vichy (un paquet de Sels de Vichy dans l'eau d'une baignoire); on y restera trois quarts d'heure.

2° *On facilitera l'écoulement de la bile* au moyen des

évacuants. Les *pilules laxatives* (140) conviennent parfaitement alors : on en prendra deux ou trois le soir en se couchant, en même temps que l'on prendra un verre d'Eau de Vichy; le lendemain matin, on en prendra deux ou trois autres, si celles du soir n'ont pas procuré des évacuations assez abondantes. On les continuera ensuite plusieurs jours, à dose suffisante, pour obtenir seulement deux ou trois selles dans les vingt-quatre heures.

Si l'on éprouve des nausées, des envies de vomir; s'il y a un enduit épais et jaunâtre sur la langue; si la bouche est amère; s'il y a une douleur violente de tête, sentiment de pesanteur au-dessus des yeux; si enfin il y a un malaise général, — on fera bien de prendre alors, le matin en s'éveillant, une *potion vomitive* (141), qui débarrassera l'estomac des saburres qu'il contient.

Les personnes tourmentées habituellement par la bile suivront un régime adoucissant (167), composé surtout de légumes et de viandes blanches peu chargées de graisse : elles pourront assaisonner leurs mets d'un peu de jus de citron; elles mangeront beaucoup de fruits; elles éviteront tous les aliments gras, les mets échauffants, le vin pur et les liqueurs. Elles prendront beaucoup d'exercice, et feront de longues promenades.

MAUX D'ESTOMAC

78. Causes sympathiques. — Nous avons vu (43) que tous les Organes qui concourent à l'acte complexe et multiple de la Nutrition, et le Cerveau lui-même, sont reliés entre eux par un vaste réseau nerveux, et communiquent tous à un centre principal, le *Plexus gastrique*, situé en arrière de l'estomac, — absolument comme le réseau des chemins de fer français qui, faisant communiquer toutes les villes entre elles, les relie toutes à Paris.

Ce réseau établit entre tous ces Organes une communauté, une solidarité et un ensemble d'action, mais aussi une solidarité et une communauté de souffrances dont l'Estomac, à cause de sa position centrale, a la plus grande part.

Aussi l'Estomac est-il le plus *sympathique* des instruments de la machine humaine, celui qui a le plus de rapport avec tous les autres organes et dont

il ressent le plus vivement les troubles fonctionnels
divers.

C'est ce qui explique :

1º Pourquoi l'Estomac souffre le plus de nos
excès, de nos passions, de nos tourments, de nos
peines : toutes les causes qui apporteront une perturbation quelconque, de quelque nature que ce soit,
accidentelle ou répétée, passagère ou permanente,
dans nos facultés intellectuelles, sensitives, affectives,
passionnelles, etc., troubleront plus ou moins ses
fonctions ;

2º Pourquoi il ressentira le contre-coup des nombreuses maladies qui frapperont l'ensemble de notre
corps, ou quelque organe important.

Toujours, ou presque toujours, l'Estomac est de
moitié dans nos maladies : il les partage presque
toutes et il en engendre beaucoup; c'est par lui que
nous vivons et c'est par lui que nous mourons bien
souvent.

En effet, par une réciprocité sympathique, tous les
malaises, tous les troubles fonctionnels, toutes les
souffrances de l'Estomac, retentiront, plus ou moins
vivement et dans un espace de temps plus ou moins
long, sur toute notre économie, et, s'ils durent
quelque temps, ne tarderont pas à porter une atteinte
plus ou moins sérieuse à notre organisme tout entier.

Enfin, comme c'est dans l'Estomac que s'accomplissent les actes les plus importants de la Digestion,
si les fonctions de cet organe sont troublées, la
Nutrition ne tardera pas à en souffrir : aussi l'homme
qui digère mal est-il comparable à un arbre qui,

planté dans une terre maigre et stérile, finit par se
dessécher, végéter et périr.

79. Causes générales. — Les Causes générales ont,
à mes yeux, une très-grande importance, car elles
sont extrêmement fréquentes. Détruisez la cause,
l'effet disparaîtra, dit la Sagesse des Nations. Malheureusement les causes de cette nature sont de
celles que le Malade n'avoue pas, ou dont il ne se
rend pas compte, ou qui dépendent de sa profession,
de sa position sociale, de celles enfin qu'il lui est bien
difficile et quelquefois même presque impossible de
modifier ou de faire cesser.

1º *Causes morales.* — Contrariétés souvent répétées;
passions vives, de toute espèce; peines de cœur;
émotions violentes; chagrins prolongés; tristesse, due
à des causes diverses; mort d'une personne tendre-
ment aimée.

2º *Causes sociales.* — Préoccupations vives, rela-
tives à la position sociale; tribulations; déceptions.
Soucis et peines morales, résultant d'embarras
d'argent, de revers de fortune, de changement de
position. — Fatigues et travaux intellectuels excessifs.
— Inoccupation, ennui, désœuvrement du corps et
de l'esprit, spleen.

3º *Causes professionnelles.* — Soucis et préoccupations occasionnés par la profession, par les affaires;
repas à des heures irrégulières, quelquefois inter-
rompus. — Occupations sédentaires; séjour prolongé
dans des bureaux; absence d'exercice avant et après
les repas.

4° *Habitudes*. — Vie sédentaire, exercice insuffisant; habitude de rester enfermé chez soi, de ne sortir que très-peu. —. Habitudes solitaires; excès vénériens. — Absinthe, vermouth, bitter, vin blanc, à jeun. — Abus du tabac, à fumer, surtout à jeun. — Habitude de se serrer dans son corset, ce qui gêne les mouvements vermiculaires de l'Estomac (48).

5° *Susceptibilités*. — Répugnance pour certains aliments, pour certaines boissons, qui sont cependant d'un usage général, et dont l'usage indispose.

6° *Saisons*. — Grande chaleur; froid humide prolongé.

80. Causes morbides. — Ces causes dépendent soit de la constitution, du tempérament, de l'âge, du sexe de l'individu, soit des maladies dont il peut être atteint.

1° *Causes individuelles*. — Constitution faible, délicate, maladive. — Tempérament nerveux, vivement impressionnable; tempérament bilieux; tempérament anémique. — Femmes : âge de la puberté; menstruation plus ou moins régulière; grossesse; allaitement, suites de couches; âge critique.

2° *Maladies*. — Maladies antérieures ayant appauvri la constitution. Fièvre typhoïde; fièvres graves; fièvres intermittentes, de longue durée. Dégénérescence des tissus : tubercule, cancer. Lymphatisme, scrofule, rachitisme. Anémie, chlorose ou pâles couleurs. Rhumatismes; goutte. Paralysies. Diabète. Maladies du foie : engorgement, ictère, coliques hépatiques. Maladies des voies urinaires : gravelle, calculs, catarrhe vésical; syphilis. Maladies des voies respiratoires : phthisie, catarrhe. Maladies de l'utérus : fleurs blanches, pertes, abaissement et déviations de 'utérus. Maladies de la peau : dartres, etc.

81. Causes alimentaires. — Ces causes sont très-fréquentes et très-faciles à reconnaître; il est surtout facile, ou tout au moins possible, quand on le veut sérieusement, de les faire disparaître et de couper ainsi le mal dans sa racine.

1° *Excès*, *insuffisance*. — Manger habituellement d'une façon immodérée, surtout quand on mène une vie sédentaire. Manger, ainsi que le font si souvent les jeunes femmes, au lieu de viande et de mets nourrissants, des crudités, des mets vinaigrés, des plats sucrés, des gâteaux, des friandises.

2° *Mauvaise alimentation*. — Aliments indigestes par eux-mêmes, ou par la façon dont ils sont préparés. Alimentation trop riche, trop succulente, trop stimulante, trop épicée, échauffante. — Abus du café au lait, du chocolat, du thé, du café. Vins de différentes couleurs et de divers crus dans un même repas. Eau de mauvaise qualité; vins frelatés. — Boire trop en mangeant.

3° *Distribution des repas*. — Irrégularité des heures pour prendre ses repas; espace insuffisant entre le déjeuner et le dîner.

82. Causes digestives. — Ces causes, je les ai signalées en faisant l'histoire de la Digestion : elles sont également très-nombreuses et très-fréquentes, mais elles sont aussi de celles qu'il est possible d'atteindre, d'atténuer et souvent même de faire disparaître par un Régime convenable et un Traitement rationnel.

1° *Mastication* (37). — Dents absentes en plus ou moins grand nombre; dents cariées, gâtées; mastication insuffisante. Manger trop vite, avaler trop précipitamment.

2° *Insalivation* (38). — Si la salive est en quantité insuffisante parce qu'elle est fréquemment crachée, comme chez les fumeurs, les aliments féculents, mal insalivés, se digèrent mal. Si la salive est acide, soit par carie dentaire ou fongosités des gencives, soit par abus des sucreries, la diastase salivaire n'agit pas et les féculents se digèrent mal.

3° *Estomac.* — Mouvements vermiculaires (48) de l'Estomac ralentis; immobilité de la bouillie alimentaire; suc gastrique (45) sécrété en quantité insuffisante; suc gastrique sécrété, au contraire, en trop grande abondance; acides se développant dans l'estomac par les transformations successives de certains aliments ou de certaines boissons; sécrétion exagérée de mucus gastrique (44); impressionnabilité excessive du système nerveux en général, et spécialement des nerfs de l'Estomac (43); excitation et irritation plus ou moins vive de la muqueuse gastrique, etc. — Tous ces troubles divers dans les fonctions, les sécrétions et l'état anatomique de l'Estomac donnent lieu nécessairement à des formes diverses de Maux d'Estomac.

83. Variétés de Maux d'Estomac. — Les Maux d'Estomac n'affectent pas toujours la même physionomie, la même forme; les symptômes qu'ils présentent varient selon la nature de la maladie organique ou fonctionnelle dont ils sont l'expression.

Les diverses variétés de Maux d'Estomac sont en effet produites : soit par des *altérations matérielles* survenues dans les parois de l'Estomac, soit par des *sécrétions* normales *exagérées*, soit seulement par des *troubles* survenus dans les *fonctions* de cet organe sans que celui-ci soit matériellement altéré.

Les *Dyspepsies* (1) dues à des altérations matérielles de l'Estomac sont :

1° La *Gastrite* : la muqueuse de l'estomac est le siége d'une irritation capillaire plus ou moins vive ; la circulation capillaire plus active lui donne une teinte rouge plus ou moins foncée, absolument comme lorsqu'un grain de sable a pénétré entre nos paupières.

2° L'*Ulcère* : la muqueuse de l'estomac offre çà et là des ulcérations, des érosions, analogues à celles que les aphthes produisent dans l'intérieur de la bouche ; ces ulcérations gagnent incessamment en largeur et en profondeur, ulcèrent des artères ou des veines, déterminent ainsi des vomissements de sang, et finissent souvent par perforer l'estomac.

3° Le *Cancer* : un tissu spécial, le cancer, se déve-

---

(1) Le mot **Dyspepsie** est synonyme de Maux d'Estomac; le mot **Dyspeptique** indique une personne qui souffre habituellement de Maux d'Estomac.

loppe dans l'épaisseur des parois de l'estomac, généralement au niveau du pylore ; ce cancer s'étend insensiblement, comme une tache d'huile, rongeant la muqueuse gastrique, ulcérant les vaisseaux sanguins, donnant lieu ainsi à des vomissements de sang, et formant une tumeur qui s'oppose mécaniquement au cours régulier de la digestion stomacale.

Les Dyspepsies dues à des sécrétions normales exagérées sont :

1° Les *Aigreurs* : le suc gastrique (45) est sécrété en trop grande quantité, soit au moment des repas, soit dans leur intervalle ; il irrite alors la muqueuse gastrique et remonte en outre dans la gorge, où il détermine un sentiment de chaleur âcre, souvent très-pénible.

2° La *Pituite* : le mucus gastrique (44), qui n'existe habituellement qu'en très-minime proportion, est sécrété en plus ou moins grande abondance. Comme il gêne la digestion, l'estomac s'en débarrasse par le vomissement.

3° Les *Saburres* : la bile (56) est sécrétée quelquefois en trop grande abondance ; alors, au lieu de rester dans le duodénum (53), elle remonte à travers le pylore dans l'estomac ; la langue elle-même se charge d'un enduit jaunâtre, lequel avertit que l'estomac est encombré de saburres.

4° La *Flatulence* : à l'état normal, l'estomac et les intestins contiennent toujours une certaine quantité de gaz (60) provenant des nombreuses réactions chimiques qui s'opèrent dans le tube digestif ; dans cer-

tains cas, ces gaz se produisent en plus grande abondance et distendent l'estomac ou les intestins.

Les Dyspepsies dues à des troubles fonctionnels
sans altérations matérielles sont :

1° L'*Indigestion* : c'est un trouble passager et acci-
dentel des fonctions digestives, survenant dans l'état
de santé ou de maladie, et consistant en l'expulsion
des aliments non digérés.

2° La *Gastralgie* : c'est une névralgie, c'est-à-dire
un trouble plus ou moins grave, passager ou plus
ou moins permanent, survenant dans le système nerveux du plexus gastrique (43) qui enveloppe l'estomac.

3° L'*Atonie* : c'est une faiblesse générale de toutes
les fonctions de l'estomac et des intestins ; la sécrétion du suc gastrique est insuffisante ; les contractions
musculaires de l'estomac et du tube digestif sont trop
faibles pour malaxer la bouillie alimentaire et la
faire cheminer ; tout présente un caractère d'impuissance, d'atonie.

4° Le *Vomissement* : c'est le résultat d'efforts convulsifs qui expulsent de l'estomac tout ce qu'il renferme : ce n'est pas une maladie, mais le symptôme
ou l'effet de plusieurs maladies.

5° Les *Douleurs d'Estomac* : elles résident soit dans
la muqueuse de l'estomac enflammée, ou ulcérée, ou
cancéreuse, soit dans les nerfs de cet organe ; ou bien
elles tiennent à ce que l'estomac est distendu par des
gaz ou embarrassé d'aliments qu'il ne peut digérer
qu'avec peine.

84. Gastrite. — La Gastrite consiste en une irritation plus ou moins vive de la membrane muqueuse de l'estomac; elle est caractérisée par un sentiment de chaleur ou de cuisson dans la région épigastrique, laquelle est sensible à la pression; si on prend des aliments ou des boissons de nature excitante, cette sensation douloureuse augmente au moment même où ils arrivent dans l'estomac, et ils provoquent quelquefois des nausées ou des vomissements; l'appétit est diminué; la langue est quelquefois un peu blanchâtre, mais non chargée, et il n'y a pas de fièvre.

La Gastrite débute lentement, insensiblement.

1° *Symptômes digestifs.* — L'appétit, quoique peu prononcé, est conservé; mais il n'offre pas des variations aussi prononcées que dans la Gastralgie, et il n'y a pas de dégoût pour les aliments comme dans le cas de Saburres.

Soif assez prononcée : on désire surtout des boissons froides et acidulées.

Langue normale, si ce n'est quelquefois un peu blanche le matin : mais pas de saburres, pas d'enduit jaunâtre et pas d'haleine fétide, comme dans le cas de Saburres.

A jeun, douleurs vagues, mal caractérisées, mais en général peu prononcées, du côté de l'estomac; pas de renvois acides, pas de nausées, pas de vomissements; — cependant, si la Gastrite est dans une période d'acuité, les douleurs sont assez vives, et il y a quelquefois, à jeun, des nausées et des vomissements de mucosités.

Quand le Malade mange, il éprouve dans l'estomac, à peine le repas fini, un sentiment douloureux, analogue à de la chaleur, de la cuisson, de la brûlure ; ces sensations sont d'autant plus douloureuses, que le Malade a mangé des aliments plus excitants, des mets plus épicés, qu'il a bu des boissons plus alcooliques ou plus excitantes, qu'il a fait usage de médicaments ferrugineux.

Si l'irritation est vive, ou si les aliments étaient très-excitants, il survient quelquefois des nausées, des renvois acides ou amers, et même des vomissements.

Dans la Gastralgie, les douleurs gastriques, assez vives avant de se mettre à table, sont presque toujours momentanément calmées par le fait même de manger, et ne reparaissent que quelque temps après le repas.

Douleurs vives, au niveau de la région épigastrique, presque continues, sous forme d'élancements, de constriction, de chaleur, de brûlure ; cette douleur existe d'elle-même, mais elle est encore augmentée si l'on exerce une pression sur cette région ; elle augmente surtout si l'on mange, au moment même où les aliments arrivent dans l'estomac.

Rien du côté du ventre, si ce n'est habituellement de la constipation.

2° *Symptômes généraux.* — Mal de tête, mais moins incommode et moins continu que dans le cas de Saburres.

Un peu d'insomnie ; sommeil quelquefois agité.

Quelquefois un peu de fièvre : peau chaude et sèche. Malaise général ; pas de forces.

85. Gastralgie. — La Gastralgie est une affection de longue durée, caractérisée par des douleurs nerveuses plus ou moins vives, qui ont quelquefois la forme de crises et qui surviennent surtout pendant le travail de la digestion stomacale; le fait de manger, loin d'augmenter immédiatement ces douleurs, les calme quelquefois momentanément; la pression sur l'épigastre, loin de les aggraver, les diminue le plus souvent; pas de dégoût pour les aliments, pas de soif vive, pas d'enduits sur la langue, pas de vomissement bilieux à jeun, et surtout pas de fièvre.

La Gastralgie est remarquable par la diversité, la variété des symptômes qu'elle présente.

La maladie débute presque toujours lentement, insensiblement, par des troubles divers et irréguliers de la digestion; peu à peu ces troubles s'aggravent, les douleurs augmentent, la Gastralgie élit domicile.

1° *Symptômes digestifs*. — Appétit extrêmement variable, tantôt assez bon, tantôt nul, tantôt augmenté; jamais de dégoût prononcé. Cette variabilité est importante à noter, car on ne la rencontre dans aucune autre maladie de l'Estomac.

On observe quelquefois une perversion d'appétit consistant en ce que les Malades mangent des substances non alimentaires, telles que du charbon, du plâtre, de la terre, des feuilles d'arbres, etc.

On voit aussi quelquefois des Malades ne pouvoir digérer un œuf à la coque ou de la purée de pommes de terre, ou une côtelette, ou même un bon potage, et digérer parfaitement des œufs durs, du pâté de foie gras, du homard, etc.

8.

La soif n'offre rien à noter.

Langue ordinairement naturelle, humide, sans enduit; pas de mauvais goût; pas d'haleine fétide, à moins de dents cariées.

Douleur. — C'est le principal symptôme de la Gastralgie; entrons dans quelques détails.

A jeun, l'estomac éprouve une sensation de vide, de délabrement et souvent même des sensations douloureuses de nature variable et plus ou moins vives; jamais de nausées ni de vomissements bilieux.

Quand le Malade mange, très-souvent ces sensations douloureuses se calment pour quelques instants; quand l'arrivée des aliments dans l'estomac augmente *immédiatement* la douleur, il est très-probable qu'il y a de la Gastrite.

Douleur siégeant au niveau de l'épigastre et s'irradiant, se propageant souvent dans le dos et dans les environs de l'épigastre.

Cette douleur revêt des caractères et des aspects extrêmement variables :

Corps étrangers, barre, marche d'un reptile, tortillement, crampes, pincements, morsures, constriction, serrement d'un étau, cuisson, brûlure, fer rouge, etc.

Cette douleur, habituellement supportable, quoique plus ou moins vive, revêt quelquefois la forme de *crises gastralgiques*, et devient alors tellement violente, qu'elle arrache des cris et même des pleurs aux personnes les plus courageuses.

Cette douleur n'est pas continue; elle augmente habituellement pendant le travail de la digestion. Cette aggravation de la douleur ne survient pas au moment même où les aliments arrivent dans l'estomac, mais dix, quinze, vingt minutes et quelquefois même un peu plus longtemps après le repas : c'est ce qui distingue la Gastralgie de la Gastrite.

La douleur est rarement exaspérée par la pression sur la région épigastrique, à moins que ce ne soit par la pression du doigt ; on la voit même souvent diminuer, quand on applique la paume de la main ou bien un gros linge, tel qu'une serviette chiffonnée, sur l'épigastre, et qu'on exerce une pression lente et progressive. C'est ce qui distingue encore la Gastralgie de plusieurs autres Maux d'Estomac. — Si la pression est douloureuse, c'est que la Gastralgie se complique de Gastrite.

Cette douleur dure autant que la digestion stomacale et cesse avec elle ; la digestion finie, la douleur disparue, il reste un sentiment de vague endolorissement, de fatigue.

Il arrive très-souvent qu'il se forme des gaz dans l'estomac pendant la digestion stomacale ; la région épigastrique est alors plus ou moins gonflée.

Renvois, rapports, consistant en gaz inodores ; s'ils s'accompagnent d'aigreurs, c'est qu'il y a complication.

Les vomissements s'observent bien moins souvent que dans la Gastrite et autres Maux d'Estomac ; quand ils existent, ils apparaissent à des intervalles très-irréguliers et par périodes ; en tout cas, ils ne sont pas aussi constants, aussi réguliers. Ils ont lieu plus ou moins longtemps après les repas, et se composent seulement d'aliments plus ou moins digérés, mais ils ne contiennent pas de matières bilieuses.

Cependant, s'il y a plusieurs vomissements coup sur coup, les efforts pourront vers la fin amener un peu de mucosités bilieuses.

Du côté du ventre, presque toujours constipation; très-souvent flatuosités, gonflement incommode du ventre, coliques nerveuses sans diarrhée, dues à la production de gaz qui accompagne la digestion intestinale.

2° *Symptômes généraux.* — Les effets de la Gastralgie sur le reste de l'organisme s'observent surtout dans le système nerveux : tristesse, découragement, quelquefois même hypocondrie; facultés intactes, mais inaptitude aux travaux intellectuels; sommeil assez bon, cependant quelquefois agité ou quelquefois troublé par des douleurs gastralgiques ; quelquefois maux de tête, migraine, douleurs névralgiques passagères dans diverses parties du corps.

Face un peu pâle, offrant une expression d'abattement, de fatigue.

Peau sensible au froid; pieds habituellement froids. Assez souvent palpitations de cœur.

86. Saburres. — Les Saburres sont une maladie accidentelle et passagère, caractérisée par un enduit blanc jaunâtre de la langue, l'amertume de la bouche, le dégoût pour les aliments, des envies de vomir, un mal de tête avec lourdeur frontale, un état de malaise et d'accablement plus ou moins grands, — et la rapidité avec laquelle tous ces symptômes disparaissent, si le Malade débarrasse son estomac de la bile qui *l'embarrasse.*

Les Saburres débutent d'une façon lente, progressive.

1° *Symptômes digestifs.* — Perte d'appétit presque toujours complète ; souvent même dégoût pour les aliments, surtout pour les viandes et les aliments gras. Soif variable : on désire surtout des boissons acidules.

Bouche pâteuse : on a une saveur amère, désagréable, toute particulière, et on trouve ce goût à tous les aliments. Langue large, humide, chargée d'un enduit plus ou moins épais, saburral ou limoneux : cet enduit est blanc jaunâtre et occupe surtout la base de la langue ; les dents en sont quelquefois un peu couvertes ; haleine chaude, fétide, exhalant une odeur dite saburrale.

Nausées, sensation de dégoût, vague envie de vomir, mais rarement vomissements. Rapports aigres ou nidoreux, quelquefois amers.

Région épigastrique (immédiatement au-dessous et un peu à gauche du creux de l'Estomac) ordinairement indolente à la pression : elle est le siége d'un vague sentiment de gêne, d'anxiété, de malaise.

Rien du côté du ventre, si ce n'est le plus souvent de la constipation.

2° *Symptômes généraux.* — Peau habituellement un peu sèche, sensible au froid. Légère teinte jaunâtre de la face, du pourtour des lèvres surtout et du blanc des yeux.

Mal de tête continu, consistant surtout en un sentiment de pesanteur, de lourdeur frontale. Sommeil lourd, agité.

Urine généralement peu abondante, chargée, rougeâtre, déposant dans le fond du vase un sédiment briqueté. Pas ou fort peu de fièvre. Un peu de courbature, de malaise général; peu d'aptitude pour toute espèce de travail.

87. Aigreurs. — Les Aigreurs consistent essentiellement en un état maladif de l'estomac, en vertu duquel le suc gastrique est sécrété en trop grande abondance et le pouvoir *acidifiable* de cet organe est augmenté; il en résulte des gaz accompagnés de liquides ou de parcelles alimentaires acides, aigres, âcres, déterminant dans la gorge et dans l'estomac une sensation plus ou moins vive de chaleur, de cuisson, de brûlure.

Selon que la maladie est plus ou moins grave, elle porte le nom d'*Aigreurs* ou de *Pyrosis*.

1° *Aigreurs.* — L'appétit est toujours plus ou moins diminué : quelquefois même il y a du dégoût pour les aliments. Le Malade a un goût sûr dans la bouche; la salive, au lieu d'être alcaline, est neutre et quelquefois même acide : le papier de tournesol, placé dans la bouche, rougit; l'haleine a une odeur spéciale, plus ou moins acide.

La digestion est lente, pénible, laborieuse; elle offre surtout ce symptôme spécial, la production d'Aigreurs et de Gaz.

Les gaz régurgités ont une odeur et une saveur désagréables, rappelant d'une manière pénible l'odeur et le goût des aliments ou des boissons ingérés, mais modifiés par leur mélange et altérés par une saveur acide, aigre, plus ou moins prononcée. Quelquefois il n'y a régurgitation que de gaz accompagnés d'une petite quantité de liquides aigres, âcres ; d'autres fois ces liquides aigres renferment des parcelles d'aliments ; rarement il y a vomissement.

Les Aigreurs déterminent dans la gorge une sensation plus ou moins pénible de chaleur âcre, de cuisson.

Elles déterminent également dans l'estomac, derrière le sternum et le long de l'œsophage, cette même sensation.

Ces Aigreurs durent autant que la digestion stomacale : celle-ci terminée, les aigreurs et la gêne épigastrique disparaissent.

Les Aigreurs sont souvent plus prononcées si le repas est peu copieux et composé de gâteaux, ou de confitures, ou de fruits, ainsi que cela a lieu pour le goûter : cela tient à ce que le suc gastrique sécrété ne trouve pas d'emploi suffisant.

Les Aigreurs apparaissent plus tôt et sont plus intenses, si le repas est composé d'aliments féculents, de matières grasses, de pâtisseries, de sucreries, de fromages forts, et si l'on a bu pas mal de vin et de liqueurs ; — elles apparaissent plus tard et sont moins intenses, si le repas est composé presque exclusivement de viandes rôties et de très-peu de pain, et si l'on boit seulement de l'eau rougie, parce que la viande utilise tout le suc gastrique sécrété.

2° *Pyrosis*. — On observe exactement les mêmes symptômes, se produisant dans le même ordre et dans les mêmes conditions ; seulement ils sont plus ntenses.

Les Aigreurs se produisent à propos de tout : tous les aliments, toutes les boissons, donnent lieu dans l'Estomac à la production d'acides et augmentent la sécrétion du suc gastrique : ce suc gastrique devient alors réellement une véritable eau-forte animale, ainsi que je l'appelais par comparaison (45).

Les Malades éprouvent dans l'estomac, au niveau de la région épigastrique, une sensation de chaleur, de cuisson, de brûlure, qui augmente lorsqu'ils mangent des aliments sucrés, acides ou excitants, ou qu'ils boivent du vin et des liqueurs.

Ils sentent remonter, le long de l'œsophage jusque dans la gorge, des gaz et des liquides âcres qui déterminent sur tout leur trajet, mais surtout dans la gorge, une sensation brûlante comparée à celle d'un fer rouge promené sur ces parties : d'où le nom de *pyrosis*.

88 Pituite. — La Pituite consiste en un vomissement de matières muqueuses, plus ou moins glaireuses, qui a lieu habituellement tous les jours aux mêmes heures; elle survient à jeun, ou bien avant ou après les repas. A part ce vomissement, le Malade jouit d'une bonne santé et d'un assez bon appétit.

Symptômes digestifs. — La Pituite consiste essentiellement en des vomissements de matières muqueuses.

Ces vomissements ont lieu à des heures habituellement les mêmes pour chaque Malade, mais qui ne sont pas les mêmes pour tous : les uns rendent leur

Pituite tous les matins et se trouvent débarrassés pour toute la journée; les autres rendent la leur plus ou moins longtemps *avant* leur repas; d'autres plus ou moins longtemps *après* leur repas, et, chose singulière, il arrive alors très-souvent que l'Estomac ne vomit *que la Pituite* et ne vomit pas les aliments.

Quelquefois le Malade ne vomit qu'une fois par jour, à une heure quelconque de la journée, mais à une heure qui est habituellement régulière; d'autres fois, il vomit deux ou trois fois : ces vomissements se répètent surtout dans le cas où, pour une cause quelconque, le vomissement du matin ne s'est pas opéré entièrement, a été troublé par quelque circonstance fortuite.

Quand le vomissement se fait quelque temps après le repas, il semble au Malade que ses aliments flottent dans son estomac comme dans un vase à moitié plein de liquide : il éprouve une sensation de ballottement.

Le vomissement se fait presque toujours sans grands efforts et sans grande douleur. Sans autres troubles digestifs ou généraux, le Malade éprouve un malaise particulier qui l'avertit qu'il va rendre sa Pituite habituelle : il a des nausées, des hauts de cœur, et le vomissement a lieu.

Cette opération s'accomplit plus ou moins rapidement : quelquefois il suffit de deux ou trois régurgitations pour débarrasser l'estomac; quelquefois, surtout si la Pituite est très-visqueuse, le Malade en a pour quinze ou trente minutes; alors les derniers efforts sont très-pénibles et fatiguent beaucoup le Malade.

9

Une fois le vomissement terminé, tout rentre dans
l'ordre, et le Malade semble jouir d'une excellente
santé.

89. Atonie. — L'Atonie est caractérisée par la
diminution plus ou moins grande de l'appétit, par
la lenteur extrême de la digestion, qui est pénible,
languissante, laborieuse, et s'accompagne d'un sentiment de plénitude, de pesanteur, d'embarras; il
n'y a pas cependant de douleur vive. A part cette
lenteur de la digestion, la santé est assez bonne.

Symptômes. — Peu ou pas d'appétit; les Malades mangent par raison plutôt que par besoin: ils
se mettent à table parce que c'est l'heure. Ils mangent sans faim, et n'ont de goût que pour les aliments vinaigrés ou très-épicés.

Dès que le repas est fini, ils éprouvent quelque
temps après un sentiment de plénitude, de pesanteur, d'embarras, de fatigue, mais pas de douleur proprement dite. Quelques-uns sentent leur estomac
travailler. Ce travail de la digestion s'accompagne
habituellement d'un peu de flatulence, de gonflement
de l'estomac; il y a parfois quelques renvois de gaz
inodores, renvois qui soulagent le Malade.

Cet état de malaise dure autant que la digestion, c'est-
à-dire deux, trois, quatre, cinq heures. Cette durée, qui
varie selon les Malades, dépend du degré de la maladie, de la nature des aliments que l'on a mangés, etc.

D'ailleurs, à part cette lenteur de la digestion,
l'état de la santé est habituellement assez satisfaisant.

Presque toujours constipation habituelle.

Dyspepsie des liquides. — Il est une forme spéciale d'Atonie caractérisée par la lenteur habituelle des digestions, et surtout par la difficulté qu'éprouve l'Estomac de digérer toute espèce de boisson ou d'aliment très-liquide.

Elle est due à la diminution de la force d'absorption des vaisseaux chylifères.

Le Malade a très-peu d'appétit et encore moins envie de boire; les digestions sont lentes, pénibles, laborieuses et durent plusieurs heures; il éprouve un sentiment de plénitude, de malaise, d'embarras dans l'estomac; il lui semble et il prétend que son estomac est noyé dans de l'eau.

Un signe que l'on observe quelquefois et qui est caractéristique est celui-ci : si l'on prend le Malade par les épaules, quelque temps après son repas, et qu'on le secoue brusquement, on entend et le Malade ressent parfaitement un *clapotement* dans l'estomac, comme si l'on secouait une carafe à moitié pleine. — Ne pas confondre avec les gargouillements qui se passent spontanément dans la portion transversale (53) du gros Intestin.

Moins le Malade boit, moins il fait usage d'aliments aqueux, et mieux il digère.

90. Flatulence. — La Flatulence est caractérisée par les symptômes suivants : l'appétit est conservé, on mange avec plaisir; mais une ou deux heures après le repas, on éprouve une sensation de pesanteur, de gêne, de gonflement vers la région épigastrique; on éprouve le besoin de se desserrer, et il survient des renvois plus ou moins fréquents et abondants de vents, de gaz inodores. Tout ceci dure une heure ou deux, puis disparaît, et tout rentre dans l'ordre.

La Flatulence donne lieu à des troubles digestifs et à des effets secondaires ou généraux.

1º *Symptômes digestifs*. — L'appétit est presque toujours assez bon ; on mange de tout et avec plaisir, on vit comme tout le monde, et on jouit d'ailleurs d'une assez bonne santé.

Seulement, une heure ou deux heures, ou même quelquefois trois heures après avoir mangé, on éprouve une sensation de malaise, de gêne, de pesanteur, de distension, dans la région de l'estomac. Si l'on est couché, si l'on est assis, si les vêtements sont un peu serrés, la gêne est plus grande ; on a envie de bâiller, on est oppressé, on éprouve le besoin de se desserrer ; l'estomac est plus ou moins gonflé, ce qui est cause de la gêne qu'occasionnent des corsets ou des vêtements trop serrés. De temps en temps il survient des rots, des renvois de *gaz inodore*, sans aigreurs. Ces renvois, plus ou moins fréquents et abondants, sont suivis d'un soulagement momentané.

Ces divers symptômes durent aussi longtemps que la digestion stomacale, c'est-à-dire un temps très-variable selon les sujets et selon l'état de leur estomac ; la digestion finie, tout malaise disparaît.

Il est très-rare que cette Flatulence *stomacale* ne s'accompagne pas aussi de Flatulence *intestinale :* gonflement du ventre plus ou moins prononcé ; borborygmes dus au cheminement des gaz ; quelquefois

coliques sèches, expulsion de gaz, volontaire ou invo-
lontaire, plus ou moins fréquente ; presque toujours
constipation.

2º *Symptômes généraux.*— L'Estomac (40), gonflé et
distendu par les gaz, refoule le diaphragme, et par
conséquent les poumons (12) de bas en haut ; il diminue ainsi la capacité de la cage thoracique, et y comprime d'autant plus les poumons qu'il est lui-même
davantage gonflé et ballonné par les gaz. Les poumons ne pouvant plus librement se laisser distendre
par l'air que chaque respiration fait pénétrer dans la
poitrine, il en résulte de l'oppression, une gêne plus
ou moins grande dans la respiration, et un besoin
de respirer plus fréquent, puisqu'il n'entre plus assez
d'air dans les poumons à chaque respiration. Envies
de bâiller, engourdissement, besoin de repos, inaptitude au travail, envie de dormir, etc.

En même temps que les poumons, le cœur a été
refoulé en haut ; il est devenu, par ce fait, plus
horizontal qu'il ne l'est ordinairement ; il en résulte
des palpitations et une certaine angoisse précordiale
qui s'observent surtout dans le cas de Flatulence
excessive.

Ces deux symptômes — difficulté de la respiration
et palpitations, quand ils sont très-prononcés et qu'ils
ne surviennent que deux ou trois heures après avoir
mangé — font croire à quelques personnes qu'elles
sont asthmatiques, ou qu'elles ont une maladie du
cœur. Une observation un peu attentive met bien
vite sur la voie de la vérité.

91. Traitement rationnel. — Si l'on veut instituer un traitement rationnel, et par conséquent vraiment efficace, il faut tout d'abord se rendre compte de la nature du mal que l'on a à combattre, savoir à quoi il est dû, comment il s'est développé, et en quoi il consiste réellement : on comprendra alors et l'on verra clairement dans quel sens il faudra agir et ce que l'on aura à faire pour combattre la maladie, pour la guérir, ou, tout au moins, pour la soulager.

J'ai déjà montré quelles étaient les causes si variées des Maux d'Estomac (78 à 82), et comment elles agissaient. Or, lorsque l'organisme se trouve soumis à l'influence d'une ou de plusieurs de ces causes de perturbation fonctionnelle, voici ce qui se passe :

1° Le premier effet appréciable, c'est un ralentissement des fonctions et surtout des sécrétions de l'estomac : l'appétit diminue, la digestion est lente, pénible et s'accompagne d'un sentiment de plénitude et de pesanteur, parce que les sucs digestifs font défaut : c'est l'Atonie.

2° Les aliments séjournant trop longtemps dans l'estomac, faute de sucs digestifs pour les digérer, il se forme des gaz qui augmentent encore le malaise : c'est la Flatulence.

3° La digestion se faisant difficilement et lentement, l'estomac finit par se fatiguer, ses fonctions s'altèrent, sa muqueuse s'irrite au contact trop prolongé des aliments : il survient peu à peu de la Gastrite.

4° Sous l'influence de ces perturbations dans les fonctions de l'estomac, il survient à la longue des désordres dans les sécrétions de l'estomac : le suc gastrique subit des modifications dans sa composition chimique (Aigreurs), ou bien le mucus gastrique est sécrété en trop grande abondance (Pituite).

5° Enfin, comme toutes les fonctions de l'estomac sont sous la dépendance du plexus gastrique (78), ce vaste lacis nerveux ne tarde pas à éprouver le contrecoup de ces troubles digestifs et à devenir lui-même le siége de perturbations et de souffrances plus ou moins vives : c'est alors la Gastralgie.

Toutes ces perturbations survenues dans les fonctions de la digestion, tous ces malaises et toutes ces souffrances dont l'estomac est le siége, se résument en ceci :

1° L'estomac, affaibli et paresseux, se laisse distendre par des gaz qui résultent de la lenteur du travail digestif (Flatulence).

2° L'estomac n'a pas assez de sucs digestifs pour digérer (Atonie).

3° Ces sucs digestifs sont altérés (Aigreurs).

4° La muqueuse de l'estomac est le siége soit d'une irritation plus ou moins vive (Gastrite), soit de douleurs névralgiques (Gastralgie).

92. Ce qu'il faut faire. — Le traitement est donc tout indiqué.

Dans le cas d'Atonie (89) et de Flatulence (90), il faudra :

1° Rendre à l'estomac affaibli sa tonicité et sa vigueur fonctionnelle, réveiller et fortifier ses contractions musculaires (48), qui ont pour but de remuer et de malaxer les aliments, afin de les mieux imbiber de sucs digestifs : — l'*Élixir fortifiant* (137) agira dans ce sens; l'*Eau de Vichy* sera un très-utile auxiliaire;

2° Stimuler doucement les séerétions de l'estomac et même lui prêter les sucs digestifs qui lui manquent : l'*Élixir digestif à la pepsine et à la diastase* (138) remplit parfaitement ce bouble but.

Dans le cas de Gastrite (84) et de Gastralgie (85), il faudra :

1° Calmer l'irritation ou les douleurs névralgiques dont la muqueuse de l'estomac est le siége : le *Sirop calmant* (142) les calme parfaitement;

2° Aider la digestion au moyen de l'*Élixir digestif* (138).

Dans le cas d'Aigreurs (87), il faudra neutraliser les sucs digestifs aigris, qui irritent l'estomac et remontent dans la gorge : l'*Eau de Vichy* (183), par ses propriétés alcalines, est le moyen par excellence pour produire cet effet.

Enfin, dans le cas de Saburres (36), il faudra débarrasser l'estomac des mucosités bilieuses qui troublent la digestion et déterminent un malaise général : une *potion vomitive*, dont on renouvellera l'emploi à trois ou quatre jours d'intervalle, suffira le plus souvent.

MALADIES DU FOIE

93. Causes des maladies du Foie. — Si l'on veut bien relire (56) la description des fonctions du Foie, on se rendra parfaitement compte de la façon dont les Maladies du Foie et les Coliques hépatiques se produisent, et de l'action efficace des Eaux de Vichy contre ces maladies.

Ainsi que je l'ai indiqué précédemment (11), le sang se purifie en traversant une série de filtres naturels, le Foie, les Reins et les Intestins : les innombrables molécules dont l'ensemble constitue le Foie, semblables à des ouvrières intelligentes, fabriquent de la *bile* avec toutes les saletés et les impuretés que ce sang· (9, 10, 11) ramène de toutes les parties du corps. — Les molécules des reins, ou les Reins eux-mêmes, fabriquent avec toutes ces impuretés de l'*urine*. — Les molécules des intestins, ou les Intestins eux-mêmes, fabriquent avec toutes ces humeurs du *mucus* et du *suc intestinal.*

La *bile,* ainsi sécrétée par les innombrables glan-

9.

dules microscopiques dont l'ensemble constitue le Foie
(F, F), s'écoule dans le Duodénum (53, 56) par les
canaux biliaires (H) : ces canaux prennent naissance
dans l'épaisseur du Foie par d'innombrables racines
creuses, qui finissent, comme celles d'un arbre, par

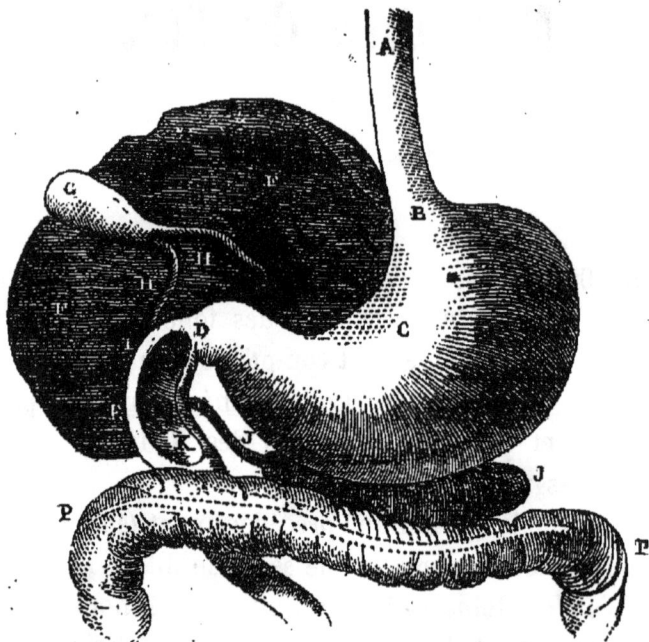

se réunir en un tronc ou un seul canal, qui amène
la bile dans la *vésicule du fiel* (G), où elle s'amasse
comme l'urine dans la vessie ; de cette vésicule part
un autre canal (H) qui conduit la bile dans le Duodénum (E), où l'on voit son orifice d'entrée (I).

Or il peut arriver que la bile, — au lieu d'être
limpide, liquide, légèrement visqueuse, et chargée
d'une quantité normale de *sels* minéraux et de *cholestérine*, — devienne trop épaisse et trop visqueuse,

ce qui est dû à ce qu'elle contient une trop grande quantité de cholestérine, ainsi que d'acide cholique et d'acide choléique

Alors cette bile, trop épaisse, circulera difficilement dans les canaux biliaires, s'écoulera lentement dans le Duodénum, et déterminera ainsi un *Engorgement du Foie.*

Si cet état persiste pendant quelque temps, toute la cholestérine et tous les acides cholique et choléique ne peuvent se dissoudre, se fondre en totalité dans la bile (absolument comme du sel dont on ne pourrait faire fondre une quantité indéfinie dans un verre d'eau); alors ce qui ne peut pas se dissoudre, ce qui est en excès, se dépose et forme d'abord de très-petits *graviers,* puis des *calculs biliaires.*

Comme les canaux biliaires sont très-ténus et très-étroits, ces calculs, en y cheminant, entraînés par la bile, déterminent d'atroces douleurs, auxquelles on donne le nom de *Coliques hépatiques,* douleurs qui ne cessent que lorsque le calcul est arrivé dans le Duodénum.

Ces diverses maladies du Foie déterminent très-souvent la *jaunisse,* ou tout au moins une teinte terreuse et jaunâtre de la peau et du blanc des yeux.

Cela est dû à ce que le sang, en traversant le foie engorgé, entraîne avec lui une certaine quantité de bile qui ne peut s'écouler suffisamment par ses canaux obstrués et en imprègne tous nos organes et tous nos tissus.

94. Engorgement du foie. — *Causes.* — Les causes

prédisposantes de l'engorgement du foie sont : 1° un tempérament bilieux, caractérisé par une teinte plus ou moins foncée de la peau, des cheveux noirs, des yeux bruns ou noirs, une physionomie annonçant la fermeté et l'intelligence, des passions vives, un caractère ferme et décidé, des formes vigoureuses sans embonpoint, des digestions faciles, la tendance à la constipation, etc.; — 2° une alimentation trop abondante et trop nutritive, ainsi que l'usage habituel des épices, des bons vins et des liqueurs; 3° les chagrins, la tristesse, les revers de fortune; 4° un climat très-chaud et les miasmes délétères qu'exhalent les terrains marécageux.

Quoique la protection des côtes paraisse devoir mettre le foie à l'abri des influences extérieures, il n'en est pas cependant toujours ainsi. Les coups portés sur le flanc droit sont une cause fréquente de maladies graves du foie; — une pression presque continue, exercée par un corset ou par des vêtements trop serrés, comprime le foie, s'oppose à la libre circulation du sang et de la bile dans son épaisseur et gêne ainsi ses fonctions; — les maladies du cœur et celles des poumons, en apportant un trouble à la circulation du sang en général, en apportent un aussi à celle du foie.

Symptômes. — L'engorgement du foie se reconnaît aux symptômes suivants. — La douleur est un des symptômes les plus constants : elle a son siége dans le flanc droit, entre le creux de l'estomac et l'ombilic, dans le sens d'une ligne qui descendrait du sein. Cette douleur est tantôt fixe, le plus souvent vague; elle trace quelquefois un demi-cercle autour de la base de la poitrine. Continue dans certains cas, intermittente dans d'autres, le plus souvent elle ne disparaît jamais entièrement, mais offre de temps en temps des exacerbations. Dans nombre de cas, elle ne se borne pas au foie, mais se fait sentir vers l'épaule droite et quelquefois même plus loin encore.

Le volume du foie est toujours augmenté : aussi, quand on percute la région du flanc droit, on sent le foie qui descend plus bas qu'à l'état normal, et l'on constate la présence d'un certain empâtement.

Il ne tarde pas à survenir diverses perturbations dans les fonctions digestives : cela est dû à ce que la bile, étant altérée dans sa composition, étant trop visqueuse, trop chargée de sels minéraux et de cholestérine, n'est plus aussi apte à opérer les modifications digestives dont elle est chargée.

La constipation s'observe assez souvent; la diarrhée est beaucoup plus communément le résultat du trouble fonctionnel du foie : le flux des matières fécales a presque toujours un caractère bilieux; les flatuosités sont habituelles.

Les rapports du foie avec les poumons et le cœur expliquent comment, lorsque cet organe vient à augmenter de volume, il les refoule en haut et s'oppose au jeu régulier de leurs fonctions : de là des palpitations, des oppressions, de l'essoufflement, quand on marche vite ou que l'on monte, des hoquets et même des syncopes.

Si les affections morales, tristes, prédisposent aux

maladies du foie, la réaction du foie malade sur le cerveau et sur l'organisme tout entier est un fait non moins avéré. Une tristesse habituelle, un état d'abattement et d'ennui, une morosité de caractère, s'observent presque toujours : il s'y joint souvent de l'hypocondrie.

La nutrition est d'ailleurs profondément altérée : les Malades maigrissent, leur figure, d'un teint jaunâtre, terreux, prend une expression singulière de malaise, d'anxiété et d'abattement.

Jaunisse. — La coloration jaunâtre, plus ou moins foncée, de la peau du visage et du reste du corps est connue sous le nom de *jaunisse* : elle présente une foule de nuances depuis la teinte jaune terreuse à peine prononcée jusqu'à la teinte olivâtre.

Elle est un des signes ordinaires de toutes les maladies du foie : engorgements, abcès, tubercule, cancer, kystes, calculs ou graviers, etc. Elle est due à ce que le sang,— en traversant le foie engorgé où la bile épaissie s'écoule avec difficulté par les canaux biliaires plus ou moins obstrués,— s'imprégne d'une quantité plus ou moins grande de bile, qu'il transporte ensuite, en circulant (8), dans tous nos organes et tous nos tissus.

C'est pourquoi toutes les parties du corps offrent une teinte jaunâtre plus ou moins prononcée : tels sont le blanc des yeux, la face inférieure et la face supérieure de la langue, la partie antérieure de la poitrine et le côté interne des membres. L'urine est plus épaisse, plus jaune, et acquiert une teinte ver-

dâtre si l'on y verse quelques gouttes d'acide nitrique.
Les matières fécales sont au contraire moins colorées
que d'habitude et ressemblent même quelquefois à du
mastic de vitrier.

Le Malade n'a pas ou n'a que très-peu d'appétit; il
a un mauvais goût dans la bouche et trouve une
saveur amère à tous les aliments; il éprouve habituellement une certaine démangeaison à la peau.

95. Traitement de l'Engorgement — Le problème
qui se présente dans le traitement de l'Engorgement
du foie consiste :

1° *A écarter les causes de l'accumulation de la bile*
dans les canaux biliaires : dans ce but, on suivra un
régime adoucissant (167) ; on s'abstiendra autant que
possible d'aliments gras et huileux, d'épices. de bons
vins, de liqueurs; on entretiendra la liberté du ventre en faisant usage de temps en temps de pilules
laxatives (140); on évitera de se serrer dans son
corset ou dans ses vêtements, afin de ne pas com-
primer le foie et de ne pas gêner le cours régulier de
la bile; on prendra le plus d'exercice possible, car
l'inaction favorise la stagnation de outes nos humeurs, etc.

2° *Diminuer l'afflux de sang dont le foie est le siége.*
— Quelques Médecins pratiquent des saignées coup
sur coup, à quelques jours d'intervalle : je suis peu
partisan de ce moyen. Si le foie est douloureux,
surtout en un point bien limité, je crois qu'il est
préférable d'y appliquer une douzaine de sangsues :

on obtiendra toujours ainsi une diminution notable
de la douleur.

Si le foie est plus volumineux qu'à l'état normal
et s'il est le siége d'un empâtement prononcé, je
crois que l'Hydrothérapie est alors ce qui convient le
mieux : on épargne ainsi au Malade bien du temps
et bien des drogues. En deux ou trois semaines,
l'empâtement disparaît, l'appétit et les forces reviennent, les maux de tête et le malaise général se dissipent.

3° *Provoquer l'élimination de la bile* qui circule avec
le sang et qui donne à la peau une teinte jaunâtre.
— Les reins et les intestins étant les organes dépurateurs par excellence du sang, il faudra activer les
fonctions, augmenter les sécrétions de ces deux filtres naturels (11), et l'on verra peu à peu le sang se
purifier et la peau reprendre sa teinte naturelle. On
activera la sécrétion urinaire et la sécrétion intestinale en prenant trois fois par jour, — le matin à
dix heures, le tantôt à quatre ou cinq heures, et le
soir en se couchant, — un verre d'Eau de Vichy
(Grande-Grille). On ajoutera dans chaque verre une
demi-cuillerée à café d'*Élixir dépuratif* (139). En
outre, on agira directement sur la peau en prenant
tous les deux jours un bain de Vichy (un paquet de
Sels de Vichy dans l'eau d'une baignoire).

4° *Régulariser les fonctions intestinales* troublées par
l'irrégularité de la sécrétion biliaire. — Ces troubles
intestinaux, qui consistent surtout en une constipation opiniâtre et en une flatulence plus ou moins
incommode, trouvent un allégement dans une ali-

mentation convenable, un régime adoucissant (167) ou rafraîchissant (169) et dans l'abstention de tout aliment riche en graisse ou propre à produire des gaz.

Pour réveiller la paresse des intestins, on emploiera avec avantage, après chaque repas, des infusions de badiane ou d'anis, avec une ou deux cuillerées à café d'*Élixir digestif* (138).

On régularisera l'évacuation des matières fécales en prenant, tous les deux jours, deux ou trois *pilules laxatives* (140).

96. Coliques hépatiques. — Elles sont dues à un ou plusieurs graviers ou calculs qui traversent les *canaux biliaires*. Comme ces canaux sont très-étroits et entourés d'une grande quantité de nerfs, les graviers ne peuvent les traverser qu'avec peine, en déchirant ou irritant leur intérieur et en tiraillant les nerfs environnants.

Les attaques de Colique sont quelquefois annoncées, douze, vingt ou trente-six heures à l'avance, par un sentiment plus ou moins vif de douleur, qui a son siége dans le flanc droit et qui peut s'étendre plus ou moins loin : il s'y joint quelquefois une coloration plus ou moins foncée des urines et une légère teinte jaunâtre de la face. Très-souvent, au contraire, l'attaque débute brusquement.

La Colique hépatique consiste en une *douleur* ordinairement très-violente, et quelquefois même tellement atroce que les Malades les plus courageux poussent des cris déchirants; presque tous, pour essayer de diminuer leurs souffrances, prennent les postures les plus variées : ils se courbent en avant, ou se couchent en travers de leur lit, ou se livrent à des mouvements incessants, en poussant des cris et en pleurant.

Cette douleur siége principalement au-dessous du rebord des côtes du flanc droit; mais elle s'irradie vers le creux de l'estomac, vers les reins, et quelquefois vers l'épaule du côté droit.

La région qui s'étend au-dessous du rebord des côtes du côté droit est assez souvent très-douloureuse quand on la presse avec le bout des doigts; quelquefois, au contraire, une pression lente et progressive, exercée par la paume de la main, ou en se couchant sur un traversin, diminue la violence des douleurs.

Les *attaques* de Colique hépatique consistent habituellement en un, deux, trois et quelquefois cinq ou six *accès*, dont chacune dure de cinq à six minutes; ces divers accès se produisent le plus souvent dans l'intervalle de quelques heures. Ils sont parfois tellement douloureux que les Malades sont en proie à des spasmes nerveux, à des convulsions, à du délire, et poussent des cris déchirants.

Enfin, la douleur diminue peu à peu, et le calme renaît : le Malade ne ressent plus alors qu'une légère sensibilité au creux de l'estomac et une sensation générale de langueur et d'abattement : très-souvent il survient, un ou deux jours après, des selles bilieuses dans lesquelles on peut trouver un ou plusieurs petits graviers biliaires, causes de la Colique.

97. Traitement des Coliques hépatiques. — Le véritable traitement consiste : 1° à soulager le Malade au moment où il éprouve les Coliques, c'est-à-dire les souffrances atroces causées par le passage des graviers à travers les canaux biliaires ; 2° à empêcher ensuite la production des calculs, à prévenir le retour des Coliques.

1° *On calmera les douleurs* des Coliques hépatiques en mettant en usage un ou plusieurs des moyens suivants :

On placera, si cela est possible, le Malade dans un grand bain ordinaire tiède, où il restera une heure au moins : c'est là un excellent sédatif, un calmant des plus efficaces. Bien entendu, il faut pour l'employer qu'il y ait au moins deux heures que le Malade soit sorti de table.

Le Malade prendra, toutes les dix minutes, une cuillerée à café de *Sirop calmant* (142) : on pourra aller jusqu'à six cuillerées, mais il sera prudent de ne pas en prendre davantage.

L'inspiration de chloroforme, — sous la direction d'un Médecin, — est également une excellente chose à faire. Il n'est pas nécessaire, et ce serait même au moins inutile de faire perdre connaissance au Malade et de l'endormir complétement ; il suffit de le maintenir, par de courtes inspirations répétées de temps en temps, dans un léger état d'engourdissement. On donne ainsi aux graviers le temps qui leur est nécessaire pour traverser les canaux biliaires, et on évite de cette façon au Malade les atroces souffrances que ce cheminement occasionne.

2° *On prévient le retour des Coliques hépatiques* en empêchant la formation des graviers.

Quand un Malade est sujet aux Coliques hépatiques, on lui fait prendre, huit jours de suite, trois verres d'eau de Vichy (Grande-Grille) par jour : un le matin, un le tantôt et un le soir ; puis on le laisse reposer huit jours.

La semaine suivante, il prend au commencement de chacun de ses deux principaux repas une perle d'éther et une perle de térébenthine de Clertan ; il suit ce traitement pendant huit jours et se repose ensuite pendant une semaine.

Après ces huit jours de repos, il reprend pendant une semaine de l'Eau de Vichy, ainsi qu'il l'a déjà fait.

RHUMATISMES

On donne le nom de *Rhumatismes* à des douleurs plus ou moins violentes, habituellement produites par un refroidissement, et que l'on peut ressentir dans les muscles de toutes les parties du corps, mais principalement au cou et à l'épaule, dans les côtés et surtout dans la région des reins.

98. Causes. — Il est peu de maladies aussi transmissibles par hérédité que les Rhumatismes : c'est là un fait qui a été noté par tous les médecins. On naît avec la prédisposition rhumatismale, ou bien l'on contracte des rhumatismes d'une façon quelconque, mais il est rare que les douleurs apparaissent avant vingt-cinq ou trente ans.

L'homme est plus sujet aux rhumatismes que la femme, ce qui tient à ce qu'il est bien plus souvent exposé aux variations atmosphériques.

Le refroidissement est, en effet, la cause la plus fréquente. Cette cause agit surtout lorsque, le corps

étant en sueur ou en moiteur, on est soumis à l'action
d'un courant d'air froid, ou bien que l'on s'étend
à terre sur l'herbe fraîche et plus ou moins humide,
ou bien que l'on ôte une partie de ses vêtements, —
toutes les fois enfin qu'on se refroidit *lentement*, et
qu'on ne ramène pas *tout aussitôt* le sang à la peau.

Toutes les autres causes agissent dans ce sens : c'est
en avril et en mai, époque des plus grandes variations atmosphériques, qu'a lieu le maximum de fréquence des Rhumatismes, et le minimum en août et
septembre, époque où les variations de l'air sont
moindres ; ainsi les professions qui paient le plus
fort tribut aux maladies rhumatismales sont celles
qui exposent le plus aux intempéries, aux variations
brusques de température, au froid humide et prolongé.

99. Rhumatisme à l'état aigu. — Le début n'est
pas ordinairement subit : le plus souvent, il survient
une *douleur* d'abord sourde, qui augmente d'intensité et devient en quelques heures, ou au plus
en un ou deux jours, tout à fait insupportable.

Lorsque le Malade reste immobile, les muscles
affectés étant dans le relâchement, la douleur est en
général très-supportable, souvent nulle ; cependant il
survient de temps en temps, même alors, des *élancements* douloureux.

Ces élancements, qui surviennent au moindre mouvement que fait le Malade et qui sont dus à la contraction des muscles rhumatisés, consistent, soit en
des éclairs de douleur, soit en des épreintes muscu-

laires, soit en des contractions douloureuses. Le temps
que durent ces douleurs est à peine de quelques secondes : elles se reproduisent à des intervalles très-
variables.

Si l'*on presse* sur les parties rhumatisées, on cause
une douleur assez vive.

Ce qui constitue le caractère essentiel du Rhumatisme aigu, c'est la *douleur*, quelquefois très-vive,
pendant les mouvements qui nécessitent la contraction
des muscles rhumatisés : cette douleur est si vive
que ces mouvements sont brusquement arrêtés, que
des gémissements, des cris, sont arrachés au Malade ;
que celui-ci ne peut enfin, sans un effort violent pour
vaincre la douleur, achever le mouvement commencé, qui a presque toujours pour but un changement de position.

La recherche d'une position convenable et non
douloureuse est, en effet, ce qui préoccupe presque
constamment le Malade : celle-ci trouvée, il éprouve
pendant quelque temps du soulagement ; mais ce
calme est de peu de durée, et il lui faut de nouveau
en changer, et par conséquent souffrir encore.

Dans le jour, le Malade étant maître de ses mouvements, éprouve moins souvent les douleurs vives
causées par un déplacement brusque et rapide ; mais
la nuit, en dormant, il change brusquement de position, et il est réveillé en sursaut par une vive douleur qui lui arrache souvent un cri. Ce fait se remarque surtout dans les cas de rhumatisme de l'épaule.
La douleur finit même quelquefois par devenir assez
vive pour causer une insomnie complète : le Malade,

cherchant vainement une position favorable, se retourne incessamment dans son lit en poussant des cris plaintifs.

Si, au milieu de ces vives souffrances, on examine les parties rhumatisées, on ne voit rien ou presque rien : ni rougeur, ni chaleur, ni gonflement.

Il est certains moments de la journée ou de la nuit où la douleur présente, sans cause appréciable, des paroxysmes.

Le Rhumatisme aigu *change* quelquefois de place, se porte d'une épaule à l'autre, ou aux reins ; mais cela arrive beaucoup moins souvent que pour les Rhumatismes à l'état chronique.

Malgré ces douleurs, qui sont quelquefois très-vives, il n'y a pas ou presque pas de fièvre : le malaise général, le mal de tête qu'on observe assez souvent, ne résultent que de l'agacement déterminé par les douleurs, par l'agitation et par l'insomnie.

100. Rhumatisme à l'état chronique.— Ces Rhumatismes, auxquels on donne assez souvent le nom de *douleurs rhumatismales*, sont très-fréquents.

Il est, en effet, un très-grand nombre de personnes qui souffrent habituellement ou presque toujours, soit d'une épaule ou des reins, soit d'un côté : ces douleurs sont ordinairement si légères, que les grandes contractions seules les réveillent, tandis qu'à des intervalles variés, à la suite d'un refroidissement surtout, elles prennent une plus grande intensité et fatiguent beaucoup les Malades. — Telle est une des formes les plus fréquentes des douleurs rhumatis-

males : elles n'empêchent nullement les Malades de
vaquer à leurs occupations, et ce n'est qu'au moment
des exacerbations qu'ils sont un peu arrêtés quelque
temps.

Chez certaines personnes, les douleurs, au lieu
d'être limitées à une très-petite région, occupent un
plus grand nombre de muscles ; les mouvements ne
sont pas douloureux, mais sont roides ; on éprouve
un sentiment d'endolorissement ou de légère courbature.

Mais, dans ces deux cas, les douleurs sont très-peu
vives : en outre, fait caractéristique, le mouvement
et l'exercice les diminuent et même les font disparaître. Ainsi, si l'on fait une promenade, les premiers
pas seront pénibles, difficiles ; puis, après quelques
moments de marche, tout se dissipe et l'on marche
gaillardement. De même si l'on s'assied : après quelque temps de repos, on éprouve en se levant une
sensation plus ou moins pénible dans les reins ou
dans les parties rhumatisées, sensation qui disparaît
après quelques instants de marche ou d'exercice.

Les Rhumatismes chroniques peuvent être beaucoup
plus douloureux : on voit certaines personnes souffrir
presque constamment, d'une façon plus ou moins
vive, de quelque partie du corps. Les douleurs occupent tantôt un point, tantôt un autre ; mais elles ont
une espèce de quartier général, où elles se font sentir
avec plus de constance et plus d'intensité.

Ces Rhumatisants se fatiguent aisément et sont facilement courbaturés ; les grands efforts pour sou-
lever un fardeau, pour frapper, etc., rendent doulou-

10

reux les muscles qui sont habituellement rhumatisés;
il arrive même quelquefois que ces efforts déterminent momentanément un Rhumatisme à l'état aigu.

101. Variétés de Rhumatismes.— Les douleurs rhumatismales peuvent exister, à l'état aigu et à l'état
chronique, avec les symptômes que je viens d'indiquer, dans diverses parties du corps. Outre les caractères généraux précédemment décrits, elles revêtent
dans chaque région une physionomie particulière, que
je vais esquisser en quelques mots.

1° *Torticolis.* — Ce Rhumatisme existe presque toujours à l'état *aigu*. Il est causé habituellement par
l'action prolongée du froid sur le cou pendant le
sommeil, ou par une fausse position.

Les Torticolis se manifestent ordinairement le
matin, au réveil. Les Malades éprouvent une douleur
plus ou moins vive quand ils veulent tourner la
tête, surtout quand ils la tournent du côté opposé au
côté rhumatisé. Cette douleur est souvent assez vive
pour que le mouvement pour tourner la tête soit
arrêté et qu'elle leur arrache un léger cri; elle reparaît toutes les fois que, sans y songer, ils tournent
la tête.

Quand les Malades *veulent* se retourner, ils se retournent tout d'une pièce; c'est le corps qui fait le
mouvement et non la tête. Ils évitent ainsi toute contraction des muscles rhumatisés et par conséquent
toute douleur; la même appréhension leur fait tenir
instinctivement la tête inclinée du côté malade, d'où
résulte une tournure bizarre, le *cou tors.*

2° *Scapulodynie.*—Les Rhumatismes de l'épaule sont
assez fréquents et existent plus souvent à l'état chronique qu'à l'état aigu. Ils consistent en une douleur
siégeant dans l'épaule, ou plus exactement dans la
partie extérieure de l'épaule, à la naissance du bras
et en dehors; cette douleur augmente et devient très-
vive quand le Malade veut écarter le bras, le porter
en avant ou le porter en arrière. D'ailleurs les moindres mouvements du bras réveillent la douleur, et le
Malade n'éprouve quelque calme qu'étant assis et
dans le repos le plus absolu; il se trouve mieux assis
dans un fauteuil que couché dans son lit, parce que
les muscles de l'épaule se trouvent alors plus facilement dans un état de relâchement.

3° *Pleurodynie.* — Ce Rhumatisme réside dans les
parois de la poitrine, surtout sur les côtés, au-dessous
et en arrière des seins; il existe presque toujours à
l'état chronique. La pression exercée sur toute la
région latérale de la poitrine est douloureuse, mais
la douleur est surtout très-vive quand on fait une
grande inspiration, et principalement quand on éter-
nue, ou qu'on tousse, ou qu'on crache, ou qu'on rit;
en un mot, toutes les fois que les muscles des parois
thoraciques se contractent.

Quand ce Rhumatisme existe à l'état aigu, la respiration ordinaire elle-même augmente la douleur;
c'est même quelquefois à ce point que les Malades,
ne pouvant librement et amplement respirer, sont
dans une grande agitation et se croient à chaque instant menacés de suffocation.

4° *Lombago.* — Ce Rhumatisme des reins est un

des plus fréquents, soit à l'état aigu, soit surtout à l'état chronique. Il occupe les masses charnues volumineuses de la région des lombes ou des reins. Les muscles de cette région étant chargés de tenir le tronc en équilibre sur le bassin et, en outre, d'imprimer au tronc les divers mouvements de flexion en avant, en arrière et sur les côtés, il en résulte que ces muscles sont très-souvent obligés de se contracter, car nous exécutons à chaque instant, sans nous en apercevoir, un de ces mouvements.

Aussi les douleurs, dans le lombago, sont-elles plus fréquentes et surtout plus violentes (les masses charnues sont très-volumineuses) que dans les autres variétés de Rhumatismes. Lorsque le Malade, étant couché, veut se mettre sur son séant, il faut que la masse charnue des reins se contracte pour soutenir le tronc tout entier; de là une vive douleur; lorsqu'il veut se recoucher, se remettre sur le dos, la contraction pour reporter le tronc en arrière éveille une nouvelle douleur. Aussi voici ce que l'on observe alors habituellement : le Malade, malgré lui, commence par se retenir, ce qui augmente ses souffrances à cause des efforts, des contractions, qu'il est obligé de faire; alors, vaincu par la douleur, il se laisse tomber comme une masse inerte en poussant un gémissement. Les moindres mouvements sont extrêmement douloureux et arrachent des cris aux hommes les plus courageux.

A l'état chronique, ce n'est plus qu'un sentiment de roideur, dans la région des reins, ou tout au plus une douleur très-prononcée quand on se ploie en avant ou de côté, ou qu'on se redresse fortement, qu'on se cambre. Quelquefois cette douleur, à la suite d'un refroidissement, s'accentue un peu plus et force les Malades à garder quelques jours de repos.

Voir, pour plus de détails, ce que j'ai dit plus haut sur le Rhumatisme à l'état aigu et à l'état chronique; je n'ai pas voulu me répéter et n'ai signalé ici que les traits spéciaux de chaque variété.

102. Traitement des Rhumatismes aigus.—Si les douleurs sont peu intenses, on se contentera :

1° De prendre un *bain* de son, dans lequel on restera au moins une heure; on recommencera le lendemain et même encore le surlendemain, si le mal n'a pas disparu ; il faudra avoir soin de prendre le bain à côté de son lit, de ne pas se refroidir en sortant et de se recoucher tout aussitôt, après avoir fait bassiner le lit, surtout là où reposeront les parties rhumatisées.

2° On appliquera sur les parties douloureuses un cataplasme de farine de graine de lin, enduit de *Liniment parégorique* (141).

3° On gardera le lit, dans une position commode et telle que les muscles rhumatisés n'aient pas à se contracter et ne soient pressés par quoi que ce soit.

4° On boira, au moins toutes les heures, une tasse à café d'infusion bien chaude de bourrache et de suréau.

Si la douleur est très-violente :

1° On mettra en pratique les moyens précédemment indiqués ;

10.

2° On appliquera douze sangsues sur les parties douloureuses; si, le lendemain, le mal s'est amendé mais
n'a pas disparu, on en réappliquera tout autant.

Si la douleur, quoique atténuée, résiste encore à ces
moyens et ne disparaît pas complétement :

1° On appliquera des sinapismes, cinq ou six fois
par jour, là où l'on mettait des cataplasmes émol-
lients; on les laissera en place, chaque fois, pendant
huit à dix minutes, jusqu'à ce que la peau devienne
très-rouge et qu'on ait grand'peine à les supporter;

2° Ou bien on fera des frictions avec un tampon
de ouate enduit de *liniment parégorique* (141.)

103. Traitement des Rhumatismes chroniques. —
Quand les douleurs rhumatismales constituent une
douleur sourde et apportent une gêne notable dans
les mouvements :

1° On appliquera sur les parties rhumatisées une
série de vésicatoires volants : chaque vésicatoire sera
maintenu pendant une huitaine de jours, pansé soir
et matin avec de la pommade épispastique verte et
saupoudré tous les soirs, en se couchant, avec 5 milligrammes de chlorhydrate de morphine. On gardera
le vésicatoire huit jours, puis on restera huit jours
tranquille, puis on appliquera un nouveau vésicatoire,
que l'on pansera de la même façon.

2° Dans l'intervalle des huit jours, on prendra tous
les jours un bain de Vichy (un paquet de Sels de
Vichy dans l'eau d'une baignoire); on aura soin, en
sortant du bain, de se faire bien essuyer et surtout

de se faire frictionner énergiquement au niveau des muscles rhumatisés.

3° On boira le matin avant déjeuner, le tantôt à quatre ou cinq heures, et le soir en se couchant, un verre d'eau de Vichy (Célestins).

4° En se levant et en se couchant, — quand on n'aura pas de vésicatoire, — faire des frictions sur les parties rhumatisées avec un tampon de ouate enduit de *liniment parégorique* (141).

5° On portera, pendant la journée, une bonne peau de chat ou de lièvre, qui enveloppera les parties rhumatisées : un très-bon moyen de maintenir ces fourrures en place consiste à les coudre à grands points en dedans d'un gilet ou d'un caleçon de flanelle.

6° Beaucoup de Rhumatisants éprouvent beaucoup de bien des *bains de vapeur :* (143) ils pourront aisément, en suivant les prescriptions indiquées, en prendre chez eux quand leurs douleurs deviendront plus pénibles, surtout au moment des changements de temps.

GOUTTE

On donne le nom de goutte à une maladie générale, héréditaire, due à une surabondance d'acide urique dans le sang ; elle survient par attaques, essentiellement caractérisées par une série de fluxions douloureuses sur les articulations et principalement sur celles des pieds et des mains, fluxions qui finissent ordinairement par y former des tophus ou dépôts d'urate de soude.

Il est un préjugé, généralement répandu parmi les Goutteux, qui consiste à considérer la Goutte comme une maladie incurable et à laquelle la Médecine ne peut apporter que du soulagement. C'est là une erreur grave, une prévention funeste et désastreuse, qui tend à jeter le découragement et le désespoir dans l'esprit des Malades et qui les empêche de suivre avec persévérance un Traitement, un peu long, il est vrai, mais qui ne tarde pas cependant à diminuer la fréquence des attaques et peu à peu à les faire disparaître complétement.

Une maladie peut toujours se guérir, tant qu'elle

n'a pas porté la désorganisation dans une partie du corps essentielle à la vie. Or la Goutte, consistant essentiellement en une sécrélion exagérée d'acide urique, *il est possible* de diminuer cette sécrétion, de la ramener à l'état normal, de détruire ainsi la cause de la maladie et, par conséquent, de guérir la maladie elle-même.

104. Causes prédisposantes. — Il est extrêment rare que le jeune âge soit sujet à la Goutte : ce n'est que dans la période moyenne de la vie qu'elle apparaît. Les hommes y sont plus sujets que les femmes : ce qu'il faut attribuer au genre de vie et aux habitudes généralement plus sobres des femmes, ainsi qu'à l'écoulement menstruel qui constitue pour elles une petite saignée régulière. Quant à l'hérédité, elle a été admise par tous les Médecins de toutes les époques : c'est une des maladies qui se transmettent le plus sûrement et c'est là un fait capital qui domine toutes les autres causes capables de produire la maladie. Enfin le tempérament sanguin (70), surtout quand on le laisse se développer outre mesure et arriver au malaise sanguin, à la pléthore (71), contribue puissamment à prédisposer à la Goutte.

Ainsi donc les hommes d'un âge moyen, nés de parents goutteux et doués d'un tempérament sanguin très-prononcé, sont prédisposés à avoir la Goutte.

Cette prédisposition s'augmentera encore si ces mêmes hommes ont une alimentation habituelle trop riche en mets substantiels, trop abondante, s'ils font un usage ordinaire de vins généreux purs en

certaine quantité, ainsi que de liqueurs spiritueuses,
s'ils prennent enfin très-peu d'exercice. C'est pourquoi la Goutte est la maladie des gens riches, c'est-
à-dire des personnes qui vivent bien et ne se fatiguent guère; c'est pourquoi elle est si rare dans la
classe ouvrière, qui vit mal et qui est soumise à des
travaux fatigants.

Telles sont les causes qui prédisposent à contracter
la Goutte. Voyons maintenant comment elle se développe, non-seulement chez ces personnes qui y sont
prédisposées, mais même chez les autres.

105. Causes intimes. — Pour bien faire comprendre
la façon dont la Goutte prend naissance et comment
elle se développe, qu'il me soit permis de résumer
en quelques lignes ce que j'ai dit en plusieurs parties
de cet ouvrage, sur la composition chimique du
sang, sur les modifications que lui impriment les divers genres d'alimentation, et sur le rôle des Sécrétions à son égard.

Formation de l'acide urique. — Le sang est un
liquide qui sert d'intermédiaire entre les aliments
et notre corps (7); tous les aliments se changent et
se métamorphosent en sang pour pouvoir subvenir
aux pertes incessantes (1) qui résultent de la respiration, de la transpiration, des sécrétions diverses, de
l'usure des divers rouages de la machine, et aux dépenses de forces et de calorique que nécessite le fait
même de la vie.

Mais si nos aliments servent à nous nourrir, à réparer tous les jours ces pertes et ces dépenses, nous

avons vu (21) que tous n'ont pas la même destination.

Les aliments *réparateurs* (22) — viandes, poissons, lait, fromages, œufs, gluten, légumine des légumes, — se transforment, dans notre organisme, en albumine et en globules (23, 7), substances *azotées* qui représentent la partie la plus riche et la plus réparatrice de notre sang. Ces substances azotées subissent ensuite dans notre corps une série de modifications qui les transforment en cholestérine et en acide urique.

La *cholestérine* qui se trouve dans la *bile*, et l'*acide urique* qui se trouve dans l'*urine*, sont donc les *résidus* de la viande, des poissons, des œufs et des autres aliments *azotés* que nous avons mangés.

L'*acide urique* est une matière solide, rouge, *très-peu soluble* dans l'eau ; c'est elle qui constitue cette poussière ou ce sable rouge que l'on observe si souvent dans le fond du vase quand les urines sont chargées. L'acide urique se transforme presque en totalité en *urée*.

L'*urée*, transformation de l'acide urique, est une matière *très-soluble* dans l'eau, transformation qui est le résultat d'une combustion intérieure (13) plus complète.

L'acide urique, très-peu soluble, se transforme donc normalement, dans l'état de santé, en urée, substance très-soluble.

Mais si l'on mange trop, si l'on fait un usage trop abondant d'aliments réparateurs, ou bien si l'on ne prend pas assez d'exercice, si l'on n'utilise pas et si l'on ne brûle pas l'acide urique qui résulte d'une alimen-

tation ordinaire, et qui ne serait pas excessive si l'on
menait une vie active, — alors la quantité d'acide
urique contenue dans le sang augmente et cela
d'autant plus que l'on mange davantage et que l'on
prend moins d'exercice.

Voilà donc, dans deux cas différents, le sang
chargé d'une quantité plus ou moins grande d'acide
urique.

Solubilité des sels minéraux. — Il est parfaitement
démontré que :

Une certaine quantité de sels minéraux se dissout
parfaitement dans une quantité donnée de liquide;
mais si cette quantité de sels augmente, tout ne
pourra pas se fondre, et une partie se déposera, non
fondue, dans le fond du vase. — Par exemple, si
vous versez du sel ordinaire dans un verre d'eau par
petites pincées, les premières pincées se fondront parfaitement; mais si vous continuez à en ajouter toujours, il arrivera un moment où l'eau sera *saturée*,
où elle ne pourra plus fondre de sel, et celui que
vous continuerez à ajouter se déposera dans le fond
du verre.

C'est ce qui arrive pour le sang des Goutteux,
pour l'urine des Graveleux, pour la bile des Malades
qui ont des Coliques hépatiques.

Formation de la Goutte. — Chez les gens bien
portants, le sang contient une *petite quantité* d'acide
urique qui se fond et se dissout parfaitement bien
dans le sang : le sang se débarrasse régulièrement
de cet acide au moyen de diverses Sécrétions (11), et
surtout au moyen des urines.

Si ces gens bien portants font bonne chère pendant quelques jours, leur urine se chargera d'une plus grande quantité d'acide urique. Nous avons vu, en effet (23), que les aliments réparateurs (viandes, poisson, œufs, etc.) se métamorphosent en acide urique et en cholestérine. La preuve qu'il en est ainsi, c'est qu'à la suite de quelques jours de bonne chère, l'urine devient plus rouge, plus foncée, plus *chargée* que d'ordinaire, et si on l'analyse, on y trouve une plus grande quantité d'acide urique qu'elle ne doit en contenir.

Il est des personnes qui sont douées d'un tempérament sanguin, qui ont bon appétit, qui mangent habituellement beaucoup, qui sont fortes et vigoureuses et d'une luxuriante santé. Malgré ces apparences, si ces personnes ne prennent pas suffisamment d'exercice pour utiliser et pour brûler intérieurement tout ce qu'elles mangent, il arrivera que :

1° Leur sang se chargera d'une quantité de plus en plus grande d'acide urique, résidu des aliments réparateurs (23) pris en excès.

2° Leur urine sera souvent un peu rouge, un peu chargée, et même laissera déposer dans le fond du vase un peu de sédiment rougeâtre : si elles font analyser cette urine, elles verront qu'elle contient une notable quantité d'acide urique.

3° Leur urine pourra même contenir soit de la *gravelle,* soit des *calculs.*

4° Mais les reins étant impuissants à dépurer le sang, à le débarrasser de tout l'acide urique qu'il contient, cet acide se déposera, sous l'influence d'un

11

refroidissement, autour des articulations ou des jointures, et donnera lieu ainsi à la Goutte.

5° Si un traitement convenable n'arrête pas la maladie, il se formera, à chaque attaque de Goutte, de nouveaux dépôts d'acide urique autour des articulations, dépôts qui finiront par constituer des grosseurs, des *tophus*.

106. Goutte aiguë.—Les symptômes de la *Goutte aiguë* ne sont pas les mêmes chez tous les Malades : c'est pourquoi je vais d'abord passer en revue ces diverses manisfestations morbides, puis je ferai le tableau d'un accès de Goutte.

La Goutte offre habituellement comme symptômes locaux, c'est-à-dire localisés à l'endroit malade, de la douleur, du gonflement, de la chaleur et de la rougeur.

La *douleur* est le principal symptôme; elle occupe plus souvent les pieds que toute autre partie du corps, et spécialement les gros orteils; plus tard, la Goutte peut attaquer d'autres articulations, mais l'orteil reste presque toujours douloureux. Cette douleur est en général aiguë : il semble au Malade qu'on lui déchire ou qu'on lui disloque l'articulation, ou qu'on la lui brûle, ou qu'on enfonce une vrille ou un fer rouge, etc. La moindre pression exercée par des chaussures ou par le poids des couvertures, le moindre attouchement, le plus léger mouvement imprimé à l'articulation, exaspèrent cette douleur. Elle est habituellement plus intense la nuit que le jour : elle réveille souvent le Malade en sursaut.

La douleur détermine assez souvent des *crampes* dans les orteils, dans les mollets, dans les cuisses, surtout quand le Malade exécute quelque mouvement.

Le *gonflement* s'ajoute à la douleur : il est plus ou moins prononcé et offre surtout la sensation de l'empâtement.

La *rougeur* de la peau est, en général, en rapport avec le gonflement et la vivacité de la douleur.

La *chaleur* est également proportionnelle aux trois signes précédents.

On observe souvent, quand ces symptômes existent depuis quelques jours, une dilatation des *veines* avoisinantes, en même temps qu'une certaine *moiteur* de l'articulation malade.

Je ne parle pas de la déformation des articulations, ni des concrétions tophacées, parce qu'elles résultent de la Goutte chronique.

Quant aux symptômes généraux, je mentionnerai surtout les suivants : fièvre; perte d'appétit; langue blanche et pâteuse; soif; renvois de gaz; constipation; urines peu abondantes, fortement colorées, laissant déposer un sédiment rougeâtre; assez souvent un peu de gravelle.

Attaque de Goutte. — Quelquefois l'attaque est précédée, pendant un ou plusieurs jours, d'avant-coureurs manifestes, consistant en perte d'appétit, renvois de gaz, flatuosités, constipation, malaise général, fourmillements et crampes dans les membres, sommeil léger et souvent interrompu; urine plus colorée et plus chargée, avec dépôt briqueté; l'articulation

qui sera malade est le siége de roideurs, de sensibilité exagérée, et les veines voisines sont un peu gon-
flées; irritabilité du caractère, inaptitude au travail;
quelquefois agacement des dents.

Ces avant-coureurs, dont un certain nombre existe
habituellement, manquent quelquefois complétement,
et le Malade est réveillé en sursaut par un accès de
Goutte, par une douleur plus ou moins vive : cette douleur va en augmentant jusqu'au jour; puis elle reste
assez vive, à peu près stationnaire, sauf quelques exacerbations passagères, jusqu'à la fin du jour ; elle se
calme un peu pendant la nuit suivante et se dissipe
en grande partie vers le matin. Le sommeil devient
alors plus calme, une légère transpiration s'établit,
et au réveil le Malade se trouve très-soulagé, mais
cependant encore souffrant.

L'accès a donc duré environ l'espace de trente à
quarante heures.

Les jours suivants, il survient vers le soir une
légère recrudescence du mal, mais de courte durée :
les journées sont plus tranquilles, sans que néan-
moins les douleurs se soient tout à fait calmées.

Ces *accès quotidiens* se reproduisent ainsi pendant
une, deux ou trois semaines, en allant toujours en
diminuant, et leur ensemble constitue une *attaque de
Goutte*. Plus le Malade est jeune et robuste, plus l'attaque est courte; chez ceux qui sont âgés et affaiblis,
elle peut durer de quatre à six semaines.

Il n'est pas rare de voir les symptômes locaux (douleurs, gonflement, rougeur et chaleur) s'attaquer
successivement à plusieurs articulations, envahisse-

ment qui détermine chaque fois une recrudescence
des symptômes généraux (fièvre, perte d'appétit, langue blanche, soif, constipation, urines chargées, etc).

Quand les symptômes locaux sont accompagnés de
symptômes généraux très-prononcés et surtout de
fièvre, c'est la *Goutte chaude;* quand les articulations
sont prises, et que les symptômes généraux, la fièvre
surtout, sont peu appréciables, c'est la *Goutte froide.*

Bien entendu, l'attaque n'existe pas toujours telle que
je viens de la décrire : il existe mille variations dans
l'ordre et la marche des divers symptômes locaux et
généraux dont l'ensemble constitue le cortége de la
Goutte.

107. Goutte chronique. — Elle est la conséquence
de la Goutte aiguë, dont elle n'est que la continua-
tion.

Les attaques sont moins violentes, et par conséquent
moins nettes et moins distinctes, et ne consistent
qu'en des exacerbations ou redoublement de douleurs
survenant à des intervalles très-variables.

Assez souvent la Goutte chronique reste fixée dans
une articulation, ou du moins dans un petit nombre
de jointures, où les souffrances existent en tout temps,
avec plus ou moins d'intensité, et où les altérations
matérielles des tissus de la jointure vont sans cesse
en augmentant: c'est alors la *Goutte fixe.*

D'autres fois, la Goutte s'attaque à un plus grand
nombre d'articulations, mais pas en même temps:
tantôt ce seront les orteils du pied droit, tantôt ceux du
pied gauche, tantôt les doigts, tantôt les genoux, etc.

Dans ce cas, comme la maladie ne reste pas aussi longtemps dans la même jointure, elle n'a pas le temps d'y produire de sérieuses altérations : c'est alors la *Goutte mobile*.

La *douleur* est moins vive que dans le cas de Goutte aiguë, mais elle est plus continue et se dissipe rarement entièrement; sans éprouver de douleur, le Malade ressent toujours plus ou moins de gêne.

Tophus. — Le *gonflement*, au lieu d'être passager comme dans la Goutte aiguë, devient persistant et constitue autour de chaque articulation malade une tumeur, à laquelle on donne le nom de *tophus*. Ce tophus est formé par l'infiltration, dans les tissus qui entourent l'articulation, d'une substance analogue à de la craie liquide, et qui se compose principalement d'urates de soude et de chaux.

Ces tophus constituent, autour des jointures des orteils ou des doigts, des tumeurs plus ou moins nombreuses et volumineuses, dures, irrégulières, bosselées et gênant beaucoup les mouvements; la pression, surtout celle exercée par la chaussure, est douloureuse. Ces tophus déterminent nécessairement une déformation notable des doigts ou des orteils.

Il arrive quelquefois que la peau qui recouvre ces tophus s'enflamme et s'ulcère: il en résulte une plaie ulcéreuse très-longue à se guérir.

Les *urines* des Goutteux sont habituellement peu abondantes et chargées d'acide urique et d'urates de soude ou de chaux, qui forment des dépôts rougeâtres au fond du vase. Cela tient à ce que leur sang est trop riche et contient une trop grande proportion d'acide urique, que les urines s'efforcent d'éliminer : aussi la *gravelle* et même les *calculs* urinaires et le *catarrhe de vessie* sont-ils assez fréquents chez eux.

108. Traitement de la Goutte aiguë. — Si l'on a bien compris tout ce qui a été dit jusqu'à présent, et si l'on a bien suivi l'enchaînement des faits et les explications que j'en ai données, il ne sera pas difficile de saisir les indications précises que doit remplir le traitement pour arriver à la guérison de la Goutte.

1º L'appareil digestif fournit au sang une trop grande quantité d'éléments réparateurs ou azotés (22), lesquels se transforment, par des modifications successives, en acide urique, cause de la Goutte.

Il faudra donc diminuer autant que possible, dans le régime habituel, la proportion de tous les aliments trop substantiels, ainsi que de tout ce qui tend à échauffer le sang : donc, régime adoucissant (167).

2º L'organisme des Goutteux, non-seulement reçoit une trop grande quantité d'éléments réparateurs susceptibles de former de l'acide urique, mais il n'utilise même pas, il ne brûle pas, il ne transforme pas, — par une dépense habituelle suffisante de forces, — l'acide urique qui lui est incessamment fourni.

Il faudra donc, par un exercice journalier convenable, activer cette transformation, utiliser ces matériaux ; sinon il y aura encombrement, et le sang déposera çà et là l'acide urique en excès.

3º Il faut tâcher de dissoudre l'acide urique qui existe actuellement dans le sang et l'éliminer par les organes dépurateurs du sang dont on peut le plus aisément stimuler et augmenter le travail sécrétoire, c'est-à-dire par les reins et par les intestins.

L'Eau de Vichy, à laquelle on ajoute une petite proportion d'*Élixir dépuratif* (139) remplit parfaitement ce double but. — L'Eau de Vichy, par ses propriétés aqueuses, augmente momentanément la proportion de l'eau contenue dans le sang et aide ainsi à diluer, à dissoudre l'acide urique; par ses propriétés alcalines, elle neutralise cet acide et le transforme en urate de soude, sel minéral très-soluble dans l'eau. — L'*Elixir dépuratif*, en augmentant les sécrétions, ou le travail dépuratif des reins, du foie et de la muqueuse intestinale, favorise ainsi la dépuration du sang et l'élimination de l'acide urique et de l'urate de soude qu'il charrie.

Tous les matins avant de déjeuner, le tantôt à quatre ou cinq heures, et le soir en se couchant, on boira un verre d'Eau de Vichy (Célestins). — Dans chaque verre, on ajoutera une demi-cuillerée à café d'*Elixir dépuratif* (139).

On agira ainsi pendant quinze jours de suite, puis on se reposera quinze jours, puis on recommencera une nouvelle quinzaine.

4º Il faut que le Malade se place dans les meilleures conditions hygiéniques possibles pour se guérir.

Il n'aura qu'à suivre les divers conseils d'Hygiène et de Régime que j'indique un peu plus loin (144).

Tel est le véritable Traitement de la Goutte aiguë.
Il faut cependant, pour qu'il produise de bons résultats, qu'il soit appliqué avec discernement, avec
opportunité.

109. Traitement des attaques. — Je ne saurais trop
recommander aux Goutteux de s'abstenir de tous les
moyens tels que le colchique et autres préparations
antigoutteuses, qui font avorter l'attaque en déterminant une vive stimulation intérieure. Les attaques
de Goutte se comportent comme les fièvres éruptives,
la rougeole, la scarlatine, la variole : de même qu'il
est possible de faire disparaître l'éruption de la peau
de ces maladies fébriles, en faisant prendre au Malade une purgation énergique, de même aussi on
peut juguler l'attaque de Goutte, la faire avorter, en
faisant prendre au Malade, soit du colchique, soit
tout autre remède antigoutteux. Mais de même aussi
que la répercussion d'une rougeole, d'une scarlatine,
d'une variole, déterminera presque toujours une
maladie générale ou locale très-grave, de même
aussi la répercussion de l'attaque goutteuse détermine
très-souvent de très-graves accidents, tels qu'une
Goutte remontée, ou une Goutte viscérale, bien autrement graves que la Goutte articulaire.

Il faut donc, pendant l'attaque de Goutte, éviter
avec le plus grand soin tout ce qui peut arrêter la
crise, et faire au contraire tout ce qui tend à la
faciliter en la rendant moins douloureuse. C'est là ce
que doit faire tout Médecin consciencieux et tout
Malade prudent.

Ce qu'il y a de plus sage à faire au moment de l'attaque, c'est de calmer la douleur. On y parvient de diverses manières :

Un très-bon moyen, que je recommande spécialement consiste à appliquer des sangsues sur les parties douloureuses : elles soulagent beaucoup et diminuent la congestion sanguine et nerveuse qui se fait dans la jointure. On en met quinze le premier jour, douze le lendemain, dix le troisième jour et huit le quatrième jour.

On enveloppera les jointures douloureuses de cataplasmes faits avec de la mie de pain et du lait, et enduits d'une couche suffisante de *Liniment parégorique* (141). — On renouvellera ces cataplasmes trois fois par jour : le matin à huit heures, le tantôt à trois heures, le soir à neuf ou dix heures.

Il ne faut pas, malgré les bons effets de ces topiques calmants, en prolonger l'usage pendant plusieurs jours, car ils produisent l'engorgement et la macération des tissus. Après deux ou trois jours de cataplasmes, on se contentera de linges bien enduits de *Liniment parégorique*.

Pendant la durée de l'attaque, le Malade boira toutes les heures une tasse à café de tisane de frêne, avec une cuillerée à café d'*Élixir dépuratif* (139).

Toutes les heures, immédiatement après chaque tasse de tisane, il prendra une cuillerée à café de *Sirop calmant* (144). — Diète modérée (166).

110. Traitement de la Goutte chronique. — Dans l'intervalle des attaques, ou bien quand la Goutte est passée à l'état chronique, le Traitement rationnel qu'il convient de suivre consistera :

1° A diminuer et à restreindre dans les plus étroites limites la formation de l'*acide urique*, cause première du mal : il faudra donc, dans le Régime habituel, diminuer autant que possible la quantité proportionnelle des viandes et autres aliments réparateurs ou azotés (22), et suivre, par conséquent, un *Régime adoucissant* (167);

2° A faire tout son possible pour que l'acide urique, que notre organisme fabrique tous les jours, soit utilisé, soit converti tous les jours en *urée*, substance très-soluble dans l'urine et facilement expulsée par les Reins : il faudra pour cela *prendre de l'exercice* autant que l'âge, les forces et les occupations le permettront; ce sera là le *meilleur moyen*, le plus certain, le plus efficace et celui sur lequel il faudra le plus compter;

3° A dissoudre et à fondre l'acide urique qui existe en grande quantité dans le sang et à prévenir ainsi son dépôt autour des articulations : pour cela, il faudra venir passer une ou plusieurs Saisons à Vichy ou suivre, chez soi, le Traitement par l'Eau de Vichy (Célestins). Je montre, un peu plus loin, comment l'Eau de Vichy rend le sang plus *aqueux*, plus fluide, plus *alcalin*, et comment elle dissout ainsi l'excè d'acide urique qu'il peut contenir (183);

4° A augmenter, par l'usage intelligent de médicaments spéciaux, le travail dépurateur (11) des intestins, du foie et des reins, afin de purifier le sang et le débarrasser de l'acide urique qu'il contient. On pourra, dans ce but, faire usage de l'*Elixir dépu-ratif* (139), associé à l'Eau de Vichy ;

5° A augmenter la transpiration, à stimuler les fonctions de la peau, en prenant chez soi, de temps en temps, un *bain de vapeur* (143) ;

6° A entretenir la liberté du ventre en faisant usage, de temps en temps, de *Pilules laxatives* (140).

111. Hygiène des Goutteux. — Dans l'intervalle de leurs accès, les Goutteux ont besoin de suivre certaines règles hygiéniques, afin de retarder autant que possible le retour de leurs maux et surtout pour détruire autant que possible la cause essentielle de leur maladie, c'est-à-dire la formation de l'acide urique en trop grande quantité.

Air, habitation. — Nous avons vu que le froid, le froid humide surtout, est une cause occasionnelle d'attaques de Goutte : c'est presque toujours sous l'influence des froids humides que les accès reparaissent ; voilà pourquoi la Goutte est plus répandue dans les pays froids et humides et que les attaques sont plus fréquentes au printemps et en automne. Aussi les Goutteux sentent si bien que le froid leur est contraire que, pendant l'hiver, ils se renferment hermétiquement chez eux, s'habillent très chaudement et évitent l'air du dehors.

Cette façon d'agir n'est pas sans inconvénients : en se tenant constamment enfermé dans des pièces où règne une chaude température, en se vêtissant

trop, on rend la peau et les organes des voies respiratoires tellement susceptibles, qu'ils deviennent
encore plus impressionnables à l'action du froid.

Les Goutteux prendront toutes les précautions
possibles pour se préserver de l'humidité, du froid,
du vent humide, des brouillards et particulièrement
des variations brusques de température.

Les Goutteux devront, autant que possible, habiter
un appartement exposé au midi, à l'abri des vents
et de l'humidité : pendant l'hiver, l'appartement sera
chauffé à une température *douce* et égale de 15 à
17° centigrades. Ceux qui pourront aller passer les
quatre ou cinq mois d'hiver à Nice, à Cannes, à
Hyères et surtout en Algérie, où la température est
plus égale, éviteront ainsi bien des souffrances.

Habillement. — Un des meilleurs moyens de dé-
fendre le corps des variations brusques de température et surtout de l'humidité, c'est de porter
constamment, été et hiver, un gilet et un caleçon
de flanelle. La flanelle maintient la chaleur du corps
dans des proportions égales ; son tissu est peu épais
et ne fatigue nullement par son poids ; le corps est
ainsi partout enveloppé d'une couche d'air chaud, par
ce vêtement complet de flanelle ; en outre elle
absorbe promptement la sueur à mesure qu'elle se
forme, ce qui prévient les refroidissements dus à
l'évaporation rapide à la surface même du corps ;
enfin la flanelle exerce sur la peau une certaine
titillation, que les mouvements augmentent encore,
ce qui agit dans le sens d'une friction douce et légère.

Chez les Goutteux, le refroidissement des pieds détermine presque toujours une sensation d'engourdissement et même de douleur, non-seulement aux pieds, mais même aux genoux et aux reins. Il faudra donc qu'ils portent de bons bas de laine, qu'ils changeront tous les jours ou tous les deux jours.

La chaussure sera facile, suffisamment large, de cuir très-souple, imperméable, capable de céder sans efforts à tous les mouvements du pied, et n'exercera nulle part aucune compression douloureuse : elle sera commode plutôt que coquette.

Le lit des Goutteux doit être placé dans une chambre très-gaie, en plein midi; il ne doit pas être trop mou, trop moelleux; on doit se couvrir suffisamment, mais sans excès; il faut surtout que les pieds soient tenus très-chaudement.

Exercice. — Les Goutteux ont besoin d'exercice, parce que l'exercice, en augmentant la respiration, la circulation du sang et la transpiration insensible de la peau, favorise et même accélère la transformation de l'acide urique *insoluble* en urée qui est soluble. Mais il faut que l'exercice n'aille jamais, ou n'aille du moins que rarement jusqu'à la fatigue, car la fatigue est pour eux de la douleur : elle irrite les articulations et devient souvent la cause occasionnelle d'un accès. Il faut donc, quand le Goutteux se porte bien et qu'il peut marcher, qu'il dépense ses forces, mais de manière à ne pas fatiguer les membres qui sont affaiblis et sur lesquels le mal a de la tendance à revenir.

Ainsi, quand la Goutte a atteint plusieurs fois les articulations des pieds, il faut marcher avec ménagement, ne pas faire des courses ou des promenades à pied trop longues ; il y a alors beaucoup d'avantage à exercer les bras, à se livrer à quelque travail qui les mette principalement en action ; scier du bois, bêcher la terre, raboter, jouer à la paume ou au billard, faire de la gymnastique ou des armes, faire enfin avec les bras un exercice journalier assez violent pour les fatiguer, — sans trop fatiguer les jambes.

Je crois en effet que, si les ouvriers sont à l'abri de la Goutte, c'est à l'exercice habituel auquel ils sont soumis qu'ils doivent en grande partie cette immunité.

Genre de vie. — Les veilles prolongées sont nuisibles aux gens bien portants, à plus forte raison aux Goutteux ; les veilles fatiguent beaucoup, parce qu'elles surexcitent le système nerveux, et déterminent un échauffement général qui se traduit par une chaleur sèche de la peau, des urines chargées, un enduit blanchâtre de la langue, une diminution d'appétit, un malaise général ; cet état ne peut nécessairement qu'augmenter la fâcheuse prédisposition dont les Goutteux sont déjà affligés.

Un sommeil doux, tranquille, d'une durée de sept à huit heures et pris à des heures aussi régulières que possible, est donc de beaucoup préférable.

Les Goutteux doivent éviter les fatigues d'esprit trop considérables, car la méditation soutenue et prolongée diminue l'activité de toutes les fonctions, en absorbant tout le fluide nerveux au profit du cerveau.

Les passions tristes, les chagrins profonds, les préoccupations vives, les peines morales et affectives, les contrariétés, produisent cet effet et agissent de la même façon avec plus d'énergie encore. Je sais bien qu'il n'est pas à la disposition du Malade d'échapper à cet ordre de causes; il n'est pas toujours possible de se distraire, de s'égayer, quand on a de légitimes sujets de chagrin ou d'ennui; c'est alors qu'un peu de philosophie est vraiment utile.

Régime. — Beaucoup de Goutteux aggravent leur maladie par la façon dont ils vivent. Étant généralement assez gourmets et doués d'un excellent appétit, ils s'adonnent trop volontiers au plaisir de la table; aussi cette bonne chère habituelle, en leur faisant un sang trop riche, augmente la fréquence des attaques.

Il est donc absolument nécessaire que les Goutteux s'astreignent à un régime régulier, moins sévère d'ailleurs qu'il ne le semble au premier abord; j'ai indiqué, au régime adoucissant (138), le détail des mets que l'on doit préférer ainsi que des boissons dont on doit faire usage.

C'est surtout aux Goutteux qu'il faut dire : On doit manger pour vivre, et non pas vivre pour manger.

GRAVELLE

113. Organes urinaires.—Les organes urinaires sont absolument semblables chez l'homme et chez la femme : l'organe d'expulsion de l'urine est seul différent,

L'urine est sécrétée par deux glandes, les *reins* ou rognons (A, B), pareils aux rognons de mouton, mais trois fois plus gros. Ils sont situés dans la région des lombes ou des reins, de chaque côté de la colonne vertébrale.

L'échancrure de chaque rein est embrassée par l'épanouissement, en forme de calice de clochette ou de lis (D), d'un long canal qui conduit l'urine dans la vessie à mesure qu'elle est sécrétée : ce canal c'est l'*uretère* (E).

La *vessie* (C) est située dans le bassin, immédiatement derrière l'os du pubis, en avant du rectum chez l'homme, en avant de la matrice chez la femme.

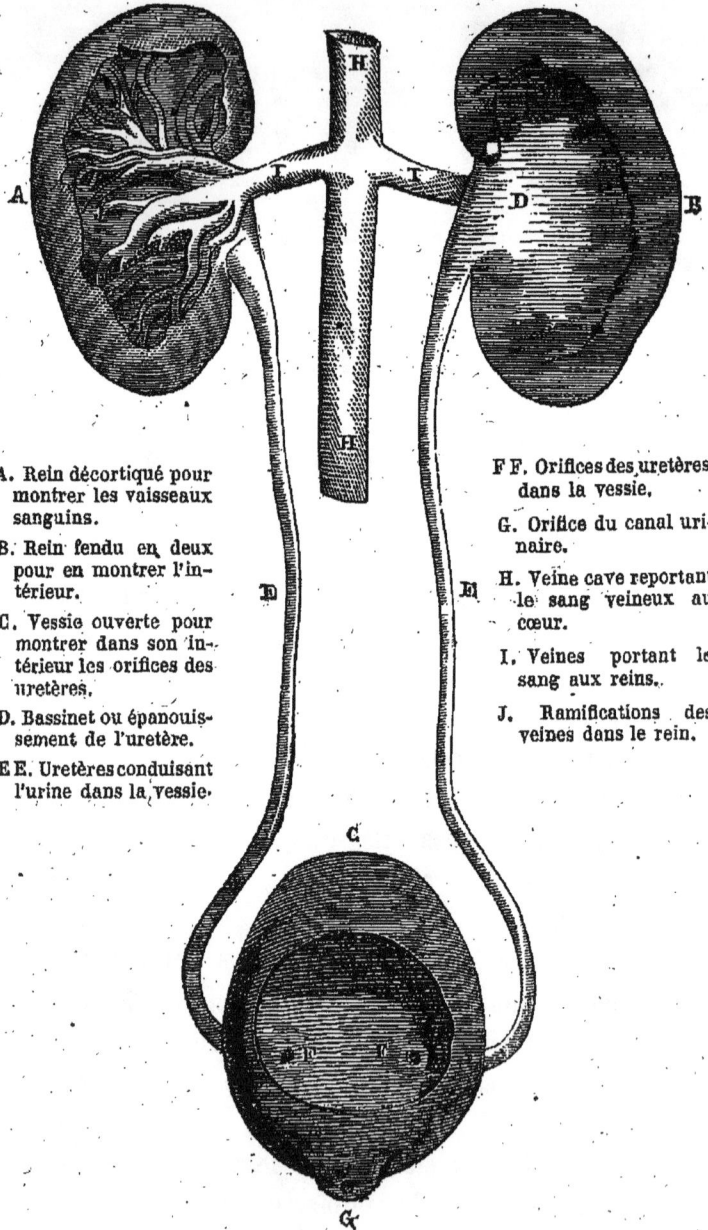

A. Rein décortiqué pour montrer les vaisseaux sanguins.

B. Rein fendu en deux pour en montrer l'intérieur.

C. Vessie ouverte pour montrer dans son intérieur les orifices des uretères.

D. Bassinet ou épanouissement de l'uretère.

E E. Uretères conduisant l'urine dans la vessie.

F F. Orifices des uretères dans la vessie.

G. Orifice du canal urinaire.

H. Veine cave reportant le sang veineux au cœur.

I. Veines portant le sang aux reins.

J. Ramifications des veines dans le rein.

Organes de la sécrétion urinaire.

Dans la vessie se trouvent trois orifices : en arrière,
ceux des *uretères* (F, F), qui amènent l'urine des
reins ; en avant, celui du *canal urinaire* (G), qui l'ex-
pulse au dehors.

19. Sécrétion urinaire. — Les reins sont des espèces
de filtres qui sont chargés, en même temps que le foie
et les intestins, d'opérer le filtrage et la purification
du sang veineux (11), de ce sang appauvri, noirâtre
et impur (8). Aussi, quand ce sang traverse l'épaisseur des reins, amené par une grosse veine (H) qui
se ramifie dans leur épaisseur (1), les innombrables
molécules qui constituent chacune de ces glandes
s'emparent d'une partie de ces impuretés, de ces saletés, de ces détritus, et c'est avec toutes ces choses
sans nom que ces intelligentes ouvrières fabriquent
l'urine.

L'urine est donc un résidu (ainsi que la bile et le
suc intestinal), et représente les saletés qui restent
sur un filtre quand on clarifie un liquide : ces saletés
sont ici de l'*acide urique* et divers autres *sels* minéraux que la Nature a eu le soin de diluer et de fondre dans une suffisante quantité d'eau, au fur et à
mesure qu'ils se déposent dans l'épaisseur du filtre
ou des Reins.

Grâce à cette ingénieuse précaution, cet acide urique
et ces sels minéraux, fondus ainsi dans de l'eau qui
constitue alors l'urine, sont facilement évacués par
les canaux urinaires qui vont des reins à la vessie,
et de la vessie au dehors.

L'urine, incessamment sécrétée par les deux reins,

s'écoule goutte à goutte et incessamment par de très-étroits tuyaux (les uretères) dans la vessie, où elle s'accumule comme dans un réservoir ; quand ce réservoir est suffisamment plein, un pylore, analogue à celui de l'estomac et surtout à celui de l'anus, s'ouvre et laisse écouler l'urine par le canal urinaire.

115. L'urine en état de santé. — L'urine, ainsi que je viens de l'indiquer, est sécrétée goutte à goutte par les deux reins, et amenée par l'intermédiaire des uretères dans la vessie, où elle s'accumule peu à peu ; lorsque la vessie est suffisamment remplie, on éprouve un besoin spécial et l'on vide ce réservoir.

·L'urine, dans l'état de santé, est transparente, d'une couleur jaunâtre, variant pour la nuance suivant le temps écoulé depuis le dernier repas. L'urine rendue peu de temps après avoir bu et mangé est claire, presque aqueuse ; celle qui est expulsée le matin au réveil, ou dans la journée plusieurs heures après le repas, est d'un jaune plus foncé ; la première s'appelle *urine de boisson*, la seconde *urine de sang*.

Si l'on abandonne pendant quelque temps l'urine à elle-même dans un vase, elle y laisse déposer un très-léger sédiment jaunâtre ou jaune-brunâtre, peu apparent, composé d'acide lactique et d'un peu d'acide urique ; avant que ce dépôt ait eu lieu, l'urine était acide et rougissait le papier de tournesol ; une fois le dépôt formé, elle devient alcaline, par suite du dépôt des acides.

Si on laisse encore plus longtemps cette urine dans
le vase, une nouvelle altération survient ; l'urée,
principe azoté normal de l'urine, se décompose, et il
se forme du carbonate d'ammoniaque, lequel exhale
une odeur ammoniacale désagréable ; il se forme en
outre un nouveau dépôt de phosphate de chaux et
de phosphate ammoniaco-magnésien.

Ces décompositions successives dépendent de la
composition chimique de l'urine. En effet, un litre
ou 1,000 gr. d'urine contient en moyenne : 935 gr.
d'eau, 1 gr. d'acide urique, 30 gr. d'urée, 17 gr.
d'acide lactique, 4 gr. de sel marin, 4 gr. de sulfate de potasse, 3 gr. de sulfate de soude, 3 gr. de
phosphates de soude et de chaux, 3 gr. d'urates de
soude et de chaux.

La quantité de l'urine varie selon les saisons et
suivant la quantité de boisson que l'on a bue ; en
été, on urine peu, car la transpiration ainsi que
l'évaporation pulmonaire sont actives ; en hiver, le
froid empêchant la sueur et diminuant la transpiration insensible de la peau (14), la sécrétion urinaire
se trouve augmentée de tout ce que n'enlève pas la
transpiration. Les boissons aqueuses, les boissons
gazeuses, le vin blanc, la bière et le cidre, une
nourriture végétale, etc., augmentent la quantité de
l'urine ; mais cette sécrétion est sutout exagérée par
le genièvre, la scille, le colchique, la digitale, qui
stimulent spécialement les fonctions des reins.

Sans qu'il y ait maladie, certains aliments et quelques médicaments impriment quelques modificatons
à l'urine ; la garance lui donne une belle couleur

rouge; le bois de campèche, la racine de fraisier, les mûres, les framboises, lui donnent aussi une couleur rouge, mais bien moins prononcée; l'indigo la colore en bleu, la rhubarbe et l'augusture en jaune, la casse et les préparations de fer en une teinte noirâtre; la térébenthine lui donne une odeur de violettes, les asperges une odeur fétide; le copahu lui communique son odeur; les alcalins rendent l'urine plus alcaline; les fruits acidules, pris *en petite quantité*, agissent de même, malgré l'opinion vulgaire.

116. L'urine en état de maladie. — L'urine peut subir des modifications dans sa quantité ou dans sa composition chimique; elle peut également contenir diverses substances, telles que du mucus, du sang, du sperme, du pus, de l'albumine, du sucre.

Les urines sont notablement augmentées dans le diabète et dans l'hystérie; elles diminuent au contraire en une plus ou moins grande proportion dans plusieurs cas : dans toutes les maladies où il y a de la fièvre; dans celles qui s'accompagnent, comme le choléra, d'évacuations abondantes; dans les hydropisies, etc.

Dans l'état normal, l'urine est acide, ce qui est dû à la présence de l'acide urique et des urates; quelquefois cet acide urique et ces urates existent en plus grande proportion et constituent d'abord des dépôts rougeâtres, formés par une fine poussière, analogue à de la brique pilée, qui descend au fond du vase où repose l'urine et y constitue un dépôt ou sédiment rougeâtre plus ou moins abondant. Si la proportion d'acide urique ne diminue pas, si même elle augmente, cette poussière d'acide urique et d'urates se réunit d'abord en poussière moins fine, puis en sable fin, puis en sable plus gros, puis en gravier ou gravelle, et l'on a la Gravelle.

La muqueuse qui tapisse l'intérieur de la vessie sécrète normalement une très-petite quantité de mucus; lorsque la vessie est le siége d'une irritation, d'une inflammation chronique, entretenue par de la gravelle, ou par des calculs urinaires, ou par toute autre cause, alors ce mucus est sécrété en plus grande abondance et se mêle à l'urine. Ce mucus rend l'urine trouble et forme souvent des nuages et même des dépôts qui donnent à l'urine un aspect laiteux.

Les urines peuvent être mélangées d'une certaine quantité de sang, qui lui donne une teinte d'un rouge sanguinolent; ce fait très-rare ne s'observe que dans des maladies graves des reins ou de la vessie.

L'odeur de l'urine, habituellement peu prononcée, peut devenir d'une très-grande fétidité, analogue à celle de la viande pourrie ou de la gangrène; c'est l'indice d'une inflammation gangréneuse ou d'un cancer soit des reins, soit de la vessie.

L'urine peut devenir sucrée, dans le cas de diabète; la quantité de sucre ou de glycose que contient alors l'urine peut facilement être appréciée soit par des procédés chimiques, soit par le diabéto-mètre (127).

L'urine présente très-souvent des dépôts : quand on verse de l'urine d'un Malade dans une éprouvette graduée (vase ayant la forme d'un verre à champagne allongé), on y remarque quatre couches : 1° la *pellicule*, qui nage à la surface, mince comme celle qui se forme sur du lait qui a bouilli ; — 2° le *nuage*, ou flocons plus ou moins prononcés qui nagent dans le tiers supérieur du vase ; — 3° l'*énéorème*, ou nuages floconneux un peu plus épais qui nagent dans le tiers moyen ; — 4° enfin le *dépôt*, ou *sédiment*, qui occupe le fond du vase et qui est constitué soit par des mucosités, soit par du muco-pus, soit par du pus, soit par du sang, soit par une poussière extrêmement fine d'acide urique, soit par du sable plus ou moins fin, soit par des petits graviers. Si l'on décante avec soin les deux tiers supérieurs de l'urine contenue dans l'éprouvette, on peut reconnaître positivement la nature du dépôt.

117. Origine de la Gravelle. — Ainsi que je le disais plus haut, les graviers et les calculs se forment de la façon suivante : c'est d'abord une poussière très-fine, qui donne à l'urine une couleur un peu foncée : cette poussière augmentant, elle constitue un sable très-fin qui forme au fond du vase un dépôt rougeâtre analogue à de la brique pilée ; ce sable augmente peu à peu de grosseur, car les grains s'accollent entre eux et constituent du gros sable, puis des graviers plus ou moins gros : ce sont ces graviers qui, en allant des reins dans la vessie, ont peine à traverser les *uretères* (E, E) et déterminent en passant d'atroces douleurs auxquelles on donne le nom de *Coliques néphrétiques*.

Ces graviers, une fois arrivés dans la vessie, peuvent ne pas être expulsés par le canal urinaire, et rester dans la vessie; alors il arrive que ces graviers, incessamment baignés dans une urine saturée d'acide urique et d'urates alcalins, grossissent insensiblement en se recouvrant constamment de nouvelles couches d'acide et de sel. Il se passe dans la vessie, pour les graviers, ce qui se passe pour les objets que l'on dépose dans les sources dites pétrifiantes, c'est-à-dire très-chargées de sels calcaires. Ces graviers grossissent insensiblement et donnent ainsi naissance à des calculs urinaires, à la pierre. Quand on scie par le milieu un gros calcul, on reconnaît très-aisément les dépôts de couches successives qui se sont faites autour du gravier ou noyau central.

118. Causes de la Gravelle. — J'ai cherché à expliquer (105) comment une certaine quantité d'eau ne peut pas dissoudre une quantité indéfinie de sels minéraux : or, l'urine n'étant que de l'eau tenant en dissolution de l'urée, de l'acide urique, des sels alcalins, etc., si l'une de ces substances augmente dans une proportion telle que l'eau de l'urine ne soit plus en proportion suffisante pour la dissoudre, l'excès de cette substance, ce qui ne pourra plus se dissoudre, formera un dépôt : si l'urine se concentre par un long séjour dans la vessie, si la fabrication de l'acide qui donne lieu au dépôt continue, le dépôt augmentera d'autant. L'acide urique étant très-peu soluble dans l'eau, il forme un dépôt dès que l'organisme en fabrique un peu plus qu'il n'en faut.

C'est pourquoi toutes les maladies de l'appareil
urinaire et toutes les causes susceptibles d'apporter
un obstacle à l'émission des urines favoriseront la
formation des graviers. Telles sont: la faiblesse de la
vessie, l'engorgement de la prostate, les rétrécisse-
ments du canal urinaire, la rétention d'urine due à
une cause quelconque, l'habitude de garder longtemps l'urine et de ne pisser que une ou deux fois
par jour, le séjour prolongé au lit, etc.

Une nourriture succulente, des mets recherchés,
consistant surtout en viandes rouges et gibier, accommodés avec des jus et des coulis qui en augmentent
encore la richesse nutritive, favorisent notablement
la production de la Gravelle; les substances azotées
sont en effet (23) éliminées de notre organisme par
les urines à l'état d'urée et d'acide urique.

La vie sédentaire, le défaut d'exercice favorisent
encore la formation de l'acide urique et de la Gravelle, parce qu'il y a excès de matière nutritive par
rapport à la dépense de forces que l'on fait, et par
conséquent excès d'acide urique.

Le défaut d'une proportion d'eau suffisante dans la
composition de l'urine favorise encore le dépôt de
l'acide urique; l'urine est alors trop concentrée, pas
assez aqueuse. Cet état s'observe soit chez les personnes âgées, soit lorsque l'on ne boit pas assez d'eau
et trop de vin et de liqueurs, soit lorsque l'on trans-
pire beaucoup. L'urine n'étant pas assez aqueuse, ne
contenant pas assez d'eau pour dissoudre l'acide urique, qui est très-peu soluble, celui-ci se dépose et
forme du sable, puis des graviers.

119. Signes de la Gravelle dans les reins. — Le premier symptôme qui annonce la présence de graviers dans les reins, c'est un sentiment particulier d'engorgement, de fourmillements, de faiblesse ou de douleur dans la région des reins; cette douleur peut quelquefois augmenter par la pression exercée sur cette région.

Ordinairement le Malade éprouve des besoins fréquents d'uriner; son urine est foncée en couleur et laisse déposer, en se refroidissant, un sédiment rougeâtre; l'urine se trouve quelquefois teinte de sang à la suite d'un voyage en voiture mal suspendue, ou d'une promenade à cheval, ou d'un exercice violent.

Parfois il y a rétraction du testicule du côté correspondant au rein affecté et une sensation de douleur ou de chatouillement à l'extrémité du gland.

Il peut arriver que la présence des graviers dans les reins détermine un malaise plus ou moins prononcé, de l'agitation, un sentiment plus ou moins douloureux de tiraillement et de crampes dans la région des reins.

Il est rare qu'il existe pendant quelque temps des graviers dans les reins sans que ceux-ci s'engagent, entraînés par l'urine, dans les uretères, où leur parcours détermine des douleurs plus ou moins vives, des Coliques néphrétiques.

120. Coliques néphrétiques. — Les attaques de Colique néphrétique sont dues, ainsi que je l'ai déjà dit, au passage difficile et douloureux de un ou plusieurs

graviers, plus ou moins gros, dans l'étroit tuyau (uretère E, E) qui conduit l'urine des reins à la vessie;
les douleurs durent aussi longtemps que le gravier
est engagé dans l'uretère, et elles cessent dès qu'il
arrive dans la vessie; c'est donc une espèce d'accouchement.

Voici ce que l'on observe le plus souvent : les Malades, après un ou deux jours de malaise, ou quelquefois brusquement, éprouvent une douleur qui ne
tarde pas à devenir très-vive, lancinante, atroce, continue et exacerbante; elle siége dans la région des
reins et des flancs, et presque toujours dans un des
côtés seulement; elle s'exaspère par les mouvements
et la pression; elle s'irradie vers les flancs et jusque
dans la vessie, en suivant le trajet de l'uretère; elle
retentit dans l'aine et dans la cuisse correspondante;
celle-ci est engourdie, raide et tremblante. Chez
l'homme, la douleur s'étend aussi au testicule, qui
est rétracté.

Les Malades éprouvent en même temps des nausées
et souvent même ont des vomissements bilieux; l'a-
gitation est extrême; ils ne peuvent rester immobiles,
ils s'agitent sans cesse; quelques-uns se roulent dans
leur lit en poussant des cris douloureux.

L'urine rendue pendant les douleurs est tantôt
claire et limpide, tantôt trouble et quelquefois même
un peu sanguinolente; le fait de pisser s'accompagne
souvent d'une sensation douloureuse au niveau du
col de la vessie.

Les Coliques néphrétiques offrent une marche continue et exacerbante; elles durent ordinairement plu-

sieurs heures, surtout quand il y a passage de plusieurs gros graviers. Quelquefois les douleurs cessent peu à peu : très-souvent elles cessent brusquement et les Malades passent alors sans transition des souffrances les plus vives à un état de calme complet.

Presque toujours les Malades rendent, au bout de peu de temps, un ou plusieurs graviers, accompagnés ou non d'un peu de sable fin.

Il est très-rare qu'un Malade qui a éprouvé un accès de Colique néphrétique n'en ressente pas quelque nouvelle atteinte au bout d'un temps plus ou moins long. Souvent il s'écoule plusieurs années, surtout quand on se traite convenablement; quand on ne fait rien, les attaques sont beaucoup plus fréquentes.

121. Traitement de la Gravelle. — D'après l'exposé que j'ai fait des causes et des symptômes de la Gravelle, il est facile d'établir les principales indications curatives que présente cette maladie.

1° *Diminuer la quantité d'acide urique que forment les reins.* — La présence de l'acide urique dans les reins étant liée à l'usage d'un régime habituel trop substantiel et trop abondant, il suffit en général de diminuer la quantité des aliments et surtout celle des viandes : il faut cependant quelquefois supprimer presque entièrement les aliments azotés et réparateurs (22) et les remplacer, autant que possible, par des légumes et des fruits.

J'ai souvent vu des Malades, dont l'urine charriait du sable rouge, se guérir d'un semblable état en

cessant de déjeuner à la fourchette, ou en ne prenant
plus le matin que du café, du chocolat ou du thé.
Huit ou dix jours après le changement de régime, on
s'aperçoit ordinairement que le sable commence à
diminuer; il est rare qu'après vingt ou trente jours
le sable n'ait pas disparu. Bien entendu, il ne faudra
pas qu'on mange au dîner de manière à réparer et
au delà la privation qu'on s'est imposée au déjeuner.

En s'astreignant à ce régime, les personnes habituées à déjeuner *solidement* ne doivent pas s'inquiéter
de l'espèce de fringale qui surviendra vers les trois ou
quatre heures de l'après-midi ; si cette sensation leur
est pénible, elles la calmeront en·prenant une tasse à
café d'infusion de mauve ; d'ailleurs, au bout de
quelques jours, elle ne tardera pas à disparaître.

2° *Empêcher la formation des graviers.* — Plus la
sécrétion urinaire est abondante, plus les sels minéraux se dissolvent aisément. Il faudra donc boire
beaucoup, non pas au moment des repas pour ne
pas troubler la digestion, mais lorsque l'estomac est
vide d'aliments : on boira un verre d'Eau de Vichy
(Célestins) le matin avant déjeuner, un verre à quatre·
ou cinq heures, ét un verre le soir en se couchant.
En outre, on prendra tous les deux jours un bain
de Vichy (un paquet de Sels de Vichy dans l'eau
d'une baignoire), dans lequel on restera une heure.
— On s'introduira ainsi une notable quantité d'eau
dans le sang, sans fatigue pour l'estomac.

Il faut avoir grand soin d'empêcher la stagnation
de l'urine dans la vessie : il faudra uriner aussi
souvent qu'on en éprouvera l'envie; s'il existe des

retrécissements du canal urinaire, il faudra absolument les guérir, car ils seraient une cause infaillible de Gravelle, en déterminant un retard et un obstacle à la libre évacuation de l'urine.

122. Traitement des Coliques néphrétiques. — La seule indication à remplir ici consiste à calmer la douleur ; pour en prévenir le retour, il faut s'attaquer à la cause de ces souffrances, c'est-à-dire à la Gravelle ; mais tout d'abord il faut calmer.

Un très-bon moyen, quand on peut aisément le mettre en usage, c'est de placer le malheureux patient, pendant une heure au moins, dans un grand bain de son : c'est là un des calmants les moins inoffensifs et cependant un des plus sûrs. Bien entendu, on ne prendrait ce bain que *trois* heures au moins après avoir mangé.

En tout cas, le Malade restera dans le repos le plus absolu, afin de laisser aux efforts de la sécrétion urinaire tout leur pouvoir pour l'entraîner jusque dans la vessie; il restera donc couché, modérément couvert, dans une chambre tranquille, et il évitera tous les mouvements un peu violents.

Le Malade prendra toutes les dix minutes, dans la moitié d'une tasse à café d'infusion d'uva ursi, une cuillerée à café de *Sirop calmant* (142).

De légères inspirations de chloroforme, données de façon à engourdir la sensibilité générale et pas au point de déterminer une insensibilité complète, sont une excellente chose ; mais le Médecin seul peut diriger ces inhalations.

DIABÈTE

On donne le nom de *Diabète* ou *Glycosurie* à une maladie caractérisée par une sécrétion très-abondante d'urine contenant toujours une proportion plus ou moins grande de matière sucrée ou *glycose*, sécrétion accompagnée d'une augmentation notable de l'appétit, d'une soif ordinairement très-vive et d'un affaiblissement progressif.

123. **Causes du Diabète.** — On s'accorde à regarder le Diabète comme bien plus fréquent chez l'homme que chez la femme. C'est dans la période moyenne de la vie, de trente à quarante ans, que cette maladie s'observe le plus souvent ; cependant aucun âge n'en est à l'abri. Presque toutes les maladies chroniques de l'appareil respiratoire et de l'appareil digestif, — c'est-à-dire les maladies qui appauvrissent le sang, soit en ne lui fournissant pas ré-

gulièrement une quantité suffisante d'aliments réparateurs, soit en s'opposant à ce qu'il s'imprègne
suffisamment dans les poumons de gaz oxygène (12),
gaz essentiellement vivificateur, — prédisposent au
Diabète.

Quant au climat, le Diabète n'est nulle part aussi
fréquent, aussi commun, que chez les divers peuples
qui habitent le nord de l'Europe et de la France ;
ce qu'il faut attribuer à la température froide et humide qui règne en ces pays.

Le Diabète est dû très-souvent à une nourriture
qui n'est pas suffisamment réparatrice ou azotée,
composée trop exclusivement de végétaux et surtout
de légumes farineux, et où la viande ne figure pas
en assez grande proportion ; ce régime est surtout
mauvais s'il s'y joint l'usage de boissons fermentées,
telles que la bière, le cidre, le poiré, etc., ou bien
encore des boissons aqueuses et chaudes, telles que
le thé, prises habituellement en grande abondance.

Je citerai encore l'abus des purgatifs, l'affaiblissement causé par des pertes de sang dues à des saignées trop fréquentes, ou à des règles trop abondantes ;
les grands chagrins, les travaux trop sédentaires, une
vie trop inactive ; toutes les causes enfin qui appauvrissent le sang et affaiblissent progressivement l'organisme tout entier.

124. Origine du sucre dans l'urine. — En faisant
l'histoire des métamorphoses subies dans notre appareil digestif par les aliments combustibles (24), et surtout par les aliments féculents (26) et sucrés (27),

j'ai montré comment se forme le *glycose*. J'engage beaucoup à relire attentivement ces paragraphes.

Le *glycose* (28) est une espèce de sirop de sucre qui résulte soit de la digestion des aliments *féculents*, soit de la digestion du *sucre* en nature ou de celui que renferment nos aliments et nos boissons.

Quand on se porte bien, ce glycose se transforme en *graisse*, en se combinant chimiquement avec les substances *alcalines* qu'il rencontre dans le sang : une fois transformé en graisse, il est brûlé (31) et il sert à produire de la chaleur ; c'est pour cela qu'on n'en trouve ordinairement pas trace dans les urines.

Il y a quelquefois excès de glycose dans notre organisme, soit parce que nous mangeons trop d'aliments féculents ou trop de sucre, soit *presque toujours* parce que tout le glycose fabriqué par notre appareil digestif, avec les fécules ou avec le sucre, ne se transforme pas en acide lactique, en acide butyrique et en graisse. Le glycose *en excès*, celui qui ne subit pas ces transformations, est éliminé de notre organisme par l'émonctoire ou l'épurateur principal du sang, par les *reins*, avec les urines.

C'est alors que les urines deviennent *sucrées*, et d'autant plus sucrées qu'elles contiennent davantage de glycose. — On a alors le *diabète*.

La présence du *glycose* ou du sucre dans nos urines signifie donc que notre organisme est impuissant à compléter les métamorphoses qu'il doit faire subir aux aliments féculents et aux aliments sucrés, impuissance qui est due à ce que le sang n'est pas suffisamment alcalin.

125. **Symptômes**. — Il arrive quelquefois que la maladie débute par quelques symptômes précurseurs, tels qu'un certain malaise, des troubles dans les fonctions digestives, tels que des rapports et un goût aigre dans la bouche, un peu de pesanteur dans la région de l'estomac, une sécheresse de la gorge et de la bouche, et un défaut de salive, quelques douleurs vagues et quelques crampes dans les mollets..

Mais le plus souvent la maladie débute d'une façon insidieuse et existe déjà depuis plus ou moins longtemps, quand l'attention du Malade finit par être éveillée sur l'altération de ses urines.

Symptômes généraux. — Les Diabétiques ont quelquefois une toux sèche, nerveuse, accompagnée d'essoufflement. Le pouls est ordinairement peu fréquent, petit et faible.

L'appétit est irrégulier, mais le plus souvent très-augmenté et d'autant plus développé que la maladie est plus prononcée. La soif est ordinairement très-vive, surtout le soir et pendant la nuit; elle est en raison directe de la quantité de pain et d'aliments féculents ou sucrés que les Malades ont mangés; il faut environ 2 litres d'eau pour que, dans notre corps, 500 gr. de fécule se transforment en sucre. La digestion, malgré la grande quantité d'aliments que mangent habituellement les Malades, est presque toujours rapide et facile; tout au plus survient-il quelques renvois acides.

Quoique les Malades mangent beaucoup, il survient cependant un affaiblissement lent et progressif,

souvent [même de l'amaigrissement. La peau est
sèche, rugueuse, peu sensible et se couvre très-rarement de sueur et même de moiteur. La vue s'affaiblit, et l'on ne voit plus les objets que d'une façon
vague et indécise; l'ouïe devient également plus ou
moins dure.

La marche, les mouvements sont lents, pénibles,
sans vigueur; les exercices corporels, la promenade
même, fatiguent rapidement. La mémoire s'affaiblit,
l'aptitude aux travaux intellectuels diminue; le Malade tombe dans la tristesse, l'abattement, l'apathie,
le découragement.

126. Urine diabétique. — Le symptôme principal
du Diabète consiste en une émission très-fréquente
d'urine, plus fréquente la nuit que le jour, ce qui
prive les Malades d'une grande partie de leur sommeil. Il existe presque toujours sur la chemise et le
pantalon des *taches* blanchâtres, dues à l'urine qui a
mouillé les vêtements et les a tachés comme l'aurait
fait de l'eau sucrée.

La quantité de l'urine est toujours très-grande;
elle est en moyenne de 4 à 6 litres par vingt-quatre
heures; mais elle peut être de 10 et même de 15 litres. La quantité de l'urine est toujours plus grande
que celle des boissons; elle est ordinairement en rapport avec la gravité de la maladie.

L'urine est transparente, plus claire qu'en état de
santé, quelquefois colorée en jaune-paille ou très-
légèrement verdâtre. Quand elle a reposé dans le
vase depuis quelques heures, l'urine a perdu sa

·transparence; elle est blanchâtre, ressemblant à du petit-lait ou bien à une dissolution de miel dans une grande quantité d'eau.

Elle n'a pas l'odeur ordinaire de l'urine; le plus souvent inodore, elle a quelquefois une odeur légèrement aromatique. — Sa saveur est douce et sucrée. — Elle est plus dense que l'urine en état de santé; car, au lieu de 1,020, son poids spécifique oscille de 1,027 à 1,060; l'augmentation du poids est ordinairement en rapport avec l'augmentation du sucre ou glycose. — Enfin, si on la laisse dans le vase pendant deux ou trois jours, au lieu de prendre une odeur ammoniacale, elle prend une odeur aigre de lait tourné.

Le caractère principal de l'urine des Diabétiques est de contenir du sucre, ou plus exactement du *glycose* (espèce de sirop de sucre). La quantité du glycose varie aux diverses époques de la maladie, et surtout sous l'influence de l'alimentation et des boissons; la proportion peut varier entre un *trentième* et un *cinquième* du poids des urines.

127. Moyens d'analyser l'urine. — Il existe plusieurs procédés pour constater la présence du glycose dans l'urine et pour en mesurer la proportion :

Procédés chimiques. — 1º Dans un tube en verre, rempli d'urine, on verse quelques gouttes de *liqueur cupro-potassique* de Barreswil (bitartrate de cuivre et potasse dissous dans de l'eau distillée); on chauffe légèrement ce mélange à la lampe à alcool, et l'on ne tarde pas à voir se former, si l'urine contient du

13

sucre, un précipité ou dépôt jaune-rougeâtre très-manifeste; s'il n'y a pas de sucre, on obtient un précipité ou dépôt noirâtre.

2° Dans un tube en verre, rempli d'urine, on introduit un morceau de potasse caustique et l'on chauffe à la flamme d'une lampe à alcool; dès que le liquide bout, il prend une couleur brune-rougeâtre que ne prend pas l'urine qui ne contient pas de sucre; la coloration plus ou moins foncée est en rapport avec la quantité de sucre contenue dans l'urine.

Diabétomètre. — Il consiste en un instrument d'optique, un polarimètre, qui permet de mesurer la déviation que l'urine sucrée produit sur le plan de polarisation des rayons lumineux. En effet, le sucre de canne ou de betterave dévie toujours ce plan d'un certain nombre de degrés vers la droite de l'observateur, suivant le nombre des molécules sucrées que le rayon polarisé rencontre dans son passage. M. Soleil a construit un appareil, dont le prix est malheureusement assez élevé, pour faire cette analyse; il est impossible d'en trouver un à la fois plus exact et plus délicat; mais cet appareil demande un emplacement particulier et exige une certaine habitude pour s'en servir convenablement.

128. Traitement. — Le traitement du Diabète consiste essentiellement en ceci:

1° *Rendre le sang plus alcalin*, afin de favoriser la transformation du glycose en acide lactique, puis en graisse. Dans ce but, on boira à chaque repas un

verre d'Eau de Vichy (Hauterive); tous les soirs, en
se couchant, on en boira également un verre; enfin,
on prendra tous les jours un bain de Vichy (un rouleau de Sels de Vichy dans l'eau d'une baignoire).

2° *Exciter les fonctions de la peau*, qui est sèche et
rugueuse, et lui rendre sa souplesse et son état naturels. On prendra tous les deux jours, en alternant
avec les bains de Vichy, un *bain de vapeur*; on peut
prendre ces bains de vapeur dans un Établissement
de bains, ou bien, ce qui est préférable, chez soi, en
suivant les indications que je donne à ce sujet (143).
La durée de ce bain de vapeur sera d'une demi-heure.

En outre, tous les jours, en se levant et en se couchant, on se fera frictionner ou l'on se frictionnera
soi-même, rapidement et énergiquement, avec des
linges secs un peu rudes.

On portera *un gilet et un caleçon* de bonne flanelle,
de façon à entretenir une douce chaleur. On évitera
avec le plus grand soin de se refroidir.

3° *Augmenter l'activité de la Respiration*, afin que le
sang, plus chargé d'oxygène (12), détermine une
combustion (13) plus complète des substances grasses
et alcooliques qu'il rencontre partout dans notre
corps; on activera ainsi, par contre-coup, la transformation du glycose en graisse, en alcool, pour remplacer la quantité qui aura été brûlée.

Dans ce but on prendra *beaucoup d'exercice*, surtout en plein air, à la campagne; on fera de longues
promenades à pied; si le mauvais temps empêche
de sortir, on jouera au billard, ou bien l'on se créera
des occupations manuelles qui nécessitent un exer-

cice violent, telles que bêcher son jardin, scier et
fendre du bois, etc.; ou bien, mieux encore, on fera
de la gymnastique, non pas de la gymnastique d'a-
dresse et de souplesse, mais les exercices dits *du
plancher*, qui développent la force et la vigueur musculaires.

4° *Entretenir la liberté du ventre* par l'usage de
pilules laxatives (140) que l'on prendra tous les deux
jours, le soir en se couchant, à la dose de deux ou
trois.

5° *Surveiller l'état des urines.* L'analyse fréquemment renouvelée des urines est la boussole qui doit
guider avec sûreté le Médecin dans le traitement du
Diabète, car elle indique avec précision si l'on marche
vers la guérison; par elle on vérifie les effets obtenus
par le traitement suivi, par elle on ne livre rien au
hasard.

129. Régime et Hygiène. — Le Régime constitue
la partie la plus importante du traitement. Puisqu'il
est parfaitement démontré que le glycose, dans notre
corps, résulte de la transformation successive que
subit la fécule des aliments farineux, ainsi que le
sucre des boissons ou des aliments sucrés, — il faudra tout d'abord supprimer ou diminuer autant que
possible la quantité des aliments ou des boissons qui
renferment de la fécule ou du sucre.

Les indications principales du Régime sont donc
les suivantes : 1° exclure de l'alimentation, *autant que
possible*, les féculents et les substances qui contiennent
de la fécule ; — 2° exclure les fruits et les légumes

qui, outre la fécule, contiennent du sucre ; — 3° faire usage d'aliments opposés par leur nature aux précédents, tels que les viandes de toute espèce, les poissons, les œufs, le fromage, le bouillon, le jus de viande, etc.; — 4° choisir les boissons aqueuses et alcooliques, mais non sucrées ; — 5° insister sur l'usage du vin, du café, et des liqueurs alcooliques ; — 6° manger du pain de gluten et un peu de pain ordinaire, dont on ne mangera que la croûte *très-cuite*.

On suivra, autant que possible, ce régime spécial : cependant il faudra ménager les forces de l'estomac et ne lui donner à digérer que les aliments qu'il peut aisément supporter. La quantité en sera convenablement réglée, nonobstant l'appétit ordinairement très-prononcé.

Aliments défendus. — *Pain ordinaire :* Les Diabétiques en mangeront le moins possible, et mangeront surtout de la croûte *bien cuite*, car la cuisson imprime une modification à la fécule ; la mie leur est tout à fait contraire ; je les engage, s'ils ne peuvent s'habituer au pain de gluten et s'ils veulent faire usage de pain ordinaire, à enlever la *croûte* de ce pain en larges tartines et à faire griller sur un feu de braise le côté de la mie. — Pâtisseries, riz, maïs et autres graines, pommes de terre, arrow-root et autres fécules alimentaires; pâtes farineuses de toute sorte, telles que vermicelle, semoule, tapioca, macaroni, lazagnes, etc., légumes farineux, tels que haricots, pois, lentilles, fèves, marrons et châtaignes.

L'exclusion des aliments et des boissons sucrées
doit être plus sévère et plus longuement continuée
que celle des féculents ; les Diabétiques s'abstiendront
complétement de confitures et de mets sucrés, de
boissons et de toute espèce de confiserie, de chocolat, de sirops, etc.

Aliments permis. — Les viandes de toute nature, la
viande de boucherie et le gibier, peuvent être con-
seillées; on peut les manger rôties, grillées, braisées,
ou accommodées de toute autre façon, avec tous les
assaisonnements qui stimulent l'appétit, pourvu que
la farine n'intervienne pas dans les sauces. — Les
poissons d'eau douce et de mer sont également très-
bons; ils offrent une ressource très-variée à la table
des Diabétiques; on peut les accommoder de toutes les
façons, pourvu que la farine n'entre pas dans les
apprêts. Il en est de même des huîtres, des moules,
des escargots, des grenouilles, des crevettes, des ho-
mards, etc.

Les œufs, sous toutes les formes si variées qu'a
imaginées l'art culinaire, constituent une excellente
nourriture : il faut seulement qu'ils soient très-peu
cuits, afin d'être plus digestibles.

Le lait n'est pas très-bon, car il contient un peu
de sucre ; la crème fraîche et de bonne qualité est
au contraire très-utile aux Diabétiques, car le sucre
est resté en grande partie dans le petit-lait.

Parmi les légumes permis, je citerai surtout les
épinards, la chicorée, la laitue, l'oseille, les asperges,
les artichauts, les haricots verts en gousse, les choux
de Bruxelles, les choux, la choucroute, les champi-

gnons et les truffes ; les salades de cresson surtout, de chicorée, de pissenlit, de laitue, de mâche, de romaine, etc. Quant à leur préparation culinaire, je ferai observer que les corps gras (graisse, beurre, huile) doivent entrer en quantité plus élevée que de coutume dans leur assaisonnement ; que dans les sauces, les jaunes d'œufs et la crème doivent remplacer la farine, qui doit être sévèrement proscrite.

Pour le dessert, les fromages de toute espèce sont excellents ; les olives peuvent être permises ; les autres fruits oléagineux, tels que les noix, les amandes, les noisettes, contenant un peu de sucre, conviennent moins. On fera de temps en temps, mais toujours en *très-petite* quantité, usage de pommes, de poires, framboises, mais absolument sans sucre et quand les urines ne seront presque plus sucrées.

La privation de pain, des pâtes pour potages et des aliments féculents étant souvent très-pénible pour les Diabétiques, on peut les remplacer par du pain et des pâtes de *gluten*. La maison Durand, de Toulouse, a établi à Paris, rue des Grands-Augustins, 24, un dépôt de pain de gluten pour potage, de biscottes de gluten, de chocolat non sucré au gluten ; je crois pouvoir, avec M. le professeur Bouchardat, recommander les produits spéciaux de cette maison.

Boissons. — L'usage des bons vins vieux, de Bourgogne ou de Bordeaux, est des plus utile. Un litre dans les vingt-quatre heures, voilà la quantité qui convient généralement pour un homme. Le vin de

Champagne mousseux et les vins sucrés d'Espagne
ne conviennent pas.

On peut couper le vin soit avec de l'eau pure, soit
avec de l'eau de Vichy ou de Condillac : un quart ou
un tiers d'eau seulement, moitié au plus.

Le café et le thé sans sucre sont permis; on peut
y ajouter de la crème ou bien un peu de cognac, de
kirsch ou de rhum.

Il faut boire avec modération, combattre un peu le
sentiment de la soif et ne pas dépasser un litre et
demi de boisson dans les vingt-quatre heures. (Bou-
CHARDAT.)

Exercice forcé. — Les habitants des campagnes et
les ouvriers exposés au grand air et au soleil, as-
treints à des ouvrages manuels pénibles, utilisent et
brûlent les aliments féculents et le glycose infiniment
mieux que les habitants des villes, qui prennent peu
d'exercice.

Aussi est-il de la plus grande importance de prendre tous les jours le plus d'exercice possible; on s'astreint à faire tous les jours une ou deux promenades,
à pas un peu accéléré, et l'on ne tarde pas à être soi-
même surpris de la facilité avec laquelle on supporte
de longues courses; la gymnastique, l'escrime, les
jeux de paume et de cricket, l'équitation, la natation,
le canotage, le billard, sont excellents; bêcher et
piocher la terre de son jardin, scier et fendre du
bois, s'occuper à un tour, etc., sont également de
très-bons exercices.

Précautions diverses. — Il est très-utile de prendre,

deux fois par semaine, un bain de Vichy (un paquet de
Sels de Vichy dans l'eau d'une baignoire); on pourra
y ajouter une cuillerée à potage de teinture de Ben-
join. Au sortir du bain, on aura soin de s'essuyer
avec soin et de se frictionner énergiquement et rapidement, de façon à bien sécher la peau et à la faire
un peu rougir.

Il faudra prendre grand soin, en tout temps, de
ne pas se refroidir et d'avoir surtout toujours bien
chaud aux pieds.

Je recommande beaucoup aux Diabétiques de porter en tout temps un gilet et un caleçon de flanelle,
afin de prévenir les refroidissements et d'entretenir
à la surface de toute la peau une certaine stimulation incessante.

Il faut également, autant que possible, écarter tous
les soucis, toutes les occasions de colère, toutes les
passions désordonnées; il faut aussi éviter le désœuvrement du corps et de l'esprit.

CONSTIPATION

130. Caractères généraux. — La Constipation est caractérisée par la rareté des excréments, l'augmentation de leur consistance, la difficulté plus ou moins grande de leur expulsion et l'irrégularité de l'acte évacuateur.

La Constipation est, jusqu'à un certain point, une affaire relative : telle personne peut être constipée, bien qu'elle aille à la garde-robe une fois tous les jours ; et telle autre relâchée, bien qu'elle n'ait qu'une seule évacuation tous les deux jours. Ces deux personnes seront : la première constipée, si elle allait deux fois par jour à la garde-robe, ou même si les selles sont dures alors qu'elles étaient habituellement molles ; la seconde relâchée, si elle avait l'habitude de n'aller à la garde-robe que tous les trois, ou quatre, ou six jours.

La Constipation peut, en effet, coïncider avec un état de santé presque satisfaisant : il est des personnes qui ne vont à la garde-robe que tous les deux, quatre, six et même quelquefois sept ou huit jours (j'en ai vu plusieurs) et qui ne s'en portent pas plus mal ; mais la conservation de la santé, dans un tel état de choses, n'est qu'une très-rare exception, et il finit toujours par survenir des troubles fonctionnels divers qui en sont la conséquence.

131. **Mécanisme.** — Si le lecteur a lu attentivement les chapitres relatifs (66 à 68) aux fonctions du Gros Intestin, il a dû remarquer que les principales conditions qui président à la progression et à l'expulsion des excréments sont : le mouvement vermiculaire de la membrane musculaire des Intestins; la contraction des muscles des parois abdominales, faisant un *effort* plus ou moins grand : — les sécrétions de diverse nature, telles que la bile, le suc pancréatique, le suc intestinal et le mucus intestinal, qui sont versés dans les Intestins.

L'intégrité des parois intestinales et la liberté du calibre de l'intestin sont également des conditions essentielles pour que les matières puissent cheminer et être facilement expulsées.

Or, si une ou plusieurs des conditions principales que je viens d'énumérer viennent à faire défaut, la Constipation en sera tout naturellement la conséquence.

Mais la connaissance des causes si multipliées et si variées de la Constipation est trop importante pour que je n'entre pas dans de plus grands détails : c'est d'ailleurs sur cette connaissance exacte des causes que je base le Régime, l'Hygiène et le Traitement de cette affection.

Les nombreuses causes de Constipation peuvent
être rangées dans trois classes différentes, que je vais
examiner successivement.

132. Causes individuelles. — *Age.* — L'âge joue
un certain rôle dans le mode de production de la
Constipation, mais bien moindre qu'on le croirait
tout d'abord. Un très-grand nombre de personnes,
de très-jeunes femmes surtout, sont atteintes de
Constipation, et il se rencontre beaucoup de vieillards dont les évacuations se font à peu près régulièrement.

Cependant, chez les personnes âgées, les années,
qui ont altéré toutes les fonctions et tous les phénomènes organiques, n'épargnent pas habituellement
les fonctions intestinales : la défécation se fait mal,
comme la digestion, comme l'évacuation de l'urine, etc.;
les fibres musculaires ne fonctionnent plus aussi
bien, et ces personnes sont atteintes, sans qu'il y
ait de lésion organique du rectum, de rétention de
matières fécales, comme elles ont aussi, sans lésion
organique de la vessie, des rétentions d'urine.

Chez elles, l'Intestin subit une sorte de paralysie
sénile ; il se relâche, il s'affaiblit; il ne se moule
plus sur le bol excrémentitiel, il est impuissant à
l'expulser. La Défécation alors ne s'opère pas : il se
fait des agglomérations de matières fécales ; il résulte
de là ces dilatations, ces ampoules rectales qui se
forment au-dessus du sphincter (68) de l'anus.

Ainsi donc l'affaiblissement général, résultat naturel
des années, est une cause fréquente de Constipation.

Sexe. — Les Femmes sont plus prédisposées que les Hommes à la Constipation ; et cela est dû à leur genre de vie plus sédentaire, et surtout à la présence de l'Utérus. En effet, l'Utérus, soit par sa situation entre la vessie et le rectum, soit par suite de changements dans sa position ou sa direction naturelle, où de modifications dans sa vitalité et sa structure normale, soit enfin par suite de grossesse, — exerce *très-souvent* une compression mécanique sur le rectum, et gêne ainsi la progression et l'expulsion des matières fécales.

Les Maladies de l'Utérus et de ses annexes exercent même une action complexe sur le développement de la Constipation, ainsi que le fait remarquer le docteur Trousseau.

S'il y a vive douleur, comme dans la *Métrite,* dans les *Engorgements péri-utérins,* la rétention de matières fécales se produit tout naturellement : la Malade ne va pas régulièrement à la selle, parce que, la Défécation augmentant les douleurs de la Métrite ou de l'Engorgement, elle craint d'y aller, elle y va le moins souvent possible, pour ne pas réveiller les douleurs ; et l'habitude de la Constipation finit par se prendre.

Il en est de même si un *Abaissement* extrême de l'Utérus est sans cesse aggravé par les efforts de la Défécation, et si la Femme contient l'effort et le retarde autant que la chose est en son pouvoir.

Dans la *Rétroversion,* alors que l'Utérus penche en arrière et s'appuie contre le rectum, cette pression exercée sur cet Intestin empêche les matières de parvenir jusqu'au sphincter de l'anus (53) : or, ces

matières ne sollicitant pas, par leur contact avec le
sphincter de l'anus, le besoin spécial de s'en débarrasser, n'avertissant pas ce *portier* de leur présence,
elles s'accumulent dans le haut du rectum, et déterminent ainsi de la Constipation.

En outre, à l'obstacle mécanique que je viens d'indiquer se joint la paresse intestinale résultant de la
rétention volontaire des matières fécales, rétention
tout instinctive, que les Femmes s'imposent pour éviter les douleurs ou les inconvénients qui succèdent
aux efforts de la Défécation.

(TROUSSEAU.)

Après des *Accouchements* réitérés, quelquefois même
après un seul, les parois abdominales deviennent
tellement molles et flasques, qu'il ne leur est presque plus possible de se contracter d'une façon efficace, de s'appliquer fortement contre la masse des
intestins, de concourir enfin dans une large part à
l'acte et aux effets de l'effort dont on a besoin pour
expulser les matières fécales : le Rectum, alors privé
d'un auxiliaire puissant, en est réduit à ses propres
forces ; aussi la Constipation en est souvent la conséquence.

D'après ce qui précède, on s'explique aisément
pourquoi la Constipation est si fréquente chez la
Femme.

Dispositions individuelles. — J'ai déjà parlé de
la Constipation physiologique, normale, laquelle se
trouve liée à une disposition naturelle de la constitution, au genre de vie et aux habitudes de l'individu.

Ainsi il est des personnes qui ne vont à la selle
que tous les trois ou quatre jours, sans que leur
santé en soit altérée : il n'est même pas très-rare de
rencontrer des personnes qui n'ont de selles que tous
les cinq, six et même huit jours, sans que cet état
constitue pour elles une maladie ou même un malaise.

Aussi, bien que normalement il doive y avoir
chaque jour une garde-robe, certaines personnes n'en
auront que tous les trois, quatre, six ou huit jours,
la Constipation étant chez elles comme inhérente à
leur état de santé.

Cela est si vrai que les personnes dont je parle,
si elles ont accidentellement des garde-robes quotidiennes, quoique non diarrhéiques, non liquides,
éprouvent des douleurs d'entrailles, des borborygmes, un sentiment de faiblesse et de malaise iden-
tique avec celui qu'éprouvent les autres personnes
atteintes de diarrhée. Celui qui est naturellement et
normalement constipé a une diarrhée relative, s'il a
chaque jour des selles moulées.   (TROUSSEAU.)

C'est ce qui a fait dire que quelques personnes ne
se portent bien qu'autant qu'elles sont un peu cons-
tipées.

Habitudes. — Les aliments sont poussés dans
le tube digestif vers l'anus par les contractions de
l'intestin. Ces contractions deviennent de moins en
moins énergiques à mesure que les matières descendent plus bas; dans le gros intestin, leur force est
très-faible; elle est facilement vaincue par la résis-

tance que leur opposent les matières accumulées à
cet endroit, et le muscle sphincter qui tient continuellement fermé l'orifice intestinal, l'*anus*.

C'est en vertu de ce peu de force de contractilité et de la contraction permanente du sphincter
que nous pouvons si facilement résister pendant
quelque temps, hors le cas de diarrhée et de grande
accumulation de matières, à la sensation d'expulsion.

Cette résistance au besoin d'aller à la garde-robe
tourne souvent en habitude. L'intestin, par suite,
toujours distendu, se fatigue, s'épuise en vains efforts
et perd sa contractilité.

D'un autre côté, les contractions du Gros Intestin sont provoquées par l'irritation produite à sa partie inférieure par le contact des matières fécales. Mais
ce contact prolongé émousse la sensibilité de la muqueuse intestinale, qui ne peut plus dès lors exciter
l'irritabilité des parties supérieures de l'intestin, et,
par conséquent, leurs contractions. Le cheminement
des matières stercorales est interrompu. La Constipation a lieu par suite de la paresse du Gros Intestin,
paresse provoquée et entretenue par une habitude
pernicieuse.

Les gaz qui prennent naissance dans l'intestin
et que les matières fécales y emprisonnent le distendent outre mesure. Cet état prolongé amène nécessairement la perte de l'élasticité de l'organe, qui ne
peut plus revenir sur lui-même pour agir dans
l'expulsion.

Par suite de ce défaut de contractilité, les ma-

tières fécales s'accumulent dans le Rectum, le distendent, le dilatent et lui font prendre la forme d'une
ampoule. C'est là qu'elles se réunissent, s'accolent
entre elles et forment des tumeurs arrondies qui ac-
quièrent parfois un volume énorme. Elles nécessitent
souvent un traitement chirurgical pour arriver à
débarrasser l'intestin.

On peut méconnaître cette espèce de Constipation, parce qu'elle s'accompagne dans quelques cas
de diarrhée, due soit à une sécrétion muqueuse
anormale du Rectum produite par le contact irritant
des matières intestinales, soit aux contractions exagérées excitées par la même cause dans les parties
supérieures du Gros Intestin.

133. Causes fonctionnelles. — *Insuffisance des matières.* — Certains individus, dont l'alimentation est
modérée, ont une grande propriété d'assimilation, de
sorte que les résidus de la digestion sont peu considérables. Ceux-ci sont, par cela même, insuffisants
pour produire par leur stimulation les contractions
intestinales. Pour que cette stimulation ait lieu et
pour qu'ils puissent être expulsés, il faut que les
résidus de digestions successives viennent s'ajouter à
eux pour former une masse capable de provoquer
les contractions de l'intestin. — Le séjour prolongé
de ces matières dans le tube intestinal est une cause
assez commune de Constipation opiniâtre.

Le canal digestif peut être vide, par suite de vomissements fréquents, causés, soit par une Gastrite
aiguë ou chronique, soit par un Cancer de l'estomac,

soit par une Péritonite. Il peut encore être vide par suite de diarrhées longues et copieuses. Cet état de vacuité cause la Constipation, par un effet analogue à celui qui a lieu pour une assimilation trop rapide et trop complète.

Les diètes sévères et longtemps prolongées amènent le même résultat. Dans ce cas, la Constipation provient, soit de l'abstinence même, soit de l'insuffisance des matières dans l'intestin. L'organisme ayant besoin d'une réparation active, l'absorption se fait avec rapidité sur la surface intestinale. Il en résulte une quantité de résidus plus petite qu'à l'état normal. Chez certaines personnes, les voyages produisent la Constipation, qui n'est encore due qu'au besoin éprouvé, sous l'influence du changement d'habitude, d'une réparation plus active. C'est à cette cause qu'il faut rattacher les Constipations qui surviennent dans le cours des maladies qui accroissent les exhalations et sécrétions naturelles, comme le Rhumatisme articulaire aigu accompagné de sueurs abondantes, la Suette miliaire, le Diabète, etc.

Altérations des sécrétions intestinales. — Sous l'influence des divers sucs sécrétés dans le tube digestif, tels que la bile, les sucs gastrique, pancréatique et intestinal, les mouvements se produisent dans l'intestin en contact avec les aliments imprégnés de ces sucs.

Mais s'il survient une modification dans la quantité et la qualité de ces sucs, les contractions diminuent. Les parois intestinales ne sont plus lubrifiées par eux; elles se dessèchent. Le glissement devient moins facile pour les matières intestinales, qui se durcissent. C'est ainsi que certaines affections du foie, qui suspendent la sécrétion de la bile, amènent la Constipation. Les matières fécales augmentent de consistance, sont moins homogènes, présentent une dureté extrême dans quelques-unes de leurs parties, et prennent un aspect argileux de teinte noirâtre ou grisâtre, suivant la nature des modifications éprouvées par la bile. Les inflammations de la muqueuse intestinale tarissent la sécrétion du suc intestinal et produisent le même résultat. La Constipation peut être la suite d'une cause contraire : c'est ainsi qu'on la voit survenir lorsque le canal intestinal est obstrué par une grande quantité de mucosités épaisses et tenaces. Cette variété se manifeste dans un état morbide particulier, qu'on a appelé l'état muqueux.

Abus des lavements. — C'est là une cause fréquente de Constipation. Les lavements trop souvent répétés font perdre au rectum son excitabilité; il ne se contracte plus suffisamment pour l'expulsion des matières. La stimulation normale produite par le contact de ces matières n'est plus capable d'amener sa contractilité, et dès qu'on cesse l'emploi des lavements, on voit survenir la Constipation.

C'est ce qui arrive souvent aux femmes du monde qui, par des raisons de convenance, se débarrassent les intestins, le matin, par ces moyens. Bientôt les lavements deviennent insuffisants pour produire la défécation, et elles sont obligées de recourir à des

agents de plus en plus énergiques, qui finissent eux-
mêmes par devenir incapables de produire le résultat qu'on leur demande.

Inertie des intestins. — Cette paresse des intestins
que nous venons de voir intervenir si activement,
comme cause de la Constipation, peut provenir d'une
autre source que d'une habitude mauvaise.

Elle peut se lier à un affaiblissement général de
l'organisme, comme il arrive chez les vieillards, où
elle est, pour ainsi dire, normale; ou bien elle peut
se rapporter à une faiblesse native ou acquise, comme
chez les enfants, les femmes, les individus qui ont
une vie sédentaire, ou dont la nourriture est insuffisante; chez les convalescents et les femmes chlorotiques.

Cette inertie des membranes musculeuses de l'intestin reconnaît encore pour cause un travail inflammatoire établi sur ces membranes, ou dans leur voisinage.

Faiblesse de l'effort expulsif. — Chez les enfants et
les jeunes gens, les contractions de l'intestin suffisent presque seules pour que la défécation ait
lieu. Mais, chez les vieillards et les gens habituellement constipés, la situation change. A cette époque
de la vie et dans ces conditions, pour que la défécation ait lieu, i faut que le diaphragme et les muscles expirateurs, c'est-à-dire ceux qui rétrécissent la
cavité abdominale, viennent en aide aux contractions
de l'intestin. Mais souvent ces muscles ont perdu

une partie de leur force, comme il arrive dans la
faiblesse sénile. Cet affaiblissement se remarque surtout après les grossesses répétées. Celles-ci ont pour
effet de distendre les parois abdominales qui, même
après l'accouchement, ne peuvent plus revenir à
leur état normal, et sont, par conséquent, impropres
à l'acte de la défécation.

Sans qu'il y ait faiblesse réelle de ces muscles,
leur action peut être neutralisée par la volonté. C'est
ce qui arrive chez les personnes qui ont des hernies
et qui n'osent faire d'efforts énergiques; de même
dans les rhumatismes du diaphragme et des parois
abdominales.

Nous verrons une cause analogue intervenir dans
la Constipation qui survient par suite des maladies
de l'anus. Elle agit de la même manière que les
habitudes pour la production de la Constipation.

Paralysie. — La Constipation peut tenir à une
affection grave du centre nerveux, à une paralysie
du Rectum, aux différentes affections de la moelle
occupant la région dorsale et la région lombaire.
Dans ce dernier cas, la paralysie n'atteint que les
membres inférieurs, la vessie et le Rectum. Si le
Rectum est paralysé, il n'y a de Constipation qu'autant que les matières sont solides; car, lorsqu'elles
sont liquides, elles s'échappent au dehors malgré la
volonté du Malade.

Il en est de même dans les autres affections dont
la moelle peut être atteinte, qu'elles résultent d'une
cause pathologique ou de violences extérieures.

Enfin on rencontre assez fréquemment la Constipation dans certaines névroses, telle que l'Hystérie et
la Gastralgie.

134. Causes matérielles. — *Corps étrangers.* — Les
ouvrages de Médecine contiennent de très-nombreux
exemples de corps étrangers ayant donné lieu à de
la Constipation. Trois ordres de causes peuvent donner lieu à la présence de ces corps étrangers :

1° Ou bien ils ont été avalés : noyaux de fruits,
aiguilles, épingles, clous, arêtes, fragments d'os ou
de verre, pièces de monnaie, etc.;

2° Ou bien ils se sont développés dans les Intestins, ou proviennent des voies biliaires : vers intestinaux, matières fécales durcies, concrétions salines
ou stercorales ayant pour point d'origine une épingle,
un noyau; calculs biliaires qui ont franchi le canal
cholédoque et sont arrivés avec la bile dans le duodénum;

3° Ou bien ils ont été introduits dans le Rectum
par l'anus, à la suite d'excès déplorables auxquels
une véritable aliénation mentale porte quelques individus.

Ces corps étrangers peuvent séjourner plus ou
moins longtemps, soit dans une portion quelconque
du tube intestinal, soit dans le Rectum, et donner
lieu à des accidents plus ou moins graves, tels que
interruption du cours des matières fécales, douleurs
plus ou moins vives, gonflement du ventre, inflammation des intestins et du péritoine, hoquet, vomissements, etc.

Maladies de l'anus. — Les personnes qui ont des hémorrhoïdes ou des fissures à l'anus ne peuvent aller à la garde-robe sans éprouver des souffrances souvent intolérables. De là résulte une Constipation qui se rattache à deux ordres de causes. Ces personnes se nourrissent très-peu : alors la Constipation provient de l'insuffisance des matières stercorales. En second lieu elles modèrent, dans l'appréhension des souffrances qui accompagnent l'expulsion, l'action des muscles qui interviennent dans l'acte, et laissent agir seules et plus doucement les contractions intestinales. On rentre alors dans la Constipation produite par des habitudes pernicieuses.

Les abstinences longtemps prolongées, les dyssenteries, les inflammations de la membrane muqueuse du canal intestinal, les excroissances syphilitiques de la marge de l'anus, amènent le rétrécissement de cet orifice. Les hémorrhoïdes ont le même effet, à cause de l'épaississement de la membrane muqueuse occasionné par l'inflammation qui leur est consécutive. De plus, cette inflammation provoque la contraction convulsive du sphincter, et rend ainsi très-difficile l'expulsion. Ce spasme du sphincter est souvent spontané chez les personnes nerveuses et très-irritables, et il peut persister très-longtemps. Nous allons voir, en étudiant les maladies du Rectum, quels sont les effets du rétrécissement et du spasme.

Maladies du Rectum. — Les dégénérescences cancéreuses et les inflammations qui en sont la suite, les ulcérations, peuvent amener le rétrécissement du diamètre intestinal. Ces diminutions de calibre se montrent surtout dans les dernières portions du Gros Intestin : elles sont plus rares dans les portions supérieures.

Dans le cas de rétrécissement du Rectum, comme dans celui de l'anus, la défécation devient difficile, douloureuse. Les matières stercorales s'accumulent au-dessus du point rétréci, s'y durcissent par suite de l'absorption des liquides qui les maintenaient à l'état mou, et finissent par agir comme des corps étrangers. Elles irritent et enflamment l'intestin, en affaiblissant sa paroi, et parfois l'ulcèrent.

Lorsque, à la suite d'une défécation, qui n'a lieu souvent qu'avec d'intolérables souffrances, les matières peuvent être expulsées, elles présentent une forme rubanée et allongée en rapport avec le diamètre intestinal : l'intestin agit à leur égard à peu près comme le ferait une filière.

A mesure que le rétrécissement s'accroît, la Constipation devient plus opiniâtre et les accidents consécutifs augmentent de gravité.

Compression. — Le calibre intestinal peut être diminué par une cause mécanique. La capacité du tube n'est moindre que momentanément et reprend son état normal dès que l'on fait cesser les causes. Parmi celles-ci, il faut citer au premier rang les vices de conformation et, chez la femme, les déviations de l'utérus, principalement la rétroflexion et la rétroversion. Tout en causant la Constipation, ces déviations peuvent elles-mêmes en être la suite.

Il faut encore citer, comme déterminant souvent la Constipation chez la femme, les cancers, les polypes et les engorgements de l'utérus ; les kystes, les tumeurs fongueuses, les excroissances syphilitiques et les végétations des parois du vagin. On a vu des pessaires produire un effet analogue.

Indépendamment de toutes ces causes qui se lient à un état morbide, la grossesse est une source fréquente de la maladie qui nous occupe. Sans parler du trouble fonctionnel qu'elle apporte dans la digestion, elle agit par la compression du Rectum. C'est surtout vers la fin de la grossesse que se manifestent les effets de cette compression, lorsque l'utérus, descendu dans la cavité du bassin, y a acquis un développement énorme. Les efforts que fait la femme enceinte, pour l'expulsion des matières endurcies et accumulées dans l'intestin, peuvent être la source de graves accidents, tels que l'avortement et les hémorrhagies, sans parler de l'agitation, de l'insomnie et de la perte de l'appétit.

Ces deux ordres de causes ne se rencontrent pas chez l'homme ; mais il a de commun avec la femme les vices de conformation, les calculs vésicaux volumineux. De plus, les cancers de la glande prostate lui sont propres et n'existent pas chez la femme, qui ne possède pas cette glande.

Si la compression existe à la partie supérieure de l'intestin, elle est la source de vomissements, et la vacuité de l'intestin produit la Constipation. Si, au contraire, elle s'exerce sur le Rectum, il y a accumulation de matières dans le ventre, distension des parois abdominales et vomissements de matières stercorales, analogues à ceux qu'on observe dans la hernie étranglée.

135. Traitement rationnel. — *Supprimer la cause.* — Si l'on veut combattre la Constipation avec le plus de chances de succès possible, il est absolument nécessaire, plus encore que pour toute autre maladie, de bien connaître la cause qui a déterminé le mal, et faire en sorte de la supprimer.

Il arrive bien souvent, en effet, que tout le Traitement consiste à supprimer cette cause, et que cela suffit pour faire cesser le malaise dont on était tourmenté.

C'est pourquoi j'ai décrit si longuement les diverses maladies et les diverses causes qui sont susceptibles de développer la Constipation.

Le Malade devra donc, en parcourant le tableau que j'en ai tracé, faire une espèce d'examen de conscience, et voir s'il ne se trouve pas dans le cas d'une de ces catégories : il devra alors faire tout ce qui est en son pouvoir pour supprimer, ou tout au moins pour atténuer cette cause.

Cas difficiles. — La constipation qui résulte de l'âge et du sexe du Malade, d'une paralysie, de maladies de l'anus et du Rectum, ou bien qui dépend d'une compression exercée sur l'extrémité inférieure du gros intestin, — ces divers cas de Constipation, dis-je, sont extrêmement difficiles à combattre.

Il faut, dans ces cas difficiles, bien préciser la na-

ture de la cause qui détermine ce genre de Constipation, et diriger contre elle toutes les ressources
dont dispose l'Art médical. Il arrivera quelquefois
qu'on ne pourra pas détruire le mal ; mais on pourra
toujours, en mettant en œuvre des moyens rationnels,
l'atténuer plus ou moins, et soulager toujours le
Malade.

Cas ordinaires. — Mais ces divers cas dont je viens
de parler sont heureusement extrêmement rares;
presque toujours, la Constipation résulte, soit d'une
inertie des intestins, ou d'une altération des sécrétions intestinales; soit d'un Régime défectueux, ou
d'une mauvaise Hygiène; soit de l'abus des lavements, ou de la mauvaise habitude de ne pas se
présenter tous les jours à la garde-robe.

Ce sont là, je le répète, les causes *les plus ordinaires* de la Constipation habituelle.

Or, il est *toujours* possible d'en triompher : 1º en
supprimant la cause ; — 2º en essayant successivement les divers moyens que je propose; — 3ª en
prenant les précautions que j'indique ; — 4º en *vou-
lant* se guérir, c'est-à-dire en suivant ces diverses
prescriptions pendant un certain temps avec *régularité* et avec *persévérance.* En effet, *la volonté, mais
une volonté patiente et régulièrement appliquée, triomphe
le plus souvent de cette infirmité.*

136. Moyens divers. — Il est certains moyens dont
beaucoup de personnes se trouvent fort bien, et que
je crois devoir signaler. Je conseille, non pas de les

mettre tous en usage à la fois, mais d'essayer pendant une huitaine de jours de chacun d'eux : tel qui ne produira aucun effet sur une personne, agira parfaitement sur l'autre.

1° *Habitude quotidienne.* — J'ai signalé (259) l'influence que l'habitude de retenir les matières fécales, de ne pas aller régulièrement tous les jours à la garde-robe, exerçait sur la production de la Constipation. *Il faut* donc, et je recommande tout spécialement cette précaution, se présenter *régulièrement* à la garde-robe *tous les jours à la même heure.* Je dis régulièrement, car il faut faire en sorte de rendre à cette évacuation le caractère périodique et régulier qu'elle affecte normalement : *semel cacare in die*, dit un vieil adage médical.

On se présentera donc chaque jour à la garde-robe, exactement à la même heure : le matin, en se levant, est le moment le plus favorable. On fera pendant un temps assez long des efforts puissants ; si ces efforts ont été infructueux, il faut attendre au lendemain ; il faut attendre, quand bien même le besoin se ferait sentir avant l'heure habituelle. Si le deuxième jour, après de nouvelles tentatives, il n'y a pas d'évacuation, on prendra *immédiatement* et l'on gardera pendant trente ou quarante minutes un des lavements frais que j'indique ci-dessous. Le jour qui suivra, les mêmes tentatives seront renouvelées, et remises au lendemain si elles ont été encore infructueuses, et cette seconde fois encore un lavement frais sera pris, si l'on n'a pas obtenu d'évacuation.

Le renouvellement de l'acte, invariablement à la

même heure, finit par amener le sentiment du besoin au moment où l'on doit aller à la garde-robe;
et il est rare que, après dix ou quinze jours de ces
patientes et méthodiques manœuvres, on n'obtienne
pas une exonération quotidienne.   (TROUSSEAU.)

2º *Rester peu de temps assis.* — La position assise
trop longtemps prolongée est une cause certaine et
inévitable de Constipation ; c'est là une vérité dont
l'expérience démontre tous les jours la justesse. Les
personnes que leur position sociale, que leurs occupations contraignent à rester assises une partie de la
journée, devront donc faire tout leur possible pour
contre-balancer ce que cette vie sédentaire a de mauvais par des promenades un peu longues avant et
après leurs occupations.

Ces personnes feront très-bien de rendre cette promenade obligatoire, en se logeant très-loin de l'endroit
où leur position les cloue tous les jours sur leur
siége pendant plusieurs heures.— Si elles le peuvent,
elles feront également très-bien de travailler debout,
ainsi que cela se pratique dans beaucoup de maisons.
— En tous cas, je leur recommande les siéges en
paille ou en canne tressée, ou tout au moins en cuir,
de préférence aux siéges de velours ou de toute autre
étoffe.

3º Faire usage, de temps en temps, de *Pilules
laxatives* (140) : on en prendra d'abord *une*, le soir
en se couchant; il est rare que cette dose suffise et il
faut ordinairement en prendre deux ou trois. Il
faudra faire de ces pilules un usage intelligent, et
en prendre, non pas tous les jours, mais tous les

deux ou trois jours. Dans l'intervalle, on pourra faciliter les garde-robes en prenant un lavement d'eau *froide*, à laquelle on ajoutera un peu de gros sel gris de cuisine, ou bien deux cuillerées d'huile de ricin délayée avec deux cuillerées de miel.

TRAITEMENT GÉNÉRAL

MÉDICAMENTS

Les divers médicaments indiqués dans cet ouvrage se trouvent à la pharmacie Colbert, galerie Colbert (rue Vivienne, 4), à Paris.

137. Élixir fortifiant. — Cet *Élixir fortifiant*, essentiellement tonique et corroborant, augmente l'appétit et développe progressivement l'énergie vitale : il est apéritif et fortifiant.

Il est composé de vin de Malaga, dans lequel sont dissous du sirop et de la teinture d'écorces d'orange amère, de quinquina, de la gentiane et de la vanille.

Emploi. — Comme *apéritif*, on le prend *une demi-heure* avant de se mettre à table, à la dose de *une* cuillerée à potage dans un verre à bordeaux rempli d'eau *froide* ordinaire.

Comme *fortifiant*, on le prend *pur* au milieu de chaque repas, comme si l'on prenait du bon vin, à la dose d'un demi-verre ou deux tiers de verre à bordeaux.

138. Élixir digestif à la Diastase et à la Pepsine.— Cet Élixir doit ses propriétés digestives à la *diastase*, à la *pepsine* et à l'élixir *stomachique*, qui entrent dans sa composition.

Il est, en effet, composé d'Elixir de Garus, dans lequel sont dissoutes de la *pepsine* et de la *diastase*.

1° La *Diastase* est le principe actif de la salive, du suc pancréatique et du suc intestinal. Or on sait que les aliments féculents ou farineux (26), c'est-à-dire le pain, les pommes de terre, le riz, les légumes farineux, etc., sont digérés par la salive, le suc pancréatique et le suc intestinal : ces sucs digestifs transforment la fécule de ces aliments farineux en dextrine, puis en glycose, puis en acide lactique, puis enfin en graisse.

2° La *Pepsine* est le principe actif du suc gastrique. Or on sait que les aliments réparateurs (23), c'est-à-dire la viande, la chair des poissons, le jus, le bouillon et la gélatine qui proviennent des viandes et des poissons, le lait, le fromage, les œufs, le gluten du pain, etc., sont digérés par le suc gastrique : ce suc digestif transforme les substances azotées de ces aliments en albuminose, puis en albumine et en globules, c'est-à-dire en la partie la plus riche et la plus réparatrice de notre sang.

3° Enfin l'*Élixir de Garus*, dans lequel sont dissoutes et réunies les deux substances précédentes, a pour but de stimuler doucement la muqueuse de l'estomac, d'activer ses fonctions et de faciliter ainsi le travail digestif.

Emploi. — On prend cet *Élixir digestif* à la fin de chacun des deux principaux repas de la journée, à la dose de *un* verre, et même, si l'expérience en montre la nécessité, de *deux* verres à liqueurs.

139. Élixir dépuratif. — Cet *Élixir dépuratif* possède la double propriété d'entretenir la liberté du ventre et de purifier le sang, d'être évacuant et dépuratif. Il est *purgatif* dans toute l'étendue de ce mot, car il débarrasse les intestins des matières fécales qu'ils contiennent, et il *purge* l'économie des humeurs qui altèrent la pureté du sang.

Il est composé de vin de Lunel, dans lequel sont dissous du quinquina, de la scille, de la mélisse, du genièvre, du jalap, de la scammonée et de la coloquinte.

Cas où il convient. — Cet *Élixir dépuratif* convient dans plusieurs cas :

1° Pour augmenter et modifier la sécrétion des reins et rendre l'urine abondante, aqueuse, claire et limpide, ainsi que cela est nécessaire chez les personnes atteintes d'*engorgements des reins*, ou de *catarrhe vésical*, ou bien chez celles qui ont de la *gravelle* ou des *calculs urinaires*. Dans ces deux cas, il est important de modifier les fonctions des reins et de rendre les urines abondantes et aqueuses, afin

qu'elles puissent entraîner les graviers et toutes les
saletés qui en altèrent la pureté ;

2º Pour augmenter et modifier la sécrétion de la
bile, ainsi que cela est nécessaire chez les personnes
atteintes d'*engorgement du foie* ou de *coliques hépatiques*, afin que la bile, étant plus fluide et plus abondante, dépose moins de graviers et entraîne ceux qui
se sont déjà formés ;

3º Pour déterminer une dérivation utile, par l'afflux
de sang que l'Élixir appelle momentanément dans
les intestins, et par le surcroît de vitalité qu'il y développe. En concentrant ainsi les forces vitales pour
quelques instants dans le tube intestinal, cet Élixir
modère notablement les *douleurs goutteuses* ou *rhumatismales*. C'est d'ailleurs ainsi qu'agissent les divers Élixirs antigoutteux et antirhumatismaux.

4º Enfin il convient surtout pour purifier le sang ;
— c'est de cette propriété essentielle et spéciale que
découlent les divers effets que je viens de signaler.

Les femmes, à certaines époques, ne doivent pas
en faire usage. Les femmes enceintes ne devront
s'en servir qu'à très-petites doses et mélangé par
moitié avec le *Sirop calmant*.

Emploi. — On prend l'*Élixir dépuratif* à la dose
de *une* cuillerée à café, soit dans une tasse de tisane
de badiane, ou de camomille, ou de thé noir très-
léger, soit dans une verre d'Eau de Vichy plein aux
deux tiers. On peut prendre dans les vingt-quatre
heures trois ou quatre tasses de tisane, ou trois ou
quatre verres d'Eau de Vichy additionnés chacun
d'une cuillerée d'Élixir.

140. Pilules laxatives. — Il est extrêmement important, surtout dans toutes les maladies qui font le sujet de cet ouvrage, d'entretenir la liberté du ventre, d'obtenir des évacuations régulières et quotidiennes.

Les lavements à l'eau *tiède* ont l'inconvénient d'affaiblir la muqueuse intestinale; aussi, plus on en prend, plus on est forcé d'en prendre, et l'on finit par ne plus pouvoir s'en passer. Si l'on en prend, il faudra les prendre *froids* (excepté pendant la période mensuelle) et *huileux* (2 cuillerées à potage d'huile de ricin délayées avec 2 cuillerées de miel).

Les Eaux minérales purgatives (Sedlitz, Pullna, Friedrickshall, etc.) ont l'inconvénient de constiper après avoir purgé; il ne faudra donc en user que très-rarement et seulement quand on voudra déterminer une débâcle.

Mais, pour avoir tous les jours une selle copieuse, facile, et cela régulièrement, il faut, — outre le régime rafraîchissant (169) et les divers moyens précédemment indiqués (136), — faire usage des *Pilules laxatives.*

Elles sont composées d'hiérapicra, de gomme gutte, de rhubarbe, de coloquinte et de jusquiame.

Tous les deux ou trois jours, ou quand le besoin s'en fait sentir, on en prend une, deux ou trois, le soir en se couchant.

141. Sirop calmant. — Ce *Sirop calmant* est composé des substances qui possèdent au plus haut degré la propriété de modérer, d'adoucir, de calmer les souffrances diverses dont l'estomac, les intestins et les organes abdominaux peuvent être le siége.

Il est composé d'eau distillée de laitue et de fleur d'oranger, dans laquelle sont dissous de l'extrait thébaïque, de la morphine et de l'eau de laurier cerise.

Emploi. —Dans les cas de Gastrite ou de Gastralgie, on prend ce Sirop à jeun, une heure au moins avant chaque repas : on en verse *une* cuillerée à café dans une tasse à café d'infusion de mauve ou, si l'on ne peut aisément se préparer de la tisane, dans un demi-verre d'eau sucrée.

S'il survient des crampes et des douleurs d'estomac une ou deux heures après avoir mangé, on calmera bien plus sûrement ces souffrances en prenant un verre à liqueur d'*Élixir digestif*.

Dans les cas de Coliques intestinales, de Coliques hépatiques, de Coliques néphrétiques, on prendra ce Sirop *pur,* à la dose de *une* cuillerée à café toutes les cinq minutes.

Dans les cas d'Aigreurs, le *Sirop calmant* se prend à la dose de *une* cuillerée à café, mélangé à *un* verre d'Eau de Vichy (Hôpital), que l'on boit alors immédiatement après chaque repas, ou bien dans *deux* ou *trois* verres peu pleins que l'on prend le matin, à jeun, comme à Vichy.

142. Liniment parégorique. — Il est absolument nécessaire, dans les cas de Goutte et de Rhumatismes, d'agir localement sur les points douloureux en même temps que l'on agit sur l'ensemble du système nerveux et que l'on cherche à modifier la composition des humeurs. C'est pourquoi je conseille, dans les cas de Goutte *chronique* et de Rhumatismes, de faire usage du *Liniment parégorique.*

Il est composé de baumes de Fioraventi, nerval, et Opodeldoch, ainsi que d'extrait thébaïque et d'extrait de belladone.

Emploi. — On commence par faire des frictions sur les parties douloureuses au moyen d'un tampon. On prend un linge de toile très-douce, de 0,20 centimètres de diamètre environ; on place au milieu une certaine quantité d'ouate, on relève les quatre coins, on les lie avec un cordon, et l'on fait ainsi un tampon, suffisamment consistant. On enduit alors ce tampon de *Liniment* et l'on fait des frictions, pendant six à dix minutes, sur les parties douloureuses.

Les frictions terminées, on applique un petit linge de toile fine imbibé de *Liniment;* on le recouvre d'un linge et l'on assujettit le tout avec quelques tours de bande.

On renouvelle ces frictions et ce pansement soir et matin et, à la rigueur, le tantôt.

143. Bains médicinaux. — Il faut toujours et autant que possible, quand on prend un bain, suivre les conseils que je donne à ce sujet (196). Voici, en outre, quelques indications sur la manière de préparer et de prendre certains bains médicinaux.

1° *Bains de Vichy, chez soi.* — Voir plus loin.

2° *Bains de Baréges.* — On peut prendre, dans une des baignoires spéciales qui se trouvent dans tous les Établissements de bains, un bain de Baréges; ce bain est composé de 50 grammes de trisulfure de potassium solide, que l'on verse dans l'eau d'une baignoire.

3° *Bains fortifiants.* — Beaucoup de Malades ont besoin de bains qui, loin de relâcher et d'affaiblir la peau, lui donnent au contraire du ton et stimulent doucement ses fonctions. Les Goutteux, les Rhumatisants, les personnes affaiblies feront surtout usage de ces bains, de préférence aux bains d'eau ordinaire.

Ils sont composés de chlorure de sodium, de chlorure de magnésium, de sulfate de soude, ainsi que d'extraits de plantes aromatiques.

4° *Bains de vapeur.* — Les bains de vapeur se prennent d'ordinaire dans les Établissements de bains, dans une étuve remplie de vapeur d'eau à la température de 50° environ ; mais cette vapeur, dans laquelle on est plongé et que l'on respire, a l'inconvénient assez grave d'agir sur l'économie tout entière et de congestionner le cerveau.

Je conseille plutôt aux Rhumatisants, et aux Goutteux surtout, de prendre *chez eux* des bains de vapeur aromatique ainsi préparés.

Sur un trépied ils placeront une grande cafetière de la contenance d'un litre environ, et qu'ils rempliront à moitié d'eau bouillante ; ils y ajouteront 60 grammes d'*espèces aromatiques* que leur fournira le Pharmacien. — Ils placeront ce trépied et cette cafetière sous un escabeau ; ils mettront sur l'escabeau un coussin, ou une couverture de coton ployée de façon à faire un coussin ; — ils s'assiéront, vêtus seulement d'un caleçon et d'un gilet de flanelle, sur cet escabeau ; — une fois assis, ils se feront envelopper d'une

bonne couverture de laine ; la couverture enveloppera
parfaitement le cou et tombera amplement à terre ;
alors on allumera sous la cafetière, placée sur son
trépied au-dessous de l'escabeau, soit une forte
lampe à alcool, soit un petit vase métallique rempli
d'un verre à bordeaux d'alcool ; — on entretiendra,
pendant quinze, vingt ou trente minutes, l'ébulli-
tion et la production de vapeur aromatique.

Il ne tardera pas à se produire une forte chaleur
et une abondante transpiration, que le Malade sup-
portera le temps nécessaire. Il fera alors éteindre la
lampe et ôter la cafetière, se fera *très-rapidement*
essuyer, bouchonner (pardonnez-moi le mot, mais il
est très-juste et représente bien ce qu'il faut faire) ;
il se mettra enfin, —toujours *très-rapidement* pour ne
·pas se refroidir, —dans son lit préalablement bassiné.

HYGIÈNE

144. But de l'Hygiène. — L'Hygiène est la Science de se bien porter ; c'est l'Art de conserver la santé et de prévenir les maladies, de faire que l'homme ne meure que de vieillesse ; — c'est par l'Hygiène que l'homme apprend quels sont ses vrais besoins et dans quelle mesure il doit les satisfaire ; c'est par elle qu'il conserve sa santé, perfectionne ses facultés, apprend à user et à jouir de tout ce qui l'entoure, et à éviter les dangers attachés à l'abus et à l'excès.

La Médecine, ainsi que le dit l'Auteur d'un ouvrage devenu populaire, n'est qu'une Hygiène après coup ; l'Hygiène nous protége contre le mal, la Médecine le chasse ; l'une nous en garantit, l'autre nous en délivre. Les soins de l'une sont des précautions, ceux de l'autre des secours et des médications.

Toutes les règles de l'Hygiène, tous les préceptes à suivre pour *se bien porter* peuvent se résumer en la mise en pratique des six maximes suivantes :

1° Conserver l'intégrité de ses facultés vitales, intellectuelles et morales, en évitant tout ce qui peut leur porter atteinte, et surtout les excès de tout genre qui activent le foyer de la vie, qui font éprouver des impressions trop vives et trop violentes, qui font vivre trop vite ;

2° Endurcir le corps ; le rendre fort, vigoureux et capable de résister à la fatigue et aux diverses causes d'indispositions ou de maladies ;

3° Respirer habituellement un air pur, vivre dans un climat tempéré ;

4° Faire un usage habituel d'aliments simplement préparés et appropriés à l'état des organes digestifs ;

· 5° Être sobre ; entretenir constamment une juste proportion entre la quantité d'aliments que l'on consomme et l'exercice que l'on prend ;

6° Être sage ; modérer ses passions ; conserver en son âme la paix, le calme et le contentement, état qui contribue puissamment à la santé du corps.

La nature de cet ouvrage ne me permet pas de traiter les nombreuses questions que comporte ce vaste sujet : je me contenterai seulement de traiter en quelques mots celles qui sont les plus importantes et qui se rattachent davantage à l'Hygiène des Maladies qui font le sujet de cet ouvrage.

HYGIÈNE GÉNÉRALE

145. Atmosphère. — L'air qui nous environne de tous côtés, et qui forme autour de la terre une couche de six à huit lieues d'épaisseur, est un mélange d'oxygène, d'azote et de gaz carbonique.

Le mélange de ces trois gaz se renouvelle et se reconstitue incessamment par mille échanges qui s'effectuent entre la respiration des végétaux et la respiration des animaux.

Nous avons vu (12) que l'air que nous respirons est décomposé dans nos poumons : nous prenons l'*oxygène* de l'air et nous produisons, à la place de ce gaz vivifiant, un gaz délétère et impropre à la respiration, le *gaz acide carbonique*.

Il en est de même de *tous* les animaux, qui *tous* respirent comme nous, les poissons eux-mêmes respirant l'air dissous dans l'eau.

Or la Nature a pourvu, avec une infinie sagesse, à l'incessante purification de l'air incessamment vicié par la respiration des animaux.

Les arbres, les plantes, *tous* les végétaux respirent ce *gaz carbonique* (combinaison de carbone, ou charbon parfaitement pur, et d'oxygène); ils s'emparent du *carbone* qu'il renferme pour former leur bois, leur tige, leurs rameaux, leurs feuilles, leurs fleurs, et ils exhalent l'*oxygène* que l'homme et les animaux respirent à leur tour.

C'est avec ce *carbone*, fourni par le gaz carbonique qui sort des poumons de l'homme et des animaux, que les plantes et les arbres fabriquent le *charbon* que nous retrouvons en eux quand nous les brûlons.

Ainsi donc, tout ce que l'air donne aux plantes, les plantes le cèdent aux animaux, et les animaux le rendent à l'air. Ce qui se passe dans l'air se passe également dans la terre : la terre donne naissance aux plantes, aux graines, aux fruits, à l'herbe des champs; les animaux herbivores mangent ces plantes, ces graines, cette herbe, qui se changent ainsi en ces animaux; les animaux carnivores mangent les herbivores; l'homme mange les herbivores et les carni-

vores ; les animaux et l'homme meurent, pourrissent
et se changent en fumier et en poussière qui donne
à son tour naissance à de la terre, et cette terre à
l'herbe des champs.

La matière tourne donc incessamment dans un
cercle éternel dans lequel la vie s'agite et se manifeste sous mille formes diverses, mais où la matière
ne fait que changer de place d'après les lois éternelles
de l'infinie Sagesse.

146. Air pur. — Je pourrais essayer de montrer
quelle heureuse influence l'air pur de la campagne
exerce sur notre santé et même sur notre humeur ;
mais je préfère laisser la parole à J.-J. Rousseau, qui
dira mieux que moi l'action bienfaisante de l'air pur
des montagnes :

« Ce fut là que je démêlai sensiblement, dans la
pureté de l'air où je me trouvais, la véritable cause
du changement de mon humeur, et du retour de
cette paix intérieure que j'avais perdue depuis si
longtemps.

» En effet, c'est une impression générale qu'éprouvent tous les hommes, quoiqu'ils ne l'observent pas
tous, que sur les hautes montagnes, où l'air est vif
et subtil, on se sent plus de facilité dans la respiration, plus de légèreté dans le corps, plus de sérénité
dans l'esprit ; les plaisirs y sont moins ardents, les
passions plus modérées. Les méditations y prennent je
ne sais quel caractère grand et sublime, proportionné
aux objets qui nous frappent, je ne sais quelle vo-
lupté tranquille qui n'a rien d'âcre et de sensuel.

» Il semble qu'en s'élevant au-dessus du séjour des hommes on y laisse tous les sentiments bas et terrestres, et qu'à mesure qu'on approche des régions éthérées l'âme contracte quelque chose de leur inaltérable pureté. On y est grave sans mélancolie, paisible sans indolence; content d'être et de penser : tous les désirs trop vifs s'émoussent; ils perdent cette pointe aiguë qui les rend douloureux; ils ne laissent au fond du cœur qu'une émotion légère et douce; et c'est ainsi qu'un heureux climat fait servir à la félicité de l'homme les passions qui font ailleurs son tourment.

» Je doute qu'aucune agitation violente, aucune maladie de vapeur pût tenir contre un pareil séjour prolongé, et je suis surpris que des bains de l'air salutaire et bienfaisant des montagnes ne soient pas un des grands remèdes de la médecine et de la morale. »

147. Air malsain. — L'air vicié par la respiration est un poison aussi délétère que les gaz malfaisants.

Par la respiration, nous enlevons à l'air l'élément vivifiant, l'*oxygène*, et nous exhalons, mélangé à l'air, un gaz délétère absolument impropre à la respiration, le *gaz carbonique* (12). Nous exhalons en moyenne 18 litres de gaz carbonique par heure (sur 500 litres d'air), ce qui donne presque un demi-mètre cube par vingt-quatre heures. On voit d'après ces chiffres quelle est l'importance de l'aération et de la ventilation des appartements.

Les grandes agglomérations d'individus, d'animaux, dans une même ville, vicient l'air par la même raison; si l'on ajoute à cela l'étroitesse des rues, leur malpropreté, les émanations méphitiques des égouts, etc., on comprendra aisément que l'air des grandes villes est toujours, quoi que l'on fasse, moins sain que l'air de la campagne.

148. Habitation. — L'habitation privée délimite une masse d'air atmosphérique dont on peut modifier à volonté la température, le degré d'humidité, la composition chimique. On retranche ainsi du milieu général une partie plus ou moins grande pour l'accommoder à ses besoins en l'isolant plus ou moins complétement des influences du dehors. L'atmosphère d'un appartement est donc, pour celui qui l'habite, ce que l'atmosphère d'une ville est à toute une population. Réfléchissez, en effet, au temps que votre sommeil, vos repas, vos occupations et les intempéries de la saison vous font passer à la maison !

Les pièces qui constituent l'habitation seront aussi grandes que possible; rien n'est plus avantageux que de respirer librement une grande masse d'air.

Évitez surtout toutes les causes qui peuvent altérer la pureté de l'air. Ainsi les animaux agissent sur l'air exactement comme l'homme, par l'exhalation de l'acide carbonique et par le produit vaporeux de leur transpiration pulmonaire et cutanée. Leur présence est donc de trop dans l'intérieur de votre chambre, surtout pendant la nuit ; ce sont au moins d'inutiles consommateurs de l'air qui suffit à peine à vos besoins, si même ils n'y versent pas encore des exhalaisons nuisibles.

15.

Il en est de même des fleurs, dont l'odeur détermine souvent des maux de tête et des migraines.

A Paris et dans les grandes villes, les appartements tendent chaque jour à devenir de plus en plus en désaccord avec le besoin d'air et de soleil si indispensables à l'espèce humaine : la spéculation, en subdivisant les terrains, en entassant étage sur étage, en augmentant dans des proportions qui n'ont plus de limites le prix des loyers, semble vouloir réduire la famille à la plus minime portion d'air respirable.

Nous-mêmes encore, par notre vanité, nous augmentons le mal : nous avons des salons spacieux et splendides, mais nos chambres à coucher sont pour la plupart étroites, reléguées sur les cours, hermétiquement calfeutrées; souvent même nous dissimulons le lit dans une alcôve, que l'on n'ouvre que le soir au moment de se coucher.

Est-ce ainsi que nous devrions agir, est-ce ainsi que nous devrions prendre soin de notre santé? Mais ce sont là, ainsi que pour les toilettes et le luxe des réceptions, les conséquences des goûts du jour, de cette envie de briller à laquelle nous sacrifions notre confortable et notre bien-être de tous les instants.

149. Vie champêtre. — Le séjour à la campagne nous offre toutes les conditions désirables pour jouir d'une bonne santé : un air pur et sain, une nourriture simple et frugale, les exercices du corps, de l'ordre dans toutes nos actions, le spectacle agréable de la Nature dans sa simplicité, enfin le repos, la séré-

nité, la gaieté, choses si nécessaires à l'accomplissement régulier des fonctions de nos organes.

Pour se convaincre de la réalité des bons effets de
la vie champêtre sur notre organisation, il suffit de
jeter les yeux sur ce qui se passe autour de nous.
Nous voyons les habitants des campagnes, qui se livrent aux plus rudes travaux par les plus mauvais
temps, qui se fatiguent beaucoup, qui se nourrissent
d'aliments grossiers et mal préparés, et qui cependant jouissent d'une santé robuste.

Tandis que les habitants des villes, malgré une
nourriture meilleure, un confortable ignoré des campagnes, sont sujets à une foule d'incommodités.

Cette différence tient à ce que les premiers respirent un air pur, constamment renouvelé, tandis que
les autres vivent dans l'atmosphère insalubre des villes.

Si donc vous tenez à votre santé, faites de fréquentes promenades dans la campagne, faites quelques
voyages, livrez-vous à la chasse et à tous les exercices ; et même, si vous le pouvez, habitez la campagne
pendant l'été et ne venez à la ville que pour vos affaires.

D'ailleurs, quelle est la personne qui n'a pas remarqué l'influence favorable du *changement d'air* et
du séjour à la campagne sur le rétablissement de
l'appétit et des fonctions digestives?

Les influences qui résultent du changement d'air
sont multiples; mais qu'elles soient d'un ordre moral
ou physique, elles se résument dans une augmentation de l'appétit et dans une activité nouvelle impri-
mée à la Nutrition.

Le séjour à la campagne, l'habitation des montagnes ou du bord de la mer sont surtout les conditions les plus favorables à la production de ces heureux effets; l'air pur et vif est tout imprégné de ces
essences florales d'une si fraîche senteur; la lumière
est vive, stimulante; des bruits d'une douce mono-
tonie, le mouvement des eaux, le bruissement du
vent, les voix des êtres animés caressent doucement
l'oreille; là, les préoccupations s'envolent, les passions
ardentes font trêve; on se sent plus calme, on vit
d'une existence moins fiévreuse; la *bête*, comme dirait Xavier de Maistre, secoue le despotisme de l'intelligence et recouvre ses droits.

150. Voyages. — Les voyages sont, de tous les
moyens qui contribuent à fortifier notre santé, un des
plus agréables.

Ils changent momentanément notre genre de vie; ils
nous offrent un spectacle sans cesse varié et toujours
nouveau dont la vue nous réjouit; enfin ils ornent
notre esprit d'une foule de connaissances utiles.

On ne peut qu'applaudir à ce mouvement, à cette
tendance générale qui, depuis quelques années, s'est
emparée de toutes les classes de la société, et qui
pousse les habitants des villes à abandonner un instant leurs occupations pour aller passer la belle saison
aux Bains de mer, ou aux Stations d'Eaux minérales.

Quel que soit le but du voyage, il est certaines
règles d'Hygiène qu'on ne doit pas négliger. Je vais
les indiquer en quelques mots.

Que l'on voyage en voiture ou en chemin de fer,

on doit éviter de rester trop longtemps assis dans la même position : ce précepte est surtout utile aux personnes sujettes à la Constipation.

De plus, l'ébranlement produit par le roulement de la voiture, joint à l'ennui d'une position gênante, fatigue à la fois le corps et l'esprit, et indispose fréquemment les personnes nerveuses. Il faut donc, autant que possible, couper son voyage en plusieurs sections, selon la distance à parcourir, et le faire en plusieurs étapes.

On ne doit voyager que pendant le jour, pour pouvoir dormir pendant la nuit dans un bon lit. Si cependant la chaleur est accablante, il est préférable de voyager la nuit.

Les personnes qui ne sont pas habituées à voyager souvent doivent éviter de manger beaucoup avant de monter en voiture ; car la trépidation et surtout le roulement rapide des wagons de chemins de fer entravent le travail de la digestion.

On ne doit pas monter en wagon lorsque la peau est en transpiration, ou il faut alors avoir soin de se bien couvrir, si l'on veut éviter les suites d'un refroidissement lent. On sait en effet que, dans les wagons en marche, bien que les glaces soient fermées, on se refroidit très-vite, à cause de l'immobilité dans laquelle on est forcé de rester et du courant d'air produit par la rapidité du train.

Les soins de propreté doivent être observés avec soin en voyage. En effet, la poussière de la route, la fumée de la locomotive se collent à la peau et forment un enduit visqueux qui empêche la transpiration. On doit donc, en arrivant au but du voyage, prendre un bain, autant pour se délasser des fatigues de la route que pour débarrasser la peau des poussières qui s'y sont attachées.

Il est bien entendu qu'après un voyage à pied ces soins de propreté sont encore plus nécessaires.

151. Effets généraux de l'exercice. — Les divers mouvements que nos jambes, ou nos bras, ou même notre corps tout entier, exécutent quand nous marchons, quand nous courons, quand nous faisons de l'exercice ou de la gymnastique; ces divers mouvements, dis-je, mettent en jeu les muscles qui font mouvoir tous nos membres. Or ces muscles sont étroitement liés avec tous nos organes ; car, dans la machine humaine, tout se tient, tout forme un harmonieux ensemble. Aussi ne peuvent-ils se contracter, se mouvoir, se fortifier, sans imprimer à tous les autres organes une activité plus grande.

En outre, les secousses, les chocs divers déterminés par l'exercice se distribuent à tout notre corps, à tous nos tissus, à tous nos organes ; ils secouent leur masse, pénètrent jusque dans leur profondeur et ébranlent les fibres qui les constituent. Or ces succussions mécaniques qui se répètent à chaque pas, à chaque mouvement, agissent sur la disposition intime de nos organes, et déterminent en eux une contraction fibrillaire qui les rend, au bout de quelque temps, plus forts et plus robustes.

En effet, si nous prenons de l'exercice un peu plus que d'habitude, si nous faisons une longue pro-

menade, si nous faisons de l'escrime ou de la gymnastique, la respiration devient plus fréquente, là
circulation du sang plus active, la chaleur plus
grande, l'appétit se développe, la machine entière
fonctionne avec plus d'activité.

Effets de l'exercice sur le système nerveux. — Les
Nerfs naissent tous du cerveau ou de la moelle épinière,
qui peut en être considérée comme le prolongement.

Tous les nerfs ne remplissent pas les mêmes fonctions ; on les divise en deux ordres : les nerfs affectés
aux mouvements ou *nerfs moteurs*, et les nerfs affectés
à la sensibilité ou *nerfs sensitifs* (15).

L'exercice met en jeu exclusivement les *nerfs moteurs* et, par eux, la portion du cerveau à laquelle ils
correspondent, tandis que la portion *sensitive* de cet
organe reste dans l'inaction. Il en résulte que la portion *motrice*, plus active, accapare toutes les forces
vitales aux dépens de la portion *sensitive*.

On peut en déduire cette conséquence, importante
au point de vue de l'Hygiène : c'est que l'on peut
détruire les inconvénients produits par les excès intellectuels ou les passions en faisant faire au Malade
un exercice approprié.

C'est ainsi que l'on a obtenu beaucoup de guérisons
dans les cas d'hystérie, d'hypocondrie, de maladies
dues au développement exagéré du tempérament nerveux, par une gymnastique intelligente.

Les individus qui se livrent à des exercices pénibles et continus, les paysans, les terrassiers, sont très-
peu sujets aux maladies nerveuses.

152. Gymnastique. — La Gymnastique était en grand honneur chez les Anciens, surtout chez les Grecs. Ils avaient remarqué qu'elle donnait à la constitution de la vigueur, au corps une forme plus gracieuse; qu'elle donnait une santé brillante, qu'elle endurcissait aux fatigues, et surtout qu'elle animait singulièrement le courage et éteignait toutes les passions, en exaltant, au contraire, l'amour de la gloire et de la patrie.

Et pourtant nous avons laissé tomber dans une désuétude presque complète un exercice si précieux, sans que rien dans nos mœurs vienne le remplacer.

Les Anciens n'avaient pas notre indifférence à cet égard. Ils employaient tous les moyens pour la tenir en honneur. Ils avaient institué de grandes solennités pour maintenir le goût de la Gymnastique. Le vainqueur aux jeux Olympiques voyait son nom proclamé par toute la Grèce ; la Peinture et la Sculpture reproduisaient ses traits; la Poésie célébrait sa victoire : les premiers athlètes vainqueurs furent mis au rang des demi-dieux.

Les exercices gymnastiques, convenablement dirigés et appropriés, produisent d'heureux effets chez les enfants. Ils leur donnent de l'agilité, de la souplesse, contribuent au développement régulier et parfait du corps et les rendent robustes et vigoureux. De plus il est évident, d'après ce que j'ai dit sur les effets de l'exercice sur le cerveau, que la sensibilité et l'impressionnabilité, si grandes à cet âge, ne s'exalteront pas et ne se fausseront pas.

La Gymnastique fait une excellente diversion aux

travaux intellectuels, et remplit utilement les heures
de récréation : les jeunes gens sont ensuite mieux
disposés au travail, et moins enclins aux pensées
mauvaises, aux vains désirs et à toutes ces sensations
vagues qui viennent assaillir la jeunesse.

Aussi serait-il à désirer que l'usage de la Gymnastique fût plus général, et que toutes les familles fus-
sent bien pénétrées qu'il n'est point de meilleur dé-
rivatif des désirs inassouvis, qui font tant de ravages
chez les jeunes gens, que de soumettre ceux-ci, chaque jour, à des exercices gymnastiques qui dévelop-
peraient harmonieusement leur corps.

L'Administration des hôpitaux de Paris, qui compte
dans son sein nos plus grands Médecins, a parfaitement compris toute l'utilité de la Gymnastique ; aussi
a-t-elle fait établir des gymnases dans tous les hôpitaux d'enfants.

Développer les muscles, activer la circulation générale, amplifier le champ respiratoire, prévenir ou détruire les congestions vers les viscères, modérer l'irritabilité du système nerveux, tels sont les avantages
que présente la Gymnastique aux personnes atteintes
de névroses.

Une Gymnastique modérée augmente la force de
résistance et développe les muscles des personnes bilieuses et maigres. La circulation abdominale est sol-
licitée par elle, et les engorgements des divers organes
du ventre, si fréquents chez les personnes trop grosses,
sont également évités.

Tout le monde connaît les merveilleux effets que
l'on a retirés de la Gymnastique, comme correctif de

certaines affections morbides, telles que le rachitisme, les déviations de la colonne vertébrale, les
gibbosités.

Elle a encore un autre effet, qui est de combattre
cet état équivoque qui n'est ni la santé ni la maladie,
et qui est caractérisé par la prépondérance viscérale
et l'accumulation de la graisse.

Il ne faut pas soumettre les enfants trop jeunes
aux exercices gymnastiques. L'âge de sept ans paraît
être l'époque la plus convenable, et encore, à cette
période de la vie, il faut éviter les exercices trop
violents : il ne faut alors permettre qu'une Gymnastique générale, propre à développer dans une égale
mesure le squelette et les muscles.

153. Natation. — La Natation est non-seulement
utile sous tous les rapports, mais c'est encore un
exercice agréable. Tout concourt à son efficacité : aux
modifications profondes imprimées à l'économie par
le jeu de presque tous les muscles s'ajoutent les
effets salutaires du bain froid.

Bains de rivière. — Ces bains ont des effets analogues à ceux des douches et des bains de mer.

A la suite de bains pris dans une rivière, pendant
quinze jours ou un mois, on éprouve un sentiment
de bien-être général. Chez les personnes frileuses, la
peau se réchauffe, la sueur est moins facilement
provoquée par la chaleur ou l'exercice : elles sont
moins impressionnables aux variations de température. La force musculaire s'accroît, les membres

semblent acquérir plus de souplesse. Les personne délicates prennent goût à la promenade à pied, et font sans fatigue des courses dont elles se seraient crues incapables. L'appétit augmente, et, avec lui, le goût pour une nourriture substantielle ; la digestion est plus facile ; le sommeil est plus régulier et plus profond.

L'effet tonique de la Natation se fait rapidement sentir. Au sortir du bain, on est plus fort, plus souple, plus agile, si l'on ne s'est pas fatigué par la vitesse des mouvements, ou par ce que les nageurs appellent les tours de force ; et encore la fatigue qui en résulte disparaît-elle promptement pour ne laisser place qu'aux bons résultats que j'ai signalés plus haut.

En un mot, l'habitude de cet exercice développe les organes de la locomotion et active toutes les fonctions de l'économie, car les nageurs varient leurs mouvements à l'infini et mettent ainsi en jeu tous les muscles du système locomoteur.

A ces avantages vient s'en ajouter un autre : le bain froid combat d'une manière efficace l'influence débilitante de l'été, saison pendant laquelle on ne saurait trop fortifier l'économie.

A cette époque de l'année, la chaleur est assez grande ; le moindre mouvement provoque d'abondantes sueurs qui ne se font, comme je l'ai déjà dit, qu'aux dépens du sang ; de plus, on est paresseux, on évite de prendre de l'exercice, lequel amène cette transpiration.

Le bain froid détruit ces deux causes d'affaiblissement, car son action s'oppose à l'exhalation aqueuse, et d'un autre côté, elle permet un exercice actif, sans que l'économie s'affaiblisse par la transpiration.

C'est un excellent moyen pour résister à l'action débilitante de la chaleur. Cependant les individus prédisposés aux congestions du côté du cerveau et des poumons n'en devront user qu'avec modération.

154. **Inaction.** — L'homme a reçu de la nature un corps et des membres pour les exercer.

L'exercice est tellement naturel qu'un repos absolu, complet et prolongé, serait un supplice bien plus grand que les plus dures fatigues. Ce qui le prouve bien, c'est le funeste cortége que l'inaction traîne à sa suite.

Si l'exercice active toutes les fonctions, il n'en est pas de même du repos prolongé, qui ne peut que les troubler.

La digestion est lente, tardive, pénible. Les aliments séjournant longtemps dans l'estomac occasionnent un sentiment de pesanteur. La stase prolongée des matières alimentaires dans ce viscère y détermine une espèce de fermentation acide; de là des aigreurs ou des éructations, de là surtout la perte de l'appétit.

Les matières intestinales sont moins abondantes, moins molles; les selles sont rares; la contractilité des intestins s'émousse. Il en résulte des Constipations opiniâtres et rebelles.

La nutrition ne se fait plus, l'absorption étant presque nulle, puisqu'il n'y a pas de pertes à réparer.

L'absorption interstitielle est peu active, tandis que l'exhalation graisseuse du tissu cellulaire augmente.

L'effet inévitable de cette situation est un embonpoint incommode et de mauvaise nature; ce phénomène est facile à observer chez les personnes très-sédentaires.

La circulation se ressent de ce fâcheux état : les contractions du cœur sont moins énergiques, et comme ce sont elles qui mettent le sang en mouvement dans l'appareil circulatoire, le cours du sang est ralenti; les capillaires reviennent sur eux-mêmes en vertu de leur contractilité; la chaleur animale est moins développée.

La respiration est plus lente; les phénomènes chimiques qui s'accomplissent dans les poumons sont eux-mêmes troublés. L'oxygène se combine dans nos tissus avec le carbone en moins grande quantité.

Les muscles, recevant moins d'éléments de nutrition, deviennent pâles, mous et lâches; leur pouvoir de contraction s'affaiblit; le moindre exercice les fatigue; ils finissent par s'affaisser sur eux-mêmes et s'atrophier.

L'inaction est donc essentiellement *débilitante*.

HYGIÈNE ALIMENTAIRE

155. Exercice. — Dans l'état de santé, l'appétit s'éveille à des intervalles qui varient suivant la quantité et la nature des aliments qui composaient le dernier repas, suivant les dépenses auxquelles l'organisme s'est livré, et surtout suivant les habitudes individuelles. Mais chez les Dyspeptiques, l'appétit fait souvent défaut, et il est nécessaire de le stimuler par divers moyens.

L'absence d'un *exercice* journalier est une des causes les plus fréquentes du manque d'appétit et des mauvaises digestions; l'exercice est tout à la fois le meilleur apéritif et le meilleur digestif. C'est en effet par un exercice habituel, régulier, c'est par la dépense des forces qu'il occasionne que se préparent une bonne digestion des aliments et une absorption plus complète de leurs sucs nutritifs. On digère avec ses jambes, disait Chomel, presque autant qu'avec son estomac.

Quel est l'homme, d'ailleurs, qui n'a pas remarqué sur lui-même les effets d'une promenade au grand air, à la campagne surtout? Ce jour-là, il a meilleur appétit et il digère mieux. Il n'est pas de Dyspeptique qui ne convienne de ce fait, mais il n'en est malheureusement que très-peu qui se déterminent à consacrer, chaque jour, à une petite promenade un temps suffisant.

L'exercice est donc d'une très-grande importance; mais il ne doit pas être pris d'une façon inconsidérée : il doit être en rapport avec l'âge, les forces et les aptitudes personnelles de chaque sujet. Le moment où l'on doit s'y livrer n'est pas non plus indifférent.

Les simples promenades à pied pourront avoir lieu soit avant le repas pour éveiller l'appétit, soit presque immédiatement après pour faciliter la digestion; et même alors fera-t-on encore mieux d'attendre quelques moments, de rester en repos quelques instants avant de commencer la promenade; ce n'est peut-être pas sans raison que nos pères restaient longtemps à table et chantaient au dessert !|

Quant aux longues courses à pied, aux promenades à cheval, aux jeux un peu animés, aux exercices gymnastiques, on fera beaucoup mieux de s'y livrer avant le repas, pour lequel ils serviront même d'apéritif. Mais ils seraient nuisibles *immédiatement après* ; ils troubleraient alors la digestion au lieu de la favoriser, et cela d'autant plus sûrement que l'estomac serait plus faible et le repas plus copieux. Un exercice un peu vif, pris immédiatement après le repas, affaiblit en effet le travail digestif, en appelant sur d'autres organes le sang et le fluide nerveux nécessaires à son accomplissement ; en outre, les secousses brusques et réitérées du diaphragme pressent l'estomac, le compriment et l'exposent à se débarrasser des aliments qu'il contient.

Il est même des Dyspeptiques chez lesquels tout mouvement, même une simple promenade, en se levant de table, augmente les souffrances dont l'estomac est le siége ; il faut respecter cet état, laisser le Malade dans un repos absolu pendant une heure au moins, puis lui faire faire une petite promenade.

156. Régularité des Repas. — La mauvaise distribution des repas, sous le rapport de leur importance réciproque, des intervalles qui les séparent, et de leur nombre, est une cause très-fréquente de dérangements et de perturbations dans les fonctions de l'estomac.

Les heures des repas varient selon les conditions sociales des Malades, leur genre de vie et leurs occupations, leur âge et leur sexe, et souvent aussi selon les habitudes locales ou nationales. Le Médecin doit, pour l'institution du régime des Dyspeptiques, tenir compte des habitudes acquises depuis longtemps, ou du moins n'y apporter que les modifications strictement nécessaires.

Mais si l'organisme peut se ployer aux habitudes de certaines heures, il ne saurait, sans en souffrir, s'accoutumer à l'irrégularité des repas.

La *régularité* des heures de repas est, en effet, une condition *indispensable*, essentielle, de bon fonctionnement de l'estomac : c'est la première et la plus importante des précautions auxquelles doit s'astreindre un Dyspeptique.

Si, avant l'heure du repas, il éprouve de ces tiraillements épigastriques que l'on prend souvent pour la sensation de la faim, il devra résister à cet appétit de mauvais aloi, et si les tiraillements augmentent, il les calmera en prenant une cuillerée à café de *Sirop calmant*.

S'il cède, au contraire, à ce faux appétit, il calmera pour le moment la fausse sensation de faim qu'il éprouvait ; mais en continuant quelque temps à manger ainsi à toute heure, il affolera en quelque sorte son estomac, et les troubles nerveux de cet organe despotique ne feront qu'augmenter de jour en jour.

157. Intervalle entre les Repas. — Cette condition hygiénique est d'une très-grande importance : souvent les Maux d'Estomac ne dépendent pas d'une autre cause, et il suffit de mieux calculer les intervalles entre chaque repas, pour diminuer et même pour faire disparaître les troubles de la digestion.

L'intervalle entre chaque repas doit être assez grand pour que la digestion ait le temps de se faire, pour que les digestions n'empiètent pas l'une sur l'autre, et même pour que, outre le temps suffisant à la complète digestion du déjeuner, l'estomac ait encore le temps de *se reposer* un peu.

Cet intervalle doit nécessairement varier selon la quantité et la nature des aliments qui composaient le premier repas, selon l'activité fonctionnelle de l'estomac, selon l'âge et l'état de santé, etc.

L'absence d'un intervalle suffisant est surtout nuisible aux Dyspeptiques dont la vie est sédentaire, à ceux surtout qui se livrent à des occupations intellectuelles ; il en est de même pour les personnes âgées, dont l'estomac paresseux, mais patient, demande un espace de six à huit heures pour accomplir entièrement la digestion d'un repas ordinaire.

L'intervalle ne doit pas être non plus trop long ; car la faim devenant alors très-vive, on la satisfait outre mesure et avec trop de précipitation ; on mange trop et trop vite, et la digestion en souffre.

158. Heures. — Toutes les fonctions de Nutrition sont, jusqu'à un certain point, sous la dépendance de la volonté : c'est ainsi, pour n'en citer qu'un seul exemple, que beaucoup de personnes vont, par suite d'habitude, à la garde-robe tous les jours à la même heure. Il en est de même de la faim ; elle revient aux heures fixes auxquelles on a l'habitude de la satisfaire. L'estomac se plie si bien à cette habitude et se dispose de telle façon que, lorsqu'il n'est pas

16

satisfait au moment habituel, la sensation de la faim, après avoir été plus ou moins pénible, finit par disparaître. Il arrive également que, si l'on vient à intervertir l'ordre des repas, à manger dans leur intervalle, l'appétit est moins franc et la digestion plus laborieuse.

Aussi, si les jeunes gens jouissent d'une impunité presque complète quant à l'ordre plus ou moins grand qu'ils mettent dans leurs repas, une pareille manière d'agir serait souvent fatale aux personnes âgées et aux Dyspeptiques.

L'heure la plus favorable au principal repas est donc six heures de l'après-midi. En fixant ce repas à cette heure, on laisse à la digestion le temps de se faire avant que l'on se mette au lit.

Pour la plupart des Dyspeptiques c'est une mauvaise habitude que de souper. En effet, pendant le sommeil qui suit immédiatement ce repas superflu, toutes les fonctions de l'organisme sont ralenties; la température du corps s'abaisse, la respiration est moins fréquente; le travail de la digestion s'opère péniblement et lentement et réagit lui-même sur le sommeil, qui est lourd ou agité. Le manque d'appétit que l'on éprouve le lendemain indique bien l'inopportunité de ce repas.

Le premier repas de la journée ne doit être pris qu'environ trois ou quatre heures après le réveil. On réduit ainsi à deux le nombre des repas de la journée, ce qui est largement et amplement suffisant pour des personnes qui ne se livrent pas à des travaux manuels fatigants.

Cependant, lorsque l'on est obligé de sortir de chez soi de bonne heure, il vaut mieux faire une collation légère à sept ou huit heures du matin, et faire un léger repas trois ou quatre heures après, à onze heures. On attend, dans ce cas, le repas du soir pour satisfaire complétement son appétit.

En général, il ne faut ingérer de nouveaux aliments qu'alors que ceux du précédent repas sont déjà hors de l'estomac; celui-ci exige ordinairement quatre à six heures pour se débarrasser *complétement* des matières alimentaires qu'il contient.

Il faudra donc, autant que possible, mettre cet intervalle entre deux repas. Cependant cela n'est pas absolu, car la durée de la digestion varie suivant la nature des aliments ingérés, suivant la constitution individuelle, etc.

159. Nombre. — Dans les circonstances ordinaires, deux repas par jour suffisent à l'homme adulte en état de santé. Cependant l'habitude intervient encore ici. Ainsi, dans les départements du nord de la France, on déjeune à huit heures, on dîne à midi, on goûte entre quatre et cinq heures, et l'on soupe entre huit et neuf heures.

Ce serait une manière de vivre très-pernicieuse que de ne faire qu'un seul repas par jour. En effet, si on laisse trop longtemps l'estomac dans l'état de vacuité et si on l'habitue pour ainsi dire à cet état, il se comporte comme tous les organes qui entrent peu souvent en exercice : il devient paresseux, et la digestion est laborieuse.

D'un autre côté, il est évident que la personne qui ne fait qu'un seul repas par jour doit prendre une grande quantité d'aliments pour se soutenir jusqu'au lendemain. Or l'estomac sécrète un liquide particulier, le suc gastrique, destiné à l'élaboration des aliments, et cette sécrétion n'a lieu qu'au moment où la substance ingérée arrive dans l'intérieur du viscère ; elle est d'autant plus abondante que la quantité d'aliments est plus considérable. On réveille donc là brusquement une fonction assoupie et on l'exagère. Dans de pareilles conditions, l'estomac s'épuise : de là des Gastrites rebelles.

Le nombre des repas doit varier suivant diverses conditions. Le convalescent, par exemple, qui a besoin de réparer les pertes que lui a fait subir la Maladie, doit manger plus souvent que l'homme qui est en état de santé. Dans ce cas, si les repas doivent être fréquents, ils ne doivent pas être non plus trop abondants, pour éviter de fatiguer l'estomac.

Le nombre des repas ne peut pas être le même pour l'homme de cabinet que pour le manœuvre. Celui-ci, en effet, se livre à de violents exercices musculaires ; toutes ses sécrétions naturelles sont activées, et elles ne se font qu'aux dépens des éléments du sang ; il aura donc besoin d'une réparation plus énergique que l'homme de profession sédentaire. Aussi voit-on les individus qui se livrent habituellement à des exercices violents digérer facilement leurs quatre repas par jour.

Les Anglais font cinq repas par jour : le déjeuner à neuf heures, le lunch à une heure, le dîner à sept

heures, le thé à neuf heures et le souper à onze heures
ou minuit. Les Français auraient de la peine à manger autant et aussi souvent. Les Arabes et tous les
habitants des pays chauds ne le pourraient pas.

En résumé, et pour conclure, dans nos régions tem-
pérées, deux ou trois repas par jour sont, en général,
suffisants, et le principal de ces repas doit toujours
se faire le soir à six heures ou six heures et demie.

160. Distribution des repas. — En France, on fait
en général trois repas:

1º *Premier déjeuner. —* Ce *Premier déjeuner* se fait
tout en se levant : il consiste le plus souvent en une
tasse de café au lait ou de chocolat.

Je me suis déjà expliqué autre part sur les qualités digestibles et nutritives du café au lait et du
chocolat. Je conseille aux Dyspeptiques de remplacer ces deux aliments par une des préparations suivantes:

Une assiettée de potage, ou de soupe grasse, ou même
de soupe maigre ; une tasse de bouillon consommé
avec un peu de pain ou une biscotte ; une tasse
de thé, pur ou avec un nuage de crème, accompagnée d'un peu de pain et de beurre frais, ou d'une
biscotte ; une infusion de camomille, de tilleul, de
feuilles d'oranger, etc.

Un peu de vin de Bordeaux sucré, chaud ou froid
et avec un peu d'eau, dans lequel on trempera du
pain grillé ou une biscotte.

Un ou deux œufs à la coque, suivis d'un peu de
vin de Bordeaux.

16.

2° *Déjeuner à la fourchette.* — Le *Déjeuner à la fourchette* doit avoir lieu à dix heures ; si on en recule l'heure, l'intervalle entre le dîner et le déjeuner se trouve réduit à cinq ou six heures, espace de temps insuffisant pour un estomac paresseux ou maladif.

Ce déjeuner ne doit pas être, comme quantité d'aliments, le plus important de la journée. Outre que l'élaboration de la digestion alourdit l'esprit et le rend impropre à tout travail intellectuel sérieux, elle n'a quelquefois pas le temps de s'accomplir entièrement dans l'espace de cinq à six heures.

Les inconvénients d'un déjeuner trop copieux deviennent plus manifestes lorsque c'est par exception qu'il a lieu. Quel est, en effet le Dyspeptique, quelle est même la personne bien portante qui n'aient observé que, à la suite d'un déjeuner en ville, toujours plus abondant et plus tardif que d'ordinaire, ils se sentent lourds et moins aptes à leurs occupations habituelles et ne se mettent à table pour le dîner qu'avec un mauvais appétit ?

3° *Goûter.* — Le *Goûter*, consistant habituellement en pâtisseries, très-appétissantes, mais souvent indigestes, est un repas intermédiaire dont les Dames sont très-friandes et auquel la plupart cependant doivent des maux d'estomac. Je crois que les Dyspeptiques qui peuvent déjeuner, goûter et dîner font exception, et je conseille de s'en tenir à deux bons repas par jour, précédés, à la rigueur, d'un premier déjeuner.

4° *Dîner.* — Le *Dîner* doit avoir lieu à six heures ou six heures et demie. La plupart des Dyspeptiques se plaignent que c'est au dîner qu'ils ont moins d'appétit, qu'ils mangent le moins, et que c'est ce repas dont la digestion est la plus pénible. Cela est dû, le plus souvent, soit à ce que le déjeuner a été trop copieux, soit à ce qu'il n'a pas été suivi d'un exercice suffisant pour en faciliter le digestion, soit à ce qu'il a été pris à une heure trop tardive.

Je leur conseille donc de déjeuner de bonne heure, à dix heures ou dix heures et demie, de manger modérément et de prendre ensuite de l'exercice. Ils verront alors qu'ils auront faim à six heures et demie, qu'ils mangeront avec plaisir et que leur digestion se fera bien.

161. Quantité des Aliments. — La *quantité* des aliments que les Dyspeptiques doivent prendre à chacun de leur repas varie suivant une foule de circonstances ; elle dépend de l'âge, du genre de vie, de la disposition journalière et des conditions particulières du Malade ; de la tolérance et du degré d'énergie de son estomac ; de la nature des aliments qui composent le repas, etc.

L'appétit ne doit pas toujours être pris pour guide dans la mesure de la quantité des aliments que l'on doit permettre aux Dyspeptiques ; car, chez eux, il est loin d'être toujours en rapport exact avec les aptitudes et la puissance digestive de l'estomac. Cette simple remarque est d'une très-grande importance.

En général, on mange *beaucoup plus qu'il ne le faut*, ce qui est une source de maladies et d'incommodités. Je ne saurais donc trop recommander d'être *très-sobre*, de manger *peu* d'aliments, mais des aliments nourrissants et surtout très-digestibles.

162. Quantité des Boissons. — La quantité des boissons doit être proportionnée à l'aptitude fonctionnelle de l'estomac, à l'état des sécrétions stomacales et aux habitudes des Malades.

Les boissons sont en presque totalité absorbées par l'estomac; l'abondance des boissons impose donc à cet organe une suractivité qui le fatigue. De plus, si la quantité des liquides ingérés dépasse celle que l'estomac peut absorber, il se produit une sorte d'indigestion aqueuse; le surplus du liquide passe dans l'intestin et y produit de la diarrhée.

Prises en quantité *modérée*, au moment des repas, les boissons suffisamment aqueuses constituent d'utiles auxiliaires de la digestion : elles se mélangent dans l'estomac avec les aliments, elles pénètrent et imbibent la bouillie alimentaire et en dissolvent certaines parties. Elles contribuent ainsi, de concert avec les sucs digestifs, à l'élaboration du chyme, en même temps qu'elles favorisent les phénomènes de l'absorption.

Prises en *excès* pendant les repas, les boissons aqueuses déterminent un affaiblissement dans l'action du suc gastrique, qui, trop dilué, trop étendu d'eau, ne peut digérer les aliments ingérés : de là un ralentissement dans la digestion. — En outre, les diverses sécrétions étant exagérées, l'espèce de courant aqueux dont je parlais plus haut étant trop abondant, cette eau des Sécrétions entraîne avec elle une trop grande quantité de matériaux solides : de là un affaiblissement, insensible, il est vrai, mais réel.

Dans le cas d'Atonie, une trop grande quantité de boissons dilue et affaiblit le suc gastrique. chargé de la digestion stomacale, et augmente ainsi la paresse fonctionnelle de l'estomac.

Dans le cas d'Aigreurs, de pyrosis, au contraire, il est bon d'augmenter un peu la proportion des boissons dans le courant des repas.

Quelques Malades digèrent assez bien les aliments solides, mais ne peuvent digérer les boissons, lesquelles séjournent plus ou moins longtemps dans leur estomac et y déterminent un sentiment de gêne, de pesanteur, et surtout un bruit de clapotage que Chomel a signalé le premier (89). Ces Dyspeptiques ne devront boire que très-peu et s'abstiendront de tout aliment un peu aqueux.

En général, les Dyspeptiques devront, pendant leurs repas, boire avec modération; ils boiront souvent, mais peu à la fois. Dans l'intervalle des repas, ils feront bien, autant que possible et à moins d'être réellement altérés, de s'abstenir de toute espèce de boissons, surtout de bière.

163. Température des Boissons. — La température des boissons n'est pas chose indifférente; elles doivent être prises chaudes où fraîches, jamais tièdes : chaudes, elles stimulent les houppes nerveuses de l'estomac; froides, elles déterminent, par réaction, une activité plus grande dans la circulation; tièdes, elles sont lourdes et indigestes.

Chaque Dyspeptique supporte différemment les boissons chaudes et les boissons froides : plusieurs digèrent mieux, en été en prenant leurs boissons fraîches et même glacées, et en hiver en les prenant chaudes : il faut toujours respecter cette tolérance de l'estomac.

Cependant, trop froides, les boissons exercent sur la muqueuse de l'estomac une action sédative qui peut, surtout si le corps est en sueur, se transformer en une sorte de réfrigération anesthésique, laquelle se propage au plexus gastrique et porte une atteinte plus ou moins profonde à ce centre de la vie végétative.

Aussi est-il préférable, dans les bals et les soirées, quand on a très-chaud, de faire usage de thé, de punch léger, de grogs, de sirops; si on se laisse aller à prendre des glaces, des sorbets, le mouvement et l'excitation de la danse peuvent seuls en contre-balancer les effets.

Dans le cas d'Atonie, les boissons devront être prises très-chaudes, à la condition toutefois qu'il n'y aura ni douleurs ni vomissements; s'il y a Flatulence, développement de gaz, on agira de même, afin de tarir la formation de ces gaz en combattant la torpeur atonique de l'estomac.

Si, au contraire, il y a des vomissements, les boissons froides devront être préférées; elles exercent, en effet, une sorte d'anesthésie sur les houppes nerveuses de l'estomac en même temps qu'elles diminuent les spasmes de la tunique musculaire. Frappées de glace et prises par cuillerée à bouche, à intervalle de quatre à cinq minutes, les boissons acidules gla-

cées suspendent quelquefois à elles seules des vomissements opiniâtres.

164. Mastication. — Pour être facilement digérés,
les aliments doivent être préalablement divisés et
broyés avec soin par les dents, humectés de salive,
et brassés par les mouvements de la langue et des
joues, de façon à former une pâte molle, une sorte
de pâtée, que les sucs digestifs de l'estomac puissent
facilement pénétrer et transformer.

Si cette première opération de la digestion est insuffisante, si les aliments sont incomplétement divisés, il faut plus de temps au suc gastrique pour les
dissoudre, et le travail de l'estomac en est augmenté
d'autant.

Cette insuffisance de la mastication peut dépendre
de l'absence d'une partie des dents, de douleurs ou
de maladies diverses dont elles sont le siége, d'une
altération des gencives, ou de quelques maladies de
la muqueuse buccale.

Signaler la cause, c'est indiquer le remède : il suffira de remédier, soit par l'application de dents artificielles, soit par un traitement approprié, au mauvais
état des dents ou de la bouche, pour que la mastication s'opère d'une façon aussi parfaite que possible.

Si l'insuffisance de la mastication tient à la mauvaise habitude d'avaler les morceaux sans presque
les mâcher, il suffira de faire comprendre aux Dyspeptiques les conséquences fâcheuses de cette précipitation, pour qu'ils apportent quelque attention à cet
acte en apparence insignifiant.

165. Les Dents. — Les Maux d'estomac résultent
bien souvent du mauvais état des dents : il est plusieurs Malades, qui avaient été soignés depuis longtemps par tous les moyens possibles et sans succès,
que j'ai guéris de leurs maux d'estomac en les en-
voyant chez un bon Dentiste, en leur faisant remettre
les nombreuses dents qui leur manquaient, en les
mettant ainsi à même d'opérer une mastication suffisante.

Donc, faites en sorte de bien mâcher avant d'avaler ; prenez bien soin de vos dents ; faites arracher
celles qui vous gênent ; faites remplacer celles qui
vous manquent.

Entretien. — Il n'est pas d'organes plus facilement
altérables que les dents, et il n'en est pas non plus
qui soient plus susceptibles d'une plus longue conservation lorsque l'on veille à leur bon entretien : quelques soins journaliers de propreté et une ou deux
visites par an chez un Dentiste habile suffisent pour
assurer la conservation indéfinie des dents.

On aura l'attention de promener tous les matins sur les dents une brosse douce, trempée dans de
l'eau dégourdie. Après chaque repas, et le soir avant
de se coucher, on doit se rincer la bouche avec de
l'eau dégourdie et enlever, à l'aide d'un cure-dents
en plume, les parcelles d'aliments qui se sont insi-
nuées dans les intervalles dentaires.

Les frictions avec la brosse ne doivent pas être
rudes, ni offenser le bord libre des gencives. Si elles
ne suffisent pas pour détacher le tartre trop adhérent,
on peut charger la brosse de poudres inertes, par-

faitement porphyrisées, telles que celles de charbon et de magnésie calcinée, que l'on aromatise avec quelques gouttes d'huile essentielle de menthe.

Que l'on s'abstienne des opiats, des poudres dentifrices dont on ignore la composition; que l'on rejette les acides qui ne blanchissent les dents qu'en attaquant leur émail et en ramollissant leur tissu.

Extraction. — Se faire arracher une dent est une opération douloureuse devant laquelle on recule bien souvent : aussi les Dentistes ont-ils employé soit l'éther, soit le chloroforme, pour opérer l'extraction sans douleur ; mais l'emploi de ces agents est dangereux. Depuis quelque temps déjà, M. Préterre, un des plus habiles Dentistes de Paris, est parvenu à arracher les dents sans la moindre douleur en engourdissant la sensibilité du patient au moyen d'un gaz, le protoxyde d'azote. M. Préterre a fait de nombreuses expériences dans plusieurs hôpitaux de Paris, en présence des Docteurs Velpeau, Dolbeau, Maisonneuve, Voillemier, Guérin, Broca, Foucher, Richard, Saint-Germain, Verneuil, Follin, Richet, Gosselin, etc. Ces expériences ont démontré que le protoxyde d'azote engourdit la sensibilité comme l'éther ou le chloroforme, et qu'il leur est préférable par son innocuité et sa rapidité d'action.

Dents artificielles. — La perte de plusieurs dents empêchant d'opérer une mastication suffisante des aliments et étant ainsi une cause certaine de Maux d'Estomac, il est absolument nécessaire de faire remplacer les dents naturelles perdues par des dents artificielles. Cette opération s'exécutait d'une façon

17

bien imparfaite il y a quelques années à peine; mais
les progrès de la chirurgie dentaire ont été si rapides,
qu'il est possible maintenant de remplacer les dents
malades ou absentes par des dents qui auront exactement le même aspect que les dents naturelles, et
qui broieront aussi bien les aliments.

Mais les dents artificielles, les dentiers plus ou
moins complets ne produisent tous les bons effets que
l'on est en droit d'en attendre que lorsqu'ils ont été
construits avec beaucoup de soin; l'adhérence parfaite de la base du dentier aux gencives résulte en
effet de l'exactitude de son adaptation : c'est en cela
que consiste l'art du bon Dentiste.

J'ai vu des dentiers que M. Préterre a exécutés pour
mes Malades avec une telle perfection que l'on ne
pouvait distinguer les dents fausses des dents naturelles, et l'adaptation était si exacte et si parfaite
que ces personnes croyaient avoir toutes leurs dents.

RÉGIME [1]

166. Diète absolue. — Quand il est nécessaire que le Malade se soumette à la diète pendant quelques jours, voici l'indication des boissons dont il doit faire usage; il ne doit pas prendre autre chose.

La *tisane d'orge* est une boisson assez agréable, que je prescris fréquemment à mes Malades et dont ceux-ci se trouvent très-bien.

Les Malades auxquels l'orge déplaît peuvent la remplacer par le *gruau d'avoine*, qui s'emploie aux mêmes doses et se prépare de la même façon.

On rend la Tisane d'orge ou de gruau plus adoucissante en y ajoutant un quart de lait.

Elle se prend par petites tasses à café, froide ou chaude, selon le goût des Malades, mais jamais tiède. On la sucre avec du Sirop de gomme ordinaire.

On en boit deux ou trois tasses le matin, autant le tantôt, et autant le soir avant de se coucher. Pour ne pas fatiguer l'estomac, on met toujours une demi-heure d'intervalle entre chaque tasse à café.

---

(1) Les chiffres intercalés entre parenthèses dans les quatre chapitres du Régime renvoient, pour plus de détails, aux paragraphes de mon ouvrage sur les Maux d'estomac.
DOCTEUR J. CARNET, **Maux d'estomac**, Régime, Hygiène et Traitement. — Librairie Dentu (Palais-Royal), 1 volume, 2 francs.

Aux heures habituelles des repas, les Malades pourront prendre quelques tasses de bouillon ordinaire, froid ou chaud, selon les goûts : ce bouillon pourra, sans inconvénient, être remplacé par le *Bouillon instantané* (133), qui se prépare en un quart d'heure et qui est auss nutritif et aussi agréable que celui obtenu par le pot-au-feu.

Diète modérée. — Les Malades qu'il est nécessaire de soumettre à la Diète modérée feront usage des aliments ci-après indiqués pour leur Déjeuner de dix heures ou de onze heures. Le soir, au Dîner de six heures, ils pourront se permettre les aliments qui constituent le Régime adoucissant, ou bien, s'ils sont sujets à la Constipation, le Régime rafraîchissant ; seulement ils mangeront *très-peu.*

Voici les aliments que le Malade prendra à son déjeuner :

1° *Potage* au tapioca, préparé avec du lait, ou avec du bouillon ordinaire, ou avec du bouillon instantané.

2° *Purée* de parmentière (146) ou purée de lentilles (147), ou épinards (151), accommodés au gras ou au maigre. On mangera ces purées ou ces épinards avec *très-peu de pain.*

3° *Pomme cuite* au four ou devant le feu, ou bien quelques *pruneaux* avec un biscuit de Reims ou une biscotte ; quelques *fruits* de la saison.

Un peu d'eau rougie en mangeant.

On prendra ce potage et une de ces purées aux heures habituelles des repas. — Rien de plus.

167. Régime adoucissant. — *Boissons recommandées* : Vin de Bordeaux (118), coupé avec deux tiers au moins d'eau ordinaire, ou d'eau de Vichy (Source de l'Hôpital), de Schwalheim, de Saint-Galmier, de Condillac, etc.

Boire peu à la fois, mais souvent, en mangeant : boire environ deux verres de boisson à chaque repas.

Boissons défendues. — Pas de vin pur, pas de vin blanc, ni de champagne, ni de vins alcooliques ; pas de liqueurs, si ce n'est *un peu* de liqueur *très-douce* au dessert ; pas de café noir, pas de thé (122), à moins qu'il ne soit coupé avec une quantité suffisante de bon lait.

Ne jamais boire dans l'intervalle des repas, surtout de la bière ; pas de glaces.

Aliments recommandés. — Potages (134) au tapioca, au salep, au vermicelle ; soupe au pain ; potages maigres à la purée de parmentière, à la purée de carottes, à la purée de lentilles, à la farine de maïs ; soupe au lait, soupe au potiron, si on les aime.

Œufs à la coque, œufs brouillés au jus, mais peu cuits (131).

Jeunes poulets ; un peu de bœuf, de mouton, de veau ; un peu de menu gibier à plumes ; le tout rôti ou grillé (139).

Les poissons (142) conviennent parfaitement, surtout les jeunes truites, les jeunes brochets, l'éperlan, le merlan, la limande, la sole, etc., ainsi que les huîtres.

Les légumes sont les meilleurs aliments. Je citerai surtout la parmentière (146) apprêtée en purée ou

de toute autre manière, si ce n'est frite; les pois
verts, les haricots verts (147), la purée de lentilles,
le riz au gras ou au maigre; les asperges, les artichauts, les carottes nouvelles (148), la laitue et la
chicorée cuites, les épinards (151).

Les fruits, quand on n'en mange pas avec
excès, sont également très-bons; je recommande
principalement ! les cerises, les abricots; les
pommes, les poires fondantes; les raisins, les figues
fraîches, les prunes; les pruneaux bien cuits; les fraises
saupoudrées de sucre. Bien entendu, tous ces fruits
seront choisis de bonne qualité et surtout *très-mûrs.*

Crème fouettée, fromage blanc à la crème; crèmes,
charlottes, soufflés; compotes, marmelades, un peu
de confitures (167).

Préparation. — Viandes rôties, ou grillées, ou
braisées; blanquettes, fricassées (161).—Poissons cuits
à l'eau de sel, ou au court-bouillon, ou accommodés
à la sauce blanche (163). — Légumes cuits à l'eau et
accommodés à la sauce blanche ou sautés au beurre;
les purées sont les meilleures (165). — Fruits bouillis,
ou rôtis, ou en marmelade, ou en compote (167).

Cuisine très-douce, très-peu épicée; s'en tenir au
sel, au sucre, au beurre frais, à l'huile, au citron ou
au vinaigre en petite quantité; s'en tenir également
aux sauces les plus douces, à la sauce blanche, à la
sauce à la crème, à la maître-d'hôtel, à la hollandaise.

Aliments défendus. — Pas trop de viandes rouges
(bœuf, mouton, pigeon, dinde, canard) et de gibier,
surtout de gibier à chair noire; pas de charcuterie.

Pas de poissons salés, ni de moules, ni de homard (143).

Pas de légumes secs, à moins qu'ils ne soient en purée; pas de légumes flatulents (149), ni de champignons, ni de truffes; pas de crudités, pas de salades.

Pas de fruits secs ou confits, pas de fruits verts ou peu mûrs, pas de marrons, pas de noix, pas d'olives.

Pas de fromages de haut goût (128).

Pas de pâtisserie (159), si ce n'est quelques biscuits à la cuiller ou de bons biscuits de Reims.

Préparation. — Pas de ragoûts, pas de gratins, pas de fritures, pas de beignets, pas de crudités.

Pas de cuisine de haut goût et trop épicée; pas trop de vinaigre, pas de poivre ni de moutarde, pas d'assaisonnements âcres ou aromatiques.

Pas de sauces trop composées, trop relevées.

168. Régime fortifiant. — *Boissons recommandées.* — Vin de Bourgogne ou de Bordeaux (118), selon les goûts, coupé par moitié avec de l'eau ordinaire ou de l'Eau de Vichy (source d'Hauterive), ou de Bussang, ou de Spa, etc.

Un peu de vin pur, et même de vin alcoolique ou de vin sucré (118) pendant le dessert.

Une tasse de café noir (123), ou de thé (122), bien chaud, après chaque repas; on peut y ajouter, si on l'aime, un peu de bonne liqueur (120).

Boissons défendues. — Ne pas trop boire en mangeant. Pas de vin blanc, ni de champagne. Ne pas boire dans l'intervalle des repas, si ce n'est un peu d'eau sucrée ou, mieux encore, une tasse de *bouillon instantané* (133), froid ou chaud.

Aliments recommandés. — Potages (134) au tapioca, au salep, à l'arrow-root; soupes au pain : les préparer avec du bon bouillon (132) bien consommé ou avec du *bouillon instantané* (133).

Œufs à la coque; œufs brouillés au jus, mais très-peu cuits (131), avec du jus ou de la glace (175).

Manger de la viande (135) souvent et dans une large proportion : bœuf, mouton, poulet, pigeons, caneton, gibier; le tout rôti. grillé ou braisé (161). Jus de viande dans lequel on trempe un peu de pain.

Un peu de poisson, pour varier la nourriture : les huîtres sont excellentes.

Légumes farineux frais (145), parmentière, légumes farineux secs en purée (147), accommodés avec du bon jus et surtout de la *glace* de viande.

Un peu de fruits, bien mûrs, choisis parmi ceux qui sont les plus digestibles.

Un peu de fromage au dessert (128).

Pain bien cuit; manger surtout la croûte (158).

Préparation. — Viandes rôties, ou grillées, ou braisées (161). — Poissons cuits à l'eau de sel, ou au court-bouillon, ou grillés et accommodés à la sauce blanche, ou à la maître-d'hôtel, ou à la hollandaise (163). — Légumes cuits à l'eau et apprêtés à la sauce blanche, ou sautés au beurre; purées, accommodées avec une notable proportion de bon jus de viande (165). — Fruits en marmelades, ou en compotes, ou en confitures.

Cuisine un peu assaisonnée (169); ne pas craindre d'ajouter suffisamment de sel (170), èt même quelques assaisonnements aromatiques (173), et quelques parcelles de poivre.

Aliments défendus. — Pas de potages maigres, ou du moins très-rarement.

Pas de viandes blanches; pas de veau, d'agneau, de cochon de lait; pas de charcuterie.

Pas ou très-peu de légumes herbacés (151), pas de légumes flatulents.

Ne pas faire un usage immodéré de fruits, surtout de fruits acides.

Pas de pâtisserie (159), si ce n'est un peu de petits gâteaux secs.

Préparation. — Pas de bouillis, ni de hachis, ni de ragoûts, ni de gratins, ni de fritures, ni de beignets.

Pas trop de sucre, car il affadit l'estomac; ni de vinaigre, car il irrite la muqueuse gastrique; ni d'huile ou de graisse, car elles entravent la digestion.

Pas de sauces trop compliquées.

169. Régime rafraîchissant. — *Boissons.* — Mêmes recommandations que pour le régime adoucissant (167).

Aliments recommandés. — Potages à la purée de parmentières, à la purée de lentilles, à la farine de maïs, à la purée de carottes, au potiron, à l'oseille, aux épinards, aux herbes. On peut mélanger ces purées et ces herbes en des proportions diverses.

Ces potages sont préférables quand ils sont préparés au maigre, soit au lait; soit à l'eau avec une liaison.

Manger peu de viande (135, 137) et ne choisir que des viandes blanches et surtout celles d'animaux *très-jeunes* : veau, agneau, cochon de lait, jeunes poulets.

Les poissons conviennent assez (141), surtout ceux qui sont d'une facile digestion.

Les légumes conviennent parfaitement : je recommande d'une façon toute spéciale la purée de parmentières (146) et la purée de lentilles (147), accommodées au maigre. Les pois verts, les haricots verts, les asperges, les artichauts, les carottes nouvelles, la laitue cuite, la chicorée cuite et hachée, les épinards, l'oseille (151), etc., sont également très-bons.

Les fruits (152) constituent, avec les légumes, la base du Régime relâchant; j'engage donc à en manger souvent et dans une large proportion. Je recommande surtout : les cerises, les fraises, les framboises, les pommes, les poires, les abricots, les pêches, les raisins, les prunes, les pruneaux, les groseilles à maquereau, les groseilles en grappes quand on les digère bien.

Je recommande d'une façon toute spéciale les pommes cuites au four ou devant le feu, les marmelades de pommes, les compotes de prunes et de pruneaux.

Pain de seigle, ou pain de son, quand l'estomac peut les digérer.

Préparation. — Viandes rôties, ou grillées, ou braisées; blanquettes, fricassées (161). — Poissons cuits à l'eau de sel, ou au court-bouillon, ou grillés et accommodés avec des sauces très-douces, ou bien à l'huile et au vinaigre. — Légumes cuits à l'eau et accommodés au beurre, ou à la sauce blanche, ou à la maître-d'hôtel : les purées sont de beaucoup la meilleure préparation. — Fruits en compotes et en marmelades. Je ne saurais trop les recommander.

Cuisine très-douce, très-peu épicée; s'en tenir à la sauce blanche, à la maître-d'hôtel, à la hollandaise, à la vinaigrette, etc.

Aliments défendus. — Ne pas manger trop souvent et en trop grande quantité : des œufs, du bœuf, du mouton, du porc, des pigeons, de la dinde, du canard, du gibier, surtout du gibier à viande noire; pas de charcuterie.

Pas de poissons salés, non plus que des poissons lourds et indigestes.

Pas de riz, pas de légumes flatulents; pas de champignons ni de truffes.

Pas de châtaignes ni de marrons; pas d'amandes, ni de noix, ni d'olives.

Pas de pâtisserie, si ce n'est un peu de petits gâteaux secs.

Préparation. — Pas de bouillis, ni de hachis, ni de ragoûts, ni de gratins, ni de fritures, ni de beignets.

Pas de cuisine de haut goût et très-épicée; pas de poivre, de moutarde, d'assaisonnements âcres ou aromatiques, ni de sauces trop corsées.

HYDROTHÉRAPIE.

L'Hydrothérapie constitue une médication dont on comprend aisément la puissance et la multiplicité de ses influences, si l'on considère qu'elle exerce — sur les deux grands systèmes qui président à toutes les fonctions de l'économie, sur la circulation du sang et sur le système nerveux — une action directe et énergique qui n'appartient à aucun agent, et au moyen de laquelle elle modifie profondément la Calorification, l'Absorption, les Sécrétions, la Nutrition et l'impressionnabilité nerveuse.

Les limites que je me suis imposées dans cet ouvrage ne me permettent pas d'entrer dans de grands détails sur l'Hydrothérapie, d'en décrire ou d'en apprécier les divers procédés; cependant je crois qu'il est nécessaire d'en donner une idée générale, afin d'en faire mieux apprécier l'utilité; de décrire et d'expliquer les méthodes les plus usuelles, enfin de parler de l'Hydrothérapie de chambre, que l'on peut aisément installer au domicile même du Malade.

170. Douches. — Il en est deux espèces principales, qui agissent chacune d'une façon différente :

1° *Douches ascendantes.* — Elles consistent en un jet d'eau ordinaire, ou minérale, ou chargée de substances médicamenteuses diverses, dont on se sert en guise de lavement ou d'injection.

Une canule, percée d'un seul orifice pour les douches rectales ou lavements, ou percée de trous *latéraux* pour les douces vaginales (je dis latéraux avec intention, toute autre perforation étant dangereuse pour les douches vaginales ou injections), est introduite alors que le Malade est assis sur le siége d'une cuvette à bascule : il peut ainsi, sans se déranger, laisser écouler l'eau introduite dans les organes.

Les douches *vaginales* (que l'on peut également prendre dans une baignoire, pendant le bain) s'appliquent à plusieurs affections de l'utérus, dans le cas d'engorgement, de catarrhe, de flueurs blanches.

Les douches *rectales* conviennent dans les cas d'atonie et d'inertie du gros intestin, dans les catarrhes de la vessie et les engorgements de la prostate.

La nature du liquide qui sert aux douches ascendantes varie avec la nature de l'affection qu'il s'agit de combattre.

2° *Douches en colonne.* — C'est un gros jet d'eau horizontal, vertical, ascendant, que l'on dirige à volonté sur les diverses parties du corps. A l'impression de l'eau froide sur la peau, que je vais analyser bientôt, s'ajoute le choc de l'eau, qui agit plus profondément et fait subir aux muscles et aux viscères une sorte de massage qui active en eux la circulation. Ces douches sont souvent suivies, le lendemain surtout de leur application, d'un sentiment de courbature, qui d'ailleurs disparaît bientôt, dans les parties qui ont été frappées par le jet d'eau.

L'action de ces douches est essentiellement tonique et stimulante.

3° Les *douches en pluie*, les plus fréquentes et les plus utiles, produisent deux ordres d'effets : des effets physiques, qui résultent de l'action propre de l'eau froide employée (l'eau des douches doit avoir 12 à 15°); des effets physiologiques, qui sont l'expression de la résistance vitale : ces derniers sont les plus importants et constituent l'action thérapeutique.

171. Effets des douches. — Le premier effet de la douche (l'eau marquant 12 à 15°) est de déterminer un tressaillement général, un ébranlement nerveux; la circulation capillaire de la peau ne se suspend pas, mais la peau pâlit légèrement et se refroidit.

Si la douche ne dure que une ou deux minutes, presque aussitôt le cours du sang reprend une nouvelle activité et devient même plus rapide qu'auparavant : la peau devient rouge et plus chaude. La résistance vitale se montre ici dans toute sa force et donne naissance à une *réaction* (180) plus ou moins vive.

Donc, une douche d'eau à 12 ou 15°, appliquée une ou deux minutes, exerce sur l'organisme une action stimulante, excitante, fortifiante.

Mais si l'application de la douche se prolonge pendant huit, dix minutes, la circulation capillaire s'arrête; la peau pâlit et se refroidit; la réaction vitale ne se produit plus spontanément, mais réclame le secours de moyens artificiels : la force de résistance a été dépassée. — Donc la douche, pour être tonique, pour être suivie d'une réaction franche et spontanée ne doit pas durer plus de une à deux minutes.

Si la douche est donnée avec de l'eau à 24 ou 26°,

le corps n'éprouve plus ni saisissement, ni impression pénible; dans ce cas, elle peut et doit même être continuée pendant quatre à huit minutes. On constate alors : un faible abaissement de température; un léger ralentissement du cours du sang; un peu de décoloration de la peau ; *pas de réaction*; une action sédative, calmante, tempérante, modératrice.

A part ces effets physiques et physiologiques immédiats de l'application d'une douche froide, il se produit des effets consécutifs.

La fréquence de la stimulation de la peau par l'eau froide ne tarde pas à réagir sur le reste de l'économie : il en résulte bientôt plus d'ensemble et d'harmonie dans les fonctions d'Assimilation (9) et de Désassimilation; la Calorification (10) devient plus active; l'appétit augmente; la Digestion s'exécute plus librement, plus aisément, à l'insu du Malade; la Nutrition devient plus parfaite; l'impressionnabilité et l'excitabilité du système nerveux en diminuent d'autant; la santé enfin reparaît.

172. Conseils pour bien prendre les Douches. — Pour que les douches froides produisent de tels résultats, il faut qu'elles soient *bien* administrées.

Les Douches doivent être précédées d'un peu d'exercice, afin que, en se présentant à l'action de l'eau froide, le corps soit *un peu* échauffé : il faut éviter cependant qu'il soit en sueur.

Le Malade doit mettre une coiffure quelconque sur sa tête, afin de la préserver de l'action de la douche et empêcher ses cheveux de se mouiller.

Pendant la douche, le Malade doit se frictionner avec force la poitrine et les bras.

La Douche froide ne doit pas durer plus de deux minutes pour les sujets les plus robustes, et plus de trente à soixante secondes pour les sujets faibles, nerveux, vivement impressionnables ; prolongée davantage, la douche perd ses effets toniques et peut être suivie de malaise.

En sortant de dessous la douche, le Malade doit être immédiatement enveloppé dans un grand drap de toile un peu rude, avec lequel les gens de service le sécheront et le frictionneront : le tout *très-rapidement*.

Le malade pourra alors se réhabiller et faire une petite promenade au grand air.

173. Hydrothérapie chez soi. — Il est quelquefois utile et même nécessaire pour le Malade de pouvoir profiter chez lui, dans son appartement, des bénéfices de l'Hydrothérapie, soit parce qu'il n'existe pas dans la ville qu'il habite d'Établissement hydrothérapique, soit parce qu'il lui répugne de se livrer nu à des mains étrangères, soit parce qu'il ne peut pas faire le sacrifice de temps ou d'argent qu'exige la fréquentation de ces Établissements.

Il est très-facile et peu dispendieux de faire chez soi de l'Hydrothérapie : on n'a qu'à acheter chez les grands quincailliers un des nombreux appareils hydrothérapiques de chambre ; ils sont très-bons, et je ne saurais trop les recommander. Voici comment doit être prise une douche chez soi, dans son appartement. L'appareil est déjà installé dans la chambre à coucher, sur un grand drap étalé sur le parquet.

Au moment de se lever, on fait apporter un seau d'eau bien froide (12 à 15°); l'aide monte sur un escabeau et vide dans l'appareil le seau apporté; on se lève, on se met *complétement* à nu, et on se place sur le plateau de l'appareil; l'eau froide tombe en pluie, qui ruisselle sur le corps; la douche finie, on quitte le plateau et, avec le secours de l'aide, on s'essuie, on se frictionne *vivement* et *fortement* avec des linges rudes, de façon à faire rougir un peu la peau. Puis on s'habille *rapidement* et on procède aux soins ordinaires de sa toilette.

Les personnes qui se réchauffent difficilement feront bien, si la saison le permet, d'aller faire immédiatement une petite promenade dehors, ou sinon de se promener un peu dans leur appartement.

Il est un point essentiel, sur lequel je ne saurais trop insister : tout cela doit être exécuté *très-rapidement*, très-promptement, très-vivement : le tout, depuis le moment où l'on quitte son lit jusqu'à la fin de l'essuiement, ne doit pas durer plus de *cinq minutes*. Les douches ne sont bonnes qu'à cette seule condition : transition rapide de la chaleur du lit au froid de la douche, et retour non moins rapide de ce froid, de cet ébranlement général, à une *réaction* (180) bonne, franche et *rapide* (je ne saurais trop le répéter); tout est là!

174. Effets généraux. — Comment agit l'Hydrothérapie, et quels sont les avantages de son application ?

L'eau froide, appliquée méthodiquement sur la peau, agit sur le réseau capillaire sanguin, sur le réseau nerveux et sur l'appareil glandulaire cutanés. Il en résulte : pour le système sanguin, une réaction plus ou moins intense; pour le système nerveux, un ébranlement plus ou moins profond; pour l'appareil glandulaire, une activité plus grande.

L'Hydrothérapie est donc, en définitive, un procédé énergique de révulsion cutanée et de sudation, et un excellent agent fortifiant: Elle convient dans presque tous les cas de Dyspepsie; mais elle sera appelée à jouer dans le traitement de ces affections un rôle plus ou moins important.

Tantôt ce sera le premier, et alors on emploiera les procédés les plus énergiques : dans les cas d'Atonie, de Gastralgie, dans les cas de Dyspepsies symptomatiques de la Chlorose ou de l'Anémie; ou dans celles qui sont symptomatiques de maladies de longue durée, qui ont appauvri l'économie.

Tantôt son rôle sera secondaire, et alors on n'emploiera que le drap mouillé ou des douches peu froides et de courte durée : dans les cas d'Aigreurs, de Gastrite et dans les cas d'affection organique de l'estomac.

BAINS DE MER.

Il existe une certaine analogie entre l'Hydrothérapie et les Bains de mer : la principale vertu de ceux-ci consiste en effet dans la réaction qui résulte de l'immersion du corps dans l'onde amère; mais, ici, nous trouvons de nouveaux éléments d'action. Le Baigneur à la mer est soumis, d'une part, à l'influence de l'air marin qu'il respire, et, d'autre part, à l'action du bain de mer lui-même.

Étudions donc successivement chacun de ces agents, leur mode d'action sur l'économie et les applications thérapeutiques dont ils sont susceptibles.

175. Air marin. — L'air qu'on respire en pleine mer, et même sur les côtes, diffère sous plusieurs rapports de l'air des continents. Il n'est pas chargé des effluves qui se dégagent sans cesse des détritus de matières animales et végétales, des eaux stagnantes, des innombrables foyers d'infection qui abondent dans nos villes; de plus, il est tous les jours renouvelé, purifié, rafraîchi par la brise de mer.

Mais, outre sa pureté plus grande, l'air marin est chargé de principes salins, que le vent enlève à la poussière aqueuse que produisent les vagues en se brisant sur la plage. Enfin, il offre une pression barométrique habituelle maxima, puisque les côtes de la mer se trouvent à une altitude minima.

Le Malade se trouvera donc, au bord de la mer, plongé dans une atmosphère riche de lumière, venilée presque incessamment par les brises, pure de toute espèce d'émanations, toujours saturée d'une humidité saline. Il en résultera une excitation notable des fonctions digestives et respiratoires : l'appétit sera augmenté, la digestion s'opérera d'une façon plus régulière et plus rapide; la respiration sera plus active, plus ample, plus complète. Le système nerveux sera également plus ou moins stimulé.

176. Eau de mer. — Au point de vue de sa *composition chimique,* l'eau de mer doit être rangée à la tête des Eaux minérales, car elle est de toutes la plus riche en sels minéraux. Un litre d'eau de mer puisée dans la Manche contient 34 à 38 grammes de sels, parmi lesquels le chlorure de sodium (sel marin) figure pour 25 à 27 grammes; le chlorure de magnésium, pour 2 à 3 grammes; les sulfates de chaux, de soude, de magnésie, pour 3 à 6 grammes. Cette salure est moindre dans la Baltique, plus grande dans la Méditerranée et sous l'Équateur.

Cette composition chimique des bains de mer leur communique des propriétés excitantes, qui se traduisent par la stimulation du réseau vasculaire et des papilles nerveuses de la peau, d'où résultent des picotements. Si le bain est suffisamment prolongé et si, surtout, il est pris dans une baignoire à une température de 30 à 32°, on constate une absorption assez notable de sels minéraux.

La *température* de la mer sur les côtes de France,

pendant les mois de juillet, août et mi-septembre, est, en moyenne, de 15 à 17° pour la Manche, 18 à 20° pour l'Océan, 22 à 24° pour la Méditerranée.

D'après les meilleurs Médecins de nos stations maritimes, le froid est l'élément essentiel de l'action des bains de mer : ce qui le prouve, c'est la supériorité thérapeutique de la Manche et de l'Océan sur la Méditerranée, malgré la richesse plus grande de celle-ci en principes minéralisateurs.

L'*agitation* de la mer, le va-et-vient continuel des flots, constituent une sorte de massage, de douche intermittente et variée de toutes les manières, que le corps, aux prises avec les vagues, essuie incessamment par leur chute et leur ascension alternatives. Le mouvement incessant des flots, le choc de la lame, nécessitent en outre chez le Baigneur, pour se maintenir en équilibre, un déploiement de forces, une sorte de lutte à poses infiniment variées qui constituent, surtout avec la natation, une véritable et utile gymnastique.

177. Océan, Méditerranée.—Les phénomènes physiologiques que déterminent, sur les côtes de France, la Manche et la Méditerranée, sont de nature différente.

Dans la Manche, saisissement plus ou moins pénible, sensation de légers picotements, refroidissement et décoloration de la peau, engourdissement de sa sensibilité, spasme périphérique, chair de poule, refoulement du sang à l'intérieur ; impossibilité de prolonger longtemps la durée du bain.

Dans la Méditerranée, le contact du flot est moel-

leux et velouté (M. Lévy) ; la sensation qu'on y
éprouve est agréable ; le refroidissement n'est plus
qu'une douce sensation de fraîcheur ; la vague berce
mollement le Baigneur ; le séjour dans l'eau peut
être bien plus longtemps prolongé.

Il ne sera donc pas indifférent de conseiller les
bains de mer sur telle ou telle plage.

Les bains de la Manche seront ordonnés aux personnes chez lesquelles les fonctions de la respiration
et de la circulation s'exécutent largement, dont la
réaction vitale est puissante.

Les bains d'Arcachon, de Biarritz ou de la Méditerranée seront conseillés aux Malades nerveux, facilement impressionnables, à ceux qui sont sujets à
s'enrhumer, à ceux chez lesquels la réaction est difficile à solliciter ; on y enverra aussi les jeunes
enfants , les jeunes filles chlorotiques, les personnes
âgées.

178. **Bain de mer**. — Le *mode* de bain le plus
usité est l'immersion, soit que le Baigneur se livre
au plaisir de la natation, soit qu'il se fasse porter
dans la mer jusqu'à une certaine distance par le guide
qui le plonge la tête la première et le fait parcourir
un certain espace entre deux eaux ; ou bien le Baigneur, faisant la planche, est immergé à plusieurs
reprises.

Le bain à la lame consiste à présenter le Baigneur,
par la partie latérale ou postérieure du tronc, aux
vagues qui se ruent sur lui et passent au-dessus de
sa tête.

Dans tous les cas, il faut avoir soin de mettre sa chevelure à l'abri, sous une coiffure imperméable, car l'eau de mer lui est tout à fait nuisible.

Les *heures* les plus favorables pour le bain de mer sont celles de la matinée, de sept heures à onze heures; mais pour les personnes faibles, délicates, pour celles qui sont quelque peu sujettes à s'enrhumer, il est préférable d'attendre le tantôt ; car alors l'air est plus tiède et l'eau de la mer s'échauffe de 2 à 4°.

La *durée* du bain est une question importante en pratique : elle varie selon les états morbides à combattre ; elle est proportionnelle à la force des constitutions, à l'impressionnabilité des sujets, à la promptitude et à l'énergie de leur réaction nerveuse et circulatoire, à l'âge, au sexe, etc. Elle varie aussi selon la température de l'eau et de l'atmosphère, selon la localité. A Dieppe, là durée moyenne du bain est de cinq minutes ; quelquefois même une ou deux immersions suffisent ; à Biarritz, à Arcachon, dans la Méditerranée, elle peut être de dix à quinze minutes, et même davantage pour quelques sujets.

La durée excessive du bain entraîne des accidents divers, suivant l'état antérieur de ceux qui commettent cet abus : maux de tête, étourdissements, bronchites, douleurs de reins, palpitations, etc.

Une *saison* de Bains de mer se compose de 20 à 25 bains : on en prend un par jour, rarement deux, afin que les effets primitifs du second bain ne viennent pas empiéter sur les effets consécutifs du premier.

179. Effets physiologiques. — Lorsqu'on se plonge dans la mer, les premières impressions que l'on éprouve sont un frisson, une oppression, un resserrement douloureux à la tête; il y a refroidissement, chair de poule, spasme, refoulement du sang dans les organes de l'intérieur.

Après quelques instants, l'anxiété et l'oppression se dissipent, le thorax exécute largement ses mouvements, le pouls se relève, la réaction s'opère, et des sensations relativement agréables succèdent à l'impression pénible du début.

Si l'immersion se prolonge au delà d'une durée convenable, le frisson reparaît avec anxiété et oppression et s'accroît jusqu'à l'issue du bain. Il importe de ne pas attendre le retour de ce second frisson et de sortir de l'eau avant qu'il ait eu le temps de se produire.

Au sortir du bain, l'organisme réagit de nouveau et, avec l'aide de l'exercice, ou, s'il est nécessaire, de frictions, de bains de pieds chauds, la circulation et l'innervation, les actes fonctionnels de toute espèce se raniment; une vive chaleur se répand dans toute l'économie, ressentie surtout à la peau et, sauf un peu de fatigue, un sentiment de force et de bien-être nous pénètre : la réaction s'opère.

Les effets physiologiques *primitifs* du bain de mer peuvent donc être définis par le refroidissement, la stupeur du système nerveux, le refoulement du sang des parties superficielles vers les parties profondes.

180. Réaction. — A ces effets *primitifs* succède un

effet secondaire, la *réaction* : c'est là le phénomène
principal que l'on cherche à obtenir et duquel dépend le succès de la médication. Le docteur Constantin
James en a parfaitement décrit les phases successives :

« La réaction, c'est le réchauffement du corps par
ses seules ressources de calorique, après qu'il a été
mis en contact avec un liquide froid. La circulation
capillaire, qui avait été ralentie ou même partiellement
suspendue par le fait du refroidissement, reprend
son cours dès l'instant où la réaction commence ; ce
qui a lieu quelquefois dans le bain, mais plus souvent quand on en est sorti.

» La peau se colore ; on dirait que le sang y afflue
avec d'autant plus d'activité que son passage y a été
plus subitement interrompu. Les battements du
cœur redeviennent libres, à mesure que le retour de
la chaleur diminue les obstacles apportés par le froid
à l'élasticité des vaisseaux et à leur perméabilité.

» Aux phénomènes physiques de la réaction, se
lient inséparablement les phénomènes vitaux corres-
pondants, dont le rôle est plus important encore.

» En effet, la vitalité, qui préside à l'admirable équilibre des fonctions, a pour but et pour résultat de
nous protéger contre les causes de destruction qui
nous entourent, et de remédier aux atteintes que
celles-ci nous auraient déjà fait subir. C'est ainsi
qu'au moment où le froid semble devoir paralyser
tout notre être, elle accroît chez le Baigneur la force
du cœur, répare les pertes du calorique et même,
en l'absence de tout excitant extérieur, suffit pour
déterminer la réaction.

18

» Une condition pour que la réaction se fasse bien, c'est que le corps ait été préalablement échauffé par la marche ou tout autre exercice; c'est surtout que l'immersion dans l'eau froide ne dure pas longtemps. Je citerai à l'appui de ce dernier précepte une observation vulgaire. Lorsque, pendant l'hiver, les pieds ont séjourné dans une chaussure humide, on les réchauffe très difficilement, parce que les tissus se sont refroidis peu à peu et couche par couche jusqu'à une certaine profondeur. Si, au contraire, vous vous frottez les mains dans la neige, le froid vous saisira plus vivement, mais il n'aura pas le temps de pénétrer. Aussi la réaction, lente dans le premier cas, est-elle rapide dans le second.

» Rien de plus aisé, maintenant, que de faire l'application de ces données physiologiques à la question qui nous occupe. La réaction va nous servir de thermomètre. S'établit-elle difficilement ? le bain devra consister simplement dans quelques immersions. S'établit-elle facilement ? on peut le prolonger davantage, surtout si le Malade sait nager. Il est rare que la durée du bain doive dépasser dix minutes à un quart d'heure; on est presque toujours averti par une sensation de froid, ou un commencement d'horripilation, de l'instant où il convient de quitter l'eau. Quelques personnes prennent, sans en être incommodées, jusqu'à trois ou quatre bains par jour : c'est beaucoup trop, et l'impunité ne justifie point ici l'imprudence. Un seul bain suffit d'habitude; deux me semblent être le maximun que, dans quelques cas, on puisse se permettre.

» On reconnaît une bonne réaction à deux caractères essentiels : d'une part, à la promptitude avec laquelle elle s'opère; d'autre part, à la coloration vive de la peau. Quand l'empreinte du doigt s'efface rapidement, c'est une preuve que la circulation capillaire est active, et que le retour du sang n'est pas uniquement dû aux lois d'équilibre et d'égalité de pression.

» La promenade facilite et achève la réaction d'autant mieux que le cours du sang se trouve stimulé également dans tout l'appareil vasculaire. Qu'on ne soit pas surpris de cette influence des mouvements sur la circulation. Chacun a vu le jet de la saignée s'échapper avec force ou couler avec lenteur, suivant que le malade fait mouvoir les doigts ou les tient immobiles. C'est que les muscles, en se contractant, pressent sur les vaisseaux, tant profonds que superficiels, et communiquent une impulsion notable aux fluides qu'ils contiennent.

» Les bains de mer déterminent, à température égale, une réaction plus vive, plus franche et plus prompte que les bains d'eau douce; car les particules salines et le choc des vagues agissent sur la peau à la manière des rubéfiants, au point même de développer quelquefois à sa surface de véritables exanthèmes. Aussi les personnes faibles et délicates supportent-elles, en général, beaucoup mieux les bains de mer que les bains de rivière. »

Ces phénomènes physiologiques, qui sont le résultat immédiat du bain de mer, sont suivis de phéno-

mènes consécutifs. La chaleur et la lumière de la
plage, au bout d'un certain temps, ajoutent des effets
remarquables à ceux que le bain et la réaction de
l'organisme produisent; ils sont surtout fort sensibles
sur les Malades affaiblis et étiolés : leur peau brunit,
leurs yeux brillent; ceux qui sont lymphatiques
maigrissent, c'est-à-dire que la mollesse atonique
et la bouffissure blafarde des tissus, dues à l'excès
des fluides blancs, disparaissent; ceux qui sont pâles,
maigres, affaiblis, engraissent.

181. Effets thérapeutiques. — Les Bains de mer
constituent donc un agent thérapeutique essentiellement tonique, fortifiant, dont l'action est très-vive et
en même temps très-intime, par suite de la perturbation momentanée qu'ils exercent sur l'organisme,
et par suite des qualités médicamenteuses inhérentes
au bain lui-même et à l'atmosphère marine. Ce seront
donc des modificateurs efficaces pour tous les états
de l'économie dont le signe principal est l'atonie, soit
qu'elle résulte du défaut d'équilibre entre le système
nerveux et lymphatique, soit qu'elle dépende du défaut d'action d'un organe.

Les Bains de mer devront donc être ordonnés dans
tous les cas où il faut : — rendre à la peau son
énergie et sa coloration, en y déterminant une vascularité qui ne lui était plus habituelle; — renforcer
et régulariser l'action musculaire; — exciter l'absorption interstitielle, pour amener la fonte d'un faux
embonpoint que produit la vie sédentaire; — activer
la nutrition et la croissance des Enfants lymphatiques,

strumeux, rachitiques; — remédier aux différentes formes de l'affection scrofuleuse; — ramener au type normal les fonctions du système nerveux ou la sensibilité d'un organe; — réconforter les convalescents affaiblis par une maladie de longue durée.

VICHY

COMMENT AGISSENT LES EAUX DE VICHY.

Les Eaux minérales de Vichy, quand elles s'adres-
sent aux maladies auxquelles elles conviennent spécialement, guérissent *très-souvent*, soulagent *toujours*.
C'est là le *fait* indiscutable qui a établi la renommée
des Eaux de Vichy.

Il s'explique d'une façon très-simple et très-natu-
relle par le mode d'action des Eaux de Vichy; ce
mode d'action est le résultat complexe de plusieurs
influences directes ou indirectes; je vais essayer de le
mettre en lumière et de le faire comprendre.

182. **Action générale.** — Les Eaux de Vichy agissent : en boisson, sur la muqueuse de l'estomac et
du tube digestif; en bains et en douches, sur la peau.
Elles stimulent ces deux membranes, activent leurs
fonctions et modifient leur vitalité.

Les Eaux, prises en boissons ou absorbées par la
peau dans le bain, sont entraînées avec le sang dans
le torrent de la circulation et pénètrent avec lui tous

les organes, tous les tissus de l'économie : elles leur communiquent un nouveau mouvement, une nouvelle vie; d'où résulte une *stimulation* plus ou moins marquée de tout l'organisme.

Vers le cinquième ou le sixième jour de la cure, il survient assez souvent de la lassitude, un léger dégoût, un peu d'insomnie, quelquefois même quelque fréquence du pouls; il n'est pas rare alors de voir les anciennes douleurs se réveiller, les affections chroniques, telles que les rhumatismes, les névralgies, les maladies de peau, passer à un état momentanément aigu, transformation le plus souvent favorable à leur guérison.

Le Malade ne doit pas s'inquiéter de ces recrudescences, qui se dissipent ordinairement en peu de jours, même en continuant l'usage des Eaux.

C'est donc dans la stimulation de l'organisme et de la partie malade que réside l'action *générale* des Eaux minérales; lorsque cette stimulation est lente, modérée, elle facilite la guérison des maladies chroniques.

183. Action dépurative. — Lorsque l'on suit régulièrement le Traitement thermal à Vichy, on se baigne tous les jours, on boit beaucoup d'eau, souvent trop.

On évalue à 2 litres, en moyenne, la quantité d'Eau minérale absorbée par jour, soit en boisson, soit dans le bain par la peau.

Mise en contact avec la peau par les bains, avec l'estomac et les divers tissus de l'économie par les boissons, l'Eau minérale les humecte, les imbibe, les pénètre comme une éponge, les traverse comme un filtre.

Elle agit comme émollient, comme antiphlogistique, comme dissolvant et résolutif. C'est une sorte de tisane, de boisson mucilagineuse, un topique, un véritable cataplasme intérieur qui humecte, détend, calme et adoucit.

Absorbée par les membranes de l'estomac, du tube digestif (65), ou par la peau (14), l'Eau minérale passe dans le sang, se mêle avec lui, le fluidifie, le rend plus liquide, plus aqueux. En circulant avec le sang (8), elle pénètre dans l'épaisseur des tissus, des organes; elle les lave, les nettoie, les déterge; elle dissout et entraîne les substances hétérogènes, morbides, anormales, qui s'y trouvaient déposées.

Reprise ensuite par les organes sécréteurs (11), l'eau est rejetée hors de notre corps :

Ou avec les *urines*, rendues plus abondantes, plus aqueuses, moins acides, plus alcalines;

Ou avec la *bile* (56), rendue plus fluide, moins visqueuse, plus abondante et plus alcaline.

En un mot, l'Eau de Vichy, transportée par le sang et disséminée dans l'épaisseur de tous nos tissus, de tous nos organes, les soumet à une espèce de *lavage* qui déterge les tissus et les organes engorgés.

Mêlée à toutes les humeurs, à toutes les sécrétions, à la bile, à l'urine, elle les *délaye*, les rend plus aqueuses ; elle dissout et fond les concrétions, les petits graviers, et en favorise ainsi l'expulsion.

Outre ce *lavage* et ce *délayement*, l'Eau de Vichy, par le fait même de sa nature *alcaline*, neutralise chimi-

quement les acides qui se développent dans l'économie en quantité surabondante. Or, il est parfaitement
démontré et il est admis par tous les Médecins
éclairés que cet excès d'acidité, cette *diathèse acide*
est le plus souvent l'origine et la cause des affections
goutteuses et *rhumatismales*, ainsi que de la *gravelle*
et des *calculs urinaires*.

· En résumé, l'Eau de Vichy (quand on suit le Traitement ordinaire de Vichy) soumet l'intérieur de
notre corps à une espèce de *lavage*, en même temps
qu'elle *délaye* et liquéfie les humeurs et le sang, et
les rend plus *alcalins*.

184. **Action hygiénique.** — A l'action *dépurative* de
l'Eau minérale, *lavant*, *délayant* et entraînant au
dehors de l'économie les produits hétérogènes et viciés; à l'action *chimique*, qui modifie la composition
du sang, des humeurs et les rend plus *alcalins;* à
l'action *générale*, stimulante, mais cependant toute
spéciale, il faut encore ajouter l'influence heureuse
des circonstances *hygiéniques* auxquelles le Malade
est soumis pendant son séjour à Vichy.

En effet, le Malade est soustrait aux influences de
nature très-diverse qui sont souvent la cause principale de son état maladif ou, tout au moins, qui
l'ont entretenu et même aggravé.

Le Malade, à Vichy, se trouve placé dans les conditions *hygiéniques* les plus favorables à l'action salutaire des eaux :

Le repos intellectuel et moral; l'oubli momentané des affaires, des soucis, des chagrins; la sus-

pension des travaux, des études, des occupations journalières.

S'il aime le repos et la tranquillité, il trouve là une vie calme et paisible; le spectacle d'une belle nature, de charmantes promenades!

S'il aime le monde, il y rencontre une nombreuse et brillante société; tous les jours, l'après-midi, un concert sous les platanes du Parc; puis, le soir, une représentation théâtrale, un concert ou un bal, au Casino; très-souvent, des bals très-brillants et fort animés dans les grands Hôtels; des parties de plaisir, des cavalcades, des excursions en commun dans les environs.

Toutes ces circonstances, plus importantes qu'on ne le croit généralement, secondent puissamment l'action bienfaisante des Eaux.

En outre, tous les jours, le Malade absorbant une notable quantité d'eau minérale, nous avons vu que le corps est soumis, de la part de cette eau minérale, à une espèce de lavage.

Or, le corps éprouve bientôt le besoin de réparer les pertes assez considérables qu'il éprouve par ces évacuations abondantes; l'appétit se fait sentir : une alimentation saine et variée satisfait à ce besoin; les digestions se font plus facilement; la nutrition et la réparation s'opèrent avec une énergie et une activité nouvelles.

Ainsi, tandis que, d'un côté, l'économie se débarrasse par des évacuations abondantes des produits viciés, morbifiques et nuisibles, de l'autre, elle se recompose et se reconstitue.

On comprend facilement qu'un tel Traitement, continué pendant plusieurs semaines, à plusieurs reprises, apporte à la constitution intime de nos organes de profondes modifications, de salutaires améliorations.

Aussi, après un certain temps de l'usage des Eaux de Vichy, on aperçoit dans l'organisme, dans l'état extérieur du corps, dans la fermeté et la tonicité des tissus, des signes qui révèlent d'une manière évidente que l'Eau minérale a imprimé une modification profonde à l'assimilation. La constitution intime du sang et des humeurs a été modifiée ; le corps entier a subi une sorte de dépuration générale.

Il existe certains cas où il faut s'abstenir de prendre les Eaux de Vichy : c'est ce qu'on nomme les *contre-indications* ; mais c'est l'affaire du Médecin.

Voilà, en quelques pages, l'explication naturelle et très-vraie des effets salutaires et incontestables des Eaux de Vichy.

Voilà pourquoi ces Eaux peuvent guérir et guérissent réellement plusieurs maladies qui semblent n'avoir entre elles aucun rapport, aucune parenté.

Voilà pourquoi les *maux d'estomac*, les *engorgements du foie* et les *coliques hépathiques*, la *gravelle* et les *calculs urinaires*, la *goutte*, le *diabète*, etc., trouvent à Vichy, soit une guérison radicale, soit tout au moins une amélioration très-notable.

SOURCES.

185. Remarque importante. — Les Eaux de Vichy doivent être considérées comme la médication minérale la plus active et la plus sûre contre les maux d'estomac, les engorgements du foie et les coliques hépatiques, la gravelle et les calculs urinaires, la goutte et le diabète : leur supériorité est aujourd'hui constatée par les plus nombreux et les plus authentiques témoignages.

Mais, pour que l'Eau de Vichy produise sur l'estomac et sur tous les autres appareils de l'organisme les meilleurs effets possibles, il faut d'abord choisir la Source la mieux appropriée à l'état du Malade, puis fixer la dose à laquelle il devra y boire, surveiller les effets que cette Eau produira, les corriger ou les modifier selon qu'il sera nécessaire.

J'indiquerai un peu plus loin les qualités spéciales de chacune des Sources, et je dirai à quels troubles fonctionnels chacune d'elles convient le mieux.

La Source choisie, quelle quantité d'eau faut-il boire, à quelle dose à la fois, à quels intervalles?

La dose varie selon la température et la composition chimique de la Source, selon la nature et la forme de la maladie, selon l'état général du Malade et selon la façon dont il supporte cette Eau.

Il est donc difficile d'établir une règle générale, c'est pourquoi les Malades demanderont l'avis de leur Médecin. Cependant, presque toujours, il faut prendre de l'Eau de Vichy *à dose modérée;* à haute dose, elle atigue l'estomac, irrite les voies d'élimination, c'est-

à-dire l'appareil urinaire et l'appareil biliaire, surex-
cite le système nerveux cérébral et sympathique, et
détermine souvent un mouvement fébrile, auquel on
donne le nom de *fièvre thermale.*

Je crois qu'il est de mon devoir de prémunir les
Malades contre la petite économie que chacun croit
pouvoir faire facilement. L'usage des Eaux de Vichy
n'est pas inoffensif; de graves accidents ont été souvent la conséquence non-seulement d'un abus, mais
d'une application intempestive. — Le Médecin seul
peut guider, doit guider.

186. Qualités spéciales de chaque Source. — Toutes
les Eaux minérales de Vichy sont claires, limpides,
presque incolores, chargées d'une notable quantité
de gaz acide carbonique qui leur communique un
goût piquant et aigrelet assez agréable, et qui masque
la saveur fade et légèrement lixiviative qu'elles doivent à leur thermalité et aux sels alcalins qu'elles
contiennent.

Les différentes Sources présentent toutes une composition analogue, assez semblable pour que les propriétés générales de l'Eau de Vichy soient communes
à chacune d'elles ; cependant chaque Source présente
en même temps des conditions particulières de composition et de thermalité plus ou moins prononcées,
plus ou moins faciles à définir, mais qui, dans la
pratique, leur assignent des appropriations spéciales.

La totalité de l'eau fournie par les Sources est de
500,000 litres par jour.

187. Célestins. — Il y a deux Sources aux Céles-

tins : l'ancienne, qui a une température de 12° centigrades et donne 400 litres par jour ; la nouvelle,
dont la température est de 14° centigrades et qui
produit 7,000 litres environ.

L'ancienne Source et la nouvelle sont situées à
l'extrémité de l'ancien Vichy, en amont du pont de
l'Allier, au milieu du jardin des Célestins. On y
arrive, soit par le beau parc de la rive droite de
l'Allier, soit par la route de Nîmes.

La nouvelle Source, captée en 1858, est située à
gauche de la première. Elle jaillit d'une masse de
rochers d'aragonite, sous une galerie d'un aspect im-
posant. Ses eaux s'appliquent aux mêmes maladies
que la Source ancienne.

Une superbe grotte, d'un effet grandiose, et une
élégante galerie soutenue par des colonnes et des
pilastres, forme, avec son joli jardin, un lieu de distractions et d'abri pour les Malades.

En outre, des salons de conversation, des salles de
billard, un pavillon en plein air, y sont installés pour
la commodité des Buveurs qui s'y rendent en foule.

Ces Sources sont les plus riches en sels, en bicarbonate de soude, et les plus chargées de gaz carbonique latent. Elles contiennent par litre 5 gr. 10 centigr. de bicarbonate de soude, 1 gr. 25 centigr.
d'autres sels alcalins, 29 centigr. de sulfate et 4 centigrammes de phosphate de soude, 2 milligrammes
d'arséniate de soude et 51 centigrammes de chlorure
de sodium ou sel marin.

Elles sont fraîches, pétillantes, agréables au goût.

Ce sont de toutes les Sources de Vichy, excepté

peut-être Hauterive, les plus énergiques et les plus stimulantes.

Leur action excitante se porte surtout sur le cerveau et sur les organes urinaires ; aussi déterminent-elles souvent chez les sujets sanguins, surtout s'ils en boivent plusieurs verres, des maux de tête, des étourdissements, des battements aux tempes, de légers éblouissements et même, s'il y a abus, des congestions cérébrales. Elles augmentent notablement la sécrétion de l'urine : aussi, pour peu qu'il y ait quelque disposition à la néphrite, à la cystite, elles exaspèrent presque toujours ces symptômes.

Elles stimulent vivement l'estomac, en augmentant la vascularité, les sécrétions et l'excitabilité nerveuse, surtout si on les boit à jeun.

Les Sources des *Célestins* conviennent surtout aux Malades atteints de *goutte*, de *gravelle*, de *calculs urinaires*, car, plus que toute autre, elles activent la sécrétion urinaire ; leur efficacité contre cet ordre de maladies est généralement admise, principalement par les Malades qui viennent depuis longtemps à Vichy.

Elles conviennent également aux Malades atteints d'*Atonie*, à ceux dont la constitution est molle, appauvrie ; à ceux qui réagissent difficilement et dont il faut stimuler vivement les fonctions digestives; aux Malades dont les digestions sont lentes, pénibles, laborieuses, et à peine terminées à l'heure du repas suivant.

Elles ne conviennent nullement aux Malades nerveux, faibles, délicats, vivement impressionnables; aux femmes nerveuses, affectées de pâles couleurs;

aux Malades atteints soit de *Gastralgie*, soit d'*Aigreurs*, soit de *Saburres*, soit de *Gastrite* aiguë ou chronique.

188. Grande-Grille. — La Source de la *Grande-Grille*, connue de temps immémorial et la plus fréquentée, est située à l'angle nord-est de la galerie des Sources du grand Établissement thermal, en face l'hôtel du Médecin-Inspecteur, la pharmacie Jaurand et l'hôtel des Bains.

Son débit est de 98,000 litres d'eau par vingt-quatre heures : une partie de ses eaux est affectée aux Buveurs, l'autre à alimenter les Bains,

La température est de 40° : c'est par conséquent une des plus chaudes de Vichy.

La proportion de gaz carbonique dont elle est chargée est assez faible. Elle contient par litre 4 gr. 88 centigr. de bicarbonate de soude, 1 gr. 38 centigr. d'autres sels alcalins, 29 centigrammes de sulfate et 13 centigr. de phosphate de soude, 2 milligrammes d'arséniate de soude, 53 centigrammes de sel marin, et extrêmement peu de matière organique.

Elle a une saveur lixiviative à laquelle on s'habitue assez vite : on la digère en général sans peine ; cependant certains estomacs susceptibles la supportent difficilement ; elle détermine rarement les symptômes de pesanteur et de plénitude de l'estomac, phénomènes qu'on observe quelquefois auprès des autres Sources.

Elle détermine parfois de légères purgations.

C'est une eau très-stimulante et qui agit vivement sur tout l'organisme.

Elle convient surtout dans les cas d'*engorgement du*

foie, de *coliques hépatiques*, d'*ictère* ou *jaunisse*, alors qu'il s'agit de rendre la bile plus fluide et de favoriser son cours; dans les cas d'*engorgement de la rate* et de *cachexie paludéenne* à la suite de *fièvres intermittentes*.

Elle est également employée avec succès dans le cas de *Perte d'appétit*, d'*Atonie*, alors que la digestion est lente, pénible, laborieuse; de *Flatuosités*, symptôme qui dépend souvent de l'atonie du tube digestif.

Elle convient aux sujets mous, débilités, affaiblis, qui ont besoin d'être plus ou moins stimulés.

Mais elle ne convient pas aux malades nerveux, dont l'estomac est doué d'une certaine susceptibilité : elle est trop stimulante pour eux. Elle ne convient pas dans les cas de *Gastrite*, d'*Aigreurs*, de *Gastralgie* : c'est-à-dire quand l'estomac est le siége soit d'une irritation plus ou moins vive, soit d'un excès de sécrétion de suc gastrique, soit d'une excitabilité nerveuse plus ou moins prononcée.

189. Source du Puits-Carré. — La Source du *Puits-Carré* est située au milieu de la galerie nord du grand Établissement, en contre-bas du sol, et ne peut être vue qu'en visitant les galeries souterraines.

Son débit est de 212,000 litres par jour; sa température de 42°. Ses eaux, qu'on prescrivait autrefois aux personnes maigres et nerveuses, sont employées exclusivement aujourd'hui au service des Bains.

190. Source Chomel. — La Source *Chomel* est située au milieu de la galerie nord du grand Établissement, près des bureaux de l'administration.

Son débit n'est que 2,600 litres par jour ; elle provient de la même nappe d'eau minérale que la Source du Puits-Carré : ses eaux arrivent au moyen d'une petite pompe aspirante. C'est certainement une dérivation du Puits-Carré.

Sa température est de 44° : c'est la plus chaude des Sources de Vichy, mais c'est aussi la moins chargée de gaz acide carbonique. Son caractère distinctif est d'être douée d'une odeur d'hydrogène sulfuré qui lui donne un goût désagréable et qui détermine, chez certaines personnes, des renvois nidoreux assez incommodes ; mais on évite facilement cet inconvénient en laissant l'eau s'évaporer dans le verre pendant quelques secondes avant de la boire.

Cette Source est la plus douce, la plus anodine de toutes celles de Vichy, y compris même celle de l'*Hôpital :* ce qu'elle doit à sa température élevée et à la faible quantité de gaz acide carbonique qu'elle contient.

Elle convient surtout aux Malades *nerveux*, affaiblis, très-délicats, très-impressionnables, qu'il faut stimuler le moins possible ; dans les cas de *catarrhe* pulmonaire et d'affections de l'appareil respiratoire, à cause de l'hydrogène sulfuré dont elle est chargée ; dans les cas de *Gastralgie,* à cause de son action anodine et sédative.

191. Source de Mesdames. — La Source de *Mesdames* est située à l'extrémité nord-ouest de la galerie nord du grand Établissement ; elle fait pendant à la Source de la *Grande-Grille.*

Elle jaillit sous cette galerie; mais elle sort de terre à 1,500 mètres de Vichy, sur la route de Cusset, près du Sichon, dans l'allée dite de *Mesdames*. Elle arrive en conduites forcées à l'Établissement thermal, sous une pression de 3 atmosphères de gaz carbonique; aussi sa composition n'est-elle modifiée en rien.

Son débit est de 20,000 litres par jour : sa température est de 16°.

Elle est très-gazeuse et surtout excessivement *ferrugineuse*; elle contient, par litre, 4 grammes de bicarbonate de soude, 1 gr. 22 d'autres sels alcalins, 2 centigrammes de bicarbonate de *fer*, 25 centigrammes de sulfate de soude, 3 milligrammes d'arséniate de soude et 35 centigrammes de sel marin.

Elle a une composition chimique et des propriétés médicales qui se rapprochent beaucoup des Sources ferrugineuses de Spa, Forges, Pyrmont, Orezza.

Son émergence a lieu dans une vasque en étain. Ce métal empêche le dépôt du sédiment ocreux de carbonate de fer qui se produisait jadis dans la vasque en volvic.

Elle exhale, comme la Source *Chomel*, une faible odeur d'hydrogène sulfuré. Elle est pétillante; sa saveur est légèrement atramentaire et styptique, en rapport, d'ailleurs, avec la grande proportion de fer qu'elle contient.

Elle exerce sur tous les organes de l'économie une excitation très-vive, ce qu'elle doit, en partie, à la grande quantité de gaz carbonique dont elle est chargée.

Elle stimule vivement les fonctions digestives, ce

qu'elle doit au gaz carbonique et très-probablement
aux *trois* milligrammes d'arséniate de soude qu'elle
contient; elle est légère à l'estomac et se digère très-
aisément.

La Source de *Mesdames* convient surtout aux Femmes
atteintes de troubles divers de la *menstruation* ou de
diverses affections de l'*utérus;* aux jeunes filles atteintes d'anémie, de *chlorose*, de pâles couleurs.

Observation essentielle : débuter par de très-petites
doses, surveiller attentivement l'action et n'augmenter que progressivement; sinon, on s'exposera à déterminer des troubles dans les fonctions de l'estomac
et du système nerveux, si susceptibles et si excita-
bles chez les Chlorotiques.

Cette Source ne convient pas aux Gastralgiques ;
presque toujours elle augmente les troubles nerveux
dont leur estomac est le siége.

192. Source de l'Hôpital. — La Source de *l'Hôpital*
est située sur la place qui s'étend derrière le Casino,
devant l'Hôpital civil ; elle jaillit dans une vasque de
pierre, exhaussée de plusieurs marches au-dessus du
sol, et abritée par une élégante coupole en fer. Pro-
chainement, l'émergence sera descendue au niveau
du sol et la Source entourée d'un square.

Son débit est de 60,000 litres par jour; une grande
partie de ses Eaux se rend dans les citernes du petit
Établissement, situé à côté, et qui doit être recons-
truit quand la Source sera aménagée.

Sa température est de 30°.

Elle est plus gazeuse que celle de la *Grande-Grille*.

Elle contient par litre : 5 gr. 02 de bicarbonate de soude, 1 gr. 24 d'autres sels alcalins, 29 centigrammes de sulfate et 7 centigrammes de phosphate de soude, 2 milligrammes d'arséniate de soude, 51 centigrammes de chlorure de sodium, et une *notable quantité* de matière organique qui forme une légère écume verdâtre à la surface de l'eau.

L'*Hôpital* est, avec la Source *Chomel*, la moins excitante des Eaux de Vichy. Elle doit à la matière organique qu'elle contient en assez grande quantité certaines propriétés adoucissantes et même certaines qualités spéciales qu'il est impossible d'expliquer théoriquement, mais que la pratique force d'admettre. Moins chaude que la *Grande-Grille*, elle a une saveur plus douce, peut-être même un peu fade et légèrement nauséeuse pour quelques Malades.

Le peu de saveur qu'elle possède, le peu d'excitation qu'elle détermine, la rendent moins digestible que plusieurs autres Sources pour certains estomacs, pour ceux surtout qui sont frappés d'*Atonie* et qui ont besoin d'une certaine stimulation pour accomplir l'acte de la digestion.

Mais elle est très-bien supportée et convient à merveille aux estomacs qui sont le siége, soit d'une irritation vasculaire plus ou moins vive, soit d'une hypersécrétion de suc gastrique, soit d'une excitabilité du système nerveux.

Elle convient donc surtout aux Malades atteints de ces *Maux d'estomac* nommés *Gastrite, Saburres, Aigreurs, Gastralgie*, c'est-à-dire aux Malades dont l'estomac affaibli, irritable, réclame une médication lo-

cale aussi douce et aussi peu stimulante que possible.

193. Source du Parc. — Elle émerge dans le Parc,
sous les magnifiques platanes du vieux Parc, entre les
Bains et le Casino. Elle est abritée par un kiosque
élégant.

Elle jaillit, d'une profondeur de 48 mètres, par un
puits artésien foré en 1846 : son jaillissement, inter-
mittent et irrégulier, est aujourd'hui régularisé par
un système spécial.

Son débit est de 48,500 litres par jour ; sa température est de 22°. Presque toute l'eau est conduite
dans les citernes de l'Établissement ; une petite pompe
aspirante fait le service de la buvette.

Elle est très-riche en gaz carbonique ; elle contient
par litre : 4 gr. 85 de bicarbonate de soude, 50 centigrammes d'autres sels alcalins, 31 centigrammes de
sulfate et 14 centigrammes de phosphate de soude,
2 milligrammes d'arséniate de soude et 55 centigrammes de sel marin.

Elle convient surtout dans les cas d'*Atonie*, quand les
digestions sont lentes, pénibles, laborieuses ; de *catarrhe*
pulmonaire et d'affections de l'appareil respiratoire.

Sa température moyenne et sa richesse en gaz carbonique la rendent très-propre à l'*exportation*, et son
usage a notablement augmenté depuis quelques années.

194. Source d'Hauterive. — La Source d'*Hauterive*,
située à 6 kilomètres de Vichy, est aussi du domaine
de la concession de la Compagnie fermière de l'Établissement thermal de Vichy.

Son débit est de 30,000 litres par jour: température 14°.

C'est, de toutes les Eaux de Vichy, la plus chargée de gaz carbonique : sa composition chimique se rapproche beaucoup de celle des *Célestins*, dont elle possède d'ailleurs les propriétés et les qualités.

Ce que j'ai dit de la Source des *Célestins* s'applique parfaitement à la Source d'*Hauterive*.

· Elle convient surtout : dans les cas de *goutte*, de *gravelle*, des *calculs urinaires*, car elle active notablement la sécrétion urinaire; dans le cas de *diabète*; dans le cas de paresse et d'*Atonie* de l'estomac.

Cette Source, par la prédominance du gaz carbonique, est la plus propre à remplacer à distance l'Eau de Vichy pour les Malades qui ne peuvent venir à Vichy; elle supporte admirablement le voyage et ne s'altère pas par le transport.

A ces Sources, exploitées par la Compagnie fermière de Vichy, il faut ajouter les deux Sources *Lardy* et *Larbaud* : ce sont des propriétés privées. Toutes les deux sont sur la route de Nîmes. La première, forée en 1848, est ferrugineuse et très-estimée; la seconde est d'un forage plus récent (1857).

Toutefois, je ne puis m'empêcher de regretter que certaines difficultés, intervenues entre la Compagnie de l'Établissement thermal et les héritiers Lardy, aient privé cette Source du magnifique Parc qui l'entourait jadis, et qu'une rue soit venue morceler un enclos si ombreux et si tranquille. Des bains ont été construits récemment. C'est un petit établissement-

bien aménagé, bien situé, composé de 30 baignoires environ.

La Source Larbaud, sur la route de Nîmes, a fait certains essais pour extraire, par congélation, les sels des eaux minérales. Ces essais sont, je crois, momentanément abandonnés.

CONSEILS POUR BIEN PRENDRE LES EAUX.

Les Eaux de Vichy, comme toutes les Eaux minérales, comme tous les médicaments, doivent être employées avec beaucoup de prudence et de discernement, si l'on veut en retirer tout le bien qu'on est en droit d'en attendre. Si quelques Malades se sont plaints du peu d'efficacité des Eaux de Vichy, ce n'est souvent que parce qu'ils les avaient mal prises.

Je vais donc donner quelques instructions claires, précises, essentiellement pratiques, pour bien prendre les Eaux.

195. Conseils généraux. — I. L'époque de l'année la plus favorable pour venir à Vichy comprend les mois de juin, juillet et août. Cependant on peut y venir au mois de mai et au mois de septembre; et même il est plus facile à ce moment d'obtenir le bénéfice de certaines facilités de traitement que pendant l'été, alors que l'Établissement thermal donne plus de trois mille bains par jour.

II. — Ne songer à venir passer une Saison à Vichy que lorsqu'on peut y consacrer le temps nécessaire, c'est-à-dire *trois semaines* au moins. Ne jamais interrompre une cure, à moins de motif grave.

III. — Le Malade, arrivant à Vichy pour y suivre le traitement, est engagé à se rendre aussitôt à l'Établissement thermal et à se faire inscrire au Bureau d'inscription.

Ce Bureau est placé dans la grande galerie, près de la source de la *Grande-Grille* : il est ouvert, pendant tout le temps du service des bains, pour les lettres et tous les renseignements qui pourraient être demandés.

En se faisant inscrire, le Malade prend un certain nombre de cachets de bain, en général 20 ou 25 : en effet, le traitement thermal consiste, d'habitude, à prendre un bain *tous les matins*, et cela pendant trois semaines.

Le nom et la résidence du Malade qui se fait inscrire au Bureau paraissent le lendemain dans la *Liste des Étrangers de Vichy*. On ne saurait donc trop recommander la plus grande exactitude dans les noms ; le mieux est de donner une carte de visite.

Après l'inscription, le Malade doit s'adresser aux Chefs-Baigneurs, qui lui indiqueront quelles sont les séries disponibles et à quelle heure il pourra venir chaque jour prendre son bain.

IV. — Quelquefois on fait deux Saisons dans un été : c'est lorsque le mal exige un traitement longtemps continué et qu'une première Saison a déjà produit une amélioration notable : dans ce cas, on doit mettre un mois au moins entre les deux cures.

V. — Avant de venir à Vichy, se faire délivrer par son Médecin ordinaire une consultation écrite, indiquant la constitution et le tempérament, la nature de la maladie et les divers traitements mis en usage ; remettre ce bulletin au Médecin que l'on consultera pour le Traitement à suivre à Vichy.

VI. — Ne jamais prendre de logement incommode, mal aéré; donner la préférence aux hôtels ou aux pensions qui ont un salon commun : les distractions de la vie sociale formant l'un des éléments essentiels du Traitement thermal.

VII. — Se coucher de bonne heure, à onze heures au plus tard, afin de pouvoir se lever à temps le matin. L'exercice de la journée et les promenades au grand air disposent d'ailleurs au sommeil et le rendent plus calme et plus profond.

VIII. — Se lever à six heures ou six heures et demie, et aller faire une promenade au grand air : rien n'est plus favorable à la santé que ces promenades matinales.

IX. — Après le déjeuner, faire une petite promenade et même une excursion dans les environs de Vichy: un tel exercice rend plus profitables les Eaux et le bain que l'on a pris le matin, et en favorise l'action salutaire.

X. — Après le dîner, petite promenade dans le parc ou sur les bords de l'Allier.

XI. — Le soir, prendre des distractions et faire en sorte de passer son temps aussi agréablement que possible, soit au Casino, soit dans les Concerts, soit au salon de l'hôtel que l'on habite.

XII. — Une fois la cure achevée, ne rentrer dans la vie active que d'une manière graduelle; accepter peu de dîners en ville ; éviter les fatigues de toute espèce.

XIII. — Comme dans toutes les Stations thermales, les Eaux de Vichy préparent à la guérison plutôt qu'elles ne la procurent immédiatement : si donc l'on n'est pas guéri à la fin de la saison, il ne faut pas désespérer, car l'action des Eaux se continue au delà du terme de la cure, et la guérison ne s'achève le plus souvent que lorsqu'on est de retour chez soi.

196. Conseils pour boire les Eaux.— En général, et sauf avis contraire du Médecin, voici les règles que l'on doit observer en buvant les Eaux de Vichy.

I. — On va boire aux Sources deux fois par jour : 1° le matin, avant ou après le bain, selon l'heure ; 2° le tantôt, à trois heures et demie ou quatre heures, après le Concert.

II. - On boit un, deux ou trois verres le matin, puis autant dans l'après-midi. Chaque verre contient 150 à 200 grammes d'eau. Les Sourcières vendent des verres et en prennent soin.

III. — Les premiers jours du Traitement, ne boire qu'*un* verre le matin et *un* verre le tantôt ; puis en augmenter progressivement la dose jusqu'à deux ou trois verres, jusqu'à la quantité supportable sans en être incommodé.

IV. — Il ne faut pas boire les deux ou trois verres coup sur coup. Laisser entre chaque verre l'intervalle d'un quart d'heure ou d'une demi-heure, que l'on

consacre à la promenade. — Il vaut mieux se promener que rester assis ; l'exercice favorise la digestion et l'action bienfaisante de l'Eau minérale.

V. — Avaler d'un trait, afin que l'Eau ne perde
ni son gaz, ni sa chaleur ; le gaz est très-utile à la
légèreté de l'Eau pour l'estomac.

VI. — Cependant, si l'on trouve trop pénible de boire
d'un seul trait *un verre entier,* on peut sans inconvénient boire *deux demi-verres* en ne laissant que quelques instants d'intervalle entre chacun d'eux ; dans ce
cas, bien entendu, mettre toujours une demi-heure
d'intervalle entre chaque dose de deux demi-verres.

VII. — Si le genre de maladie, si la pluie, le
brouillard, le froid, ne permettent pas de se rendre
à la Source, envoyer chercher l'Eau. Dans ce cas,
pour que celle-ci perde le moins possible de ses propriétés, on la puise à la Source et l'on remplit complétement le verre ; on pose sur ce verre une assiette
et on retourne le tout prestement sens dessus dessous ;
l'Eau se maintient parfaitement, le peu d'eau tombée
du verre faisant occlusion ; le liquide peut impuné-
ment être ainsi transporté.

VIII. — L'Eau minérale passe bien, quand elle ne
pèse pas sur l'estomac, qu'elle n'excite pas d'envie
de vomir, qu'elle ne cause ni gêne, ni douleur de
tête, et qu'au bout d'un quart d'heure, d'une demi-
heure, on se sent disposé à boire un second verre.

IX. — C'est à tort que les Malades se persuadent
que les Eaux ne *passent pas,* lorsqu'ils n'urinent pas
presque immédiatement. On ne les rend quelquefois
que quatre ou six heures après les avoir bues.

X. — L'excès des meilleures choses nuit; n'imitez pas les Malades qui, dans l'intention de hâter la guérison et d'abréger leur séjour à Vichy, boivent huit ou dix verres d'Eau dès les premiers jours de leur arrivée. Cette imprudence occasionne des pesanteurs d'estomac, des douleurs générales, des dyspepsies, des fièvres inflammatoires, des maux de tête, etc.

XI. — Les Eaux de Vichy ne sont pas un remède pouvant produire en peu de jours les effets attendus. Vingt litres d'eau, pris en trois ou quatre jours, ne feront pas le même effet que la même quantité prise en vingt ou vingt-cinq jours. C'est par un grand nombre de petits effets, augmentés de jour en jour, qu'on obtient les plus parfaites guérisons.

XII. — En général, les Femmes, à certaines époques, doivent suspendre pendant quelques jours le Traitement minéral, souvent alors trop excitant.

XIII. — Il ne faut manger, en général, qu'une heure après avoir cessé de boire, lorsque l'on sent l'estomac entièrement libre et que l'Eau est entièrement digérée. Je dis en général, car il est des cas où il convient de boire un demi-verre d'Eau quelque temps avant de se mettre à table.

XIV. — Si les Eaux ne produisent pas tout d'abord le bien qu'on en attend, ne pas se décourager : il est des tempéraments difficiles à émouvoir et des maladies opiniâtres.

XV. — Il ne faut pas terminer l'usage des Eaux d'un manière brusque; mais, sur la fin, diminuer progressivement la dose et revenir à la quantité par laquelle on a commencé. En effet, l'organisme humain supporte difficilement les changements brusques et subits. (PATISSIER.)

XVI. — Les personnes qui viennent à Vichy pour leur plaisir ne doivent pas boire les Eaux; défiez-vous des médicaments les plus simples, quand ils ne sont pas nécessaires.

XVII. — Beaucoup de Malades ne s'aperçoivent que quelques jours après le retour au régime habituel de la famille des heureux effets des Eaux de Vichy. D'autres, au contraire, quelques jours après leur arrivée à l'Établissement thermal, éprouvent une sorte de recrudescence de la maladie dont ils sont atteints : tels sont surtout les *Goutteux* et les Malades atteints de *coliques hépatiques*.

Il ne faut accuser les Eaux ni de cet effet tardif ni de cette recrudescence du mal, mais prendre patience et leur laisser le temps d'agir.

197. Conseils pour prendre les Bains. — Je vais essayer d'indiquer quelle est la meilleure manière de prendre le bain, et quelles sont les règles hygiéniques à observer *avant*, *pendant* et *après*, pour que le bain produise toute son action bienfaisante, tous ses effets thérapeutiques.

I. — Les Baigneurs doivent avoir grand soin, en allant au bain et en en revenant, de se vêtir chaudement, surtout si le temps est froid et pluvieux. Ils feront bien de s'abstenir, à ce moment de la journée, de leurs vêtements d'été.

II. — On ne doit jamais se baigner lorsque le corps est en sueur; il faut attendre, dans ce cas, quelques moments avant de se plonger dans l'eau : cette précaution est importante.

III. — C'est ordinairement le matin, à jeun, que l'on va au bain ; c'est l'heure la plus commode. On peut cependant s'y rendre à une autre heure de la journée, mais trois ou quatre heures au moins après la fin du repas; et même est-il nécessaire de ne pas sentir alors de pesanteur d'estomac ; l'oubli de cette précaution a causé beaucoup d'accidents.

IV. — Pendant certaines époques, les Femmes doivent s'abstenir de bains.

V. — Avant d'entrer dans le bain, assurez-vous de la température de l'Eau : des thermomètres sont placés, à cet effet, dans tous les cabinets.

La meilleure température est celle de 30 à 32° centigrades.

VI. — On peut se mettre au bain, si on le préfère, revêtu d'un peignoir ; les parties du corps qui ne sont pas dans l'Eau sont ainsi à l'abri du froid.

VII. — Je conseille aux dames de mettre sur leurs cheveux un serre-tête en toile cirée ou tout au moins un bonnet. Les vapeurs aqueuses du bain sont mauvaises pour la chevelure, qui perd de sa souplesse, de son brillant, de son soyeux.

VIII. — Ne pas dormir dans le bain. La lecture peut faire passer agréablement *l'heure de prison cellulaire* à laquelle on est condamné.

IX. — On peut boire dans le bain l'Eau minérale que l'on a envoyé chercher aux Sources ; l'estomac les digère facilement. C'est là une habitude qui existe auprès de certaines Stations thermales et qu'il est regrettable de ne pas voir se développer davantage à Vichy.

Dans certains cas de Dyspepsie, où les bains de vapeur sont prescrits, un excellent moment pour boire les Eaux est dans la vapeur. La sudation provoque l'altération, et par suite le besoin de boire.

X. — En général, ne pas manger dans le bain; cependant, si le Malade éprouve de la faiblesse, une défaillance, on peut lui donner un bouillon.

XI. — La durée du bain tempéré est, en général, d'une heure; chez quelques Malades atteints d'affections inflammatoires, d'irritation, ou doués d'un tempérament très-nerveux, il est quelquefois utile d'en prolonger davantage la durée.

XII. — Avant de sortir du bain, on vous apporte du linge sec et bien chaud. Il faut avoir soin de se bien essuyer, bien sécher, bien frictionner, et ensuite de s'habiller rapidement.

XIII. — Souvent, pour réveiller la vitalité des tissus, il est utile de se faire frictionner, avant ou après le bain, avec un gant de crin ou plutôt de flanelle.

XIV. — Après être sorti du bain, il est fort utile de faire une courte promenade, à moins que le temps ne soit humide et froid, qu'il pleuve ou qu'il fasse beaucoup de vent. Et encore! Bien couvert et les pieds bien secs, la promenade est excellente à la suite du bain.

XV. — Le nombre des bains varie habituellement entre 20 et 25; mais ce nombre n'a rien d'absolu, car il augmente ou diminue selon l'effet ressenti, selon le résultat obtenu. Le Médecin peut seul apprécier.

198. L'Hydrothérapie à Vichy. — L'Établissement thermal de Vichy, et surtout celui de première classe, possède des appareils très-nombreux, très-complets et parfaitement installés pour donner toutes espèces de douches.

Des employés des deux sexes, très au courant de ce service spécial et fort habiles, donnent ces douches aussi bien que dans les Établissements hydro-thérapiques de Paris, de Bellevue, de Divonne, d'Aix, etc.

Je renvoie le lecteur à l'article consacré spéciale-ment à l'Hydrothérapie pour le mode d'action des diverses espèces de douches (171) et pour la façon dont on doit les prendre (172).

199. Régime à Vichy. — Pendant l'usage des Eaux de Vichy, faut-il proscrire de l'alimentation le vin, le lait, le vinaigre, les fruits? A mon point de vue per-sonnel, c'est inutile; il est démontré aujourd'hui que les raisins, les fraises, rendent l'urine fortement alcaline et amènent des cures dans certaines affections de la vessie, dans la gravelle, la goutte, etc. Tous les acides organiques et autres contenus dans la plupart des fruits, et notamment les fruits rouges, se brûlent alors dans l'économie et laissent pour résidu des carbonates alcalins.

Le vin présente des réactions semblables. Par son mélange avec l'Eau minérale, il se décompose, il est vrai, immédiatement: il *noircit*, dit-on. Il y a là un fait chimique : la partie acide est déplacée avec ef-fervescence par l'acide carbonique, et donne lieu à du

tartrate double de potasse et de soude, qui se transforme lui-même en carbonate de potasse et de soude.
Il n'y a donc là rien de contraire à l'action des Eaux.

L'observation journalière prouve même que l'urine
s'alcalise aussi promptement par l'usage de l'Eau de
Vichy coupée avec du vin, que par l'usage de l'Eau
de Vichy pure. — Toutefois ce sera au Malade à
apprécier si les Eaux lui passent facilement à table
et en mangeant, auquel cas je lui conseille ce mode
d'emploi.

Le Régime que les Malades doivent suivre n'em-
pruntera donc rien de particulier à la nature chimique du Traitement thermal; il devra être constamment subordonné aux phases de la maladie et aux
besoins de l'organisation.

Toutefois il faut user d'une certaine modération
dans le boire et le manger : certains Malades, en se
laissant aller à l'appétit développé par l'action des
Eaux, compromettent l'effet du Traitement thermal.

Quant au Régime proprement dit, je ne saurais
ici entrer dans tous les détails que comporte ce sujet
important : je renvoie à l'ouvrage spécial que j'ai
écrit sur ce sujet (1).

Entre les repas, on s'abstiendra autant que possible
de prendre soit de la bière, soit des limonades, soit
du punch ou des liqueurs fortes : le thé ou le café
après les repas n'ont rien de contraire à l'effet des
Eaux.

___

(1) **Maux d'Estomac**, Régime, Hygiène, Traitement.
— Librairie Dentu.

VICHY CHEZ SOI.

Ainsi que je l'ai dit déjà, beaucoup de Malades ont besoin de venir passer une saison à Vichy, et ne peuvent pas faire ce voyage : les affaires, la profession, la famille, la difficulté de venir seul sans sa femme ou son mari, le prix du voyage et ses fatigues, etc.; et si la distance est un obstacle, même pour les Français, combien n'en est-elle pas un plus grand encore pour ceux qui habitent l'Allemagne, la Russie ou le reste de l'Europe, et surtout pour les peuples de l'Orient et des deux Amériques! Pour ces Malades, il fallait donc chercher le moyen de se soigner comme à Vichy.

Ce moyen est aujourd'hui trouvé : avec les Eaux de Vichy transportées et les Sels pour bains, on a Vichy chez soi. En effet : les *Eaux de Vichy*, mises en bouteille avec soin, sont transportées dans toutes les parties du monde sans se décomposer, sans éprouver d'altération sensible dans leur composition chimique ; — les *Sels de Vichy* pour bains sont extraits des Eaux sous la surveillance et le contrôle de l'État et s'expédient en rouleaux de 250 grammes (quantité de sels contenue dans un bain pris à l'Établissement thermal de Vichy).

On peut donc partout, sans quitter sa maison et sans abandonner ses affaires, — en buvant de cette eau de Vichy transportée et en prenant des bains avec ces Sels, — suivre *chez soi* et sous la direction de son Médecin le Traitement de Vichy, faire une *Saison de Vichy chez soi.*

200. Eaux de Vichy transportées.—Les eaux de Vichy ne sont pas seulement utilisées en boisson à Vichy même, à leur point d'émergence des profondeurs de la terre : elles sont l'objet d'une exportation considérable en France, en Europe et dans toutes les parties du monde.

C'est qu'il est peu d'Eau minérale qui se conserve aussi bien et aussi longtemps que les Eaux de Vichy; c'est à peine si elles éprouvent une altération quelconque, même après un temps considérable. Aussi, de toutes les Eaux minérales, ce sont celles qu'on expédie le plus, tant sur le continent qu'en Angleterre, en Algérie et aux colonies. Cette grande exportation s'explique par les importants services qu'elles rendent loin des sources et par l'impossibilité où l'on est d'imiter convenablement ces Eaux naturelles.

Cette conservation parfaite est due à la nature de l'eau et aussi au soin extrême avec lequel la mise en bouteille et le bouchage ont lieu sous la surveillance du Commissaire du gouvernement.

Ces Eaux minérales traversent les mers et restent

plusieurs années en dépôt sans offrir aucune altération appréciable ; il suffit de tenir les bouteilles cou-
chées dans un endroit frais et sec.

Chaque bouteille est revêtue d'une capsule en étain,
fixée avec de la résine, indiquant le nom de la Source
et le millésime de l'année du puisement.

La meilleure manière de prendre les Eaux de
Vichy à domicile est d'en prendre un verre le matin à jeun, un verre à quatre ou cinq heures, et un
verre le soir en se couchant. Dans certains cas il est
préférable de la boire en mangeant, pure ou mélan-
gée avec le vin.

Quand on fait usage des sources chaudes, il n'est
dans aucun cas nécessaire de les ramener à leur
température primitive.

Si cependant on veut en modifier la température,
on peut les faire chauffer légèrement au bain-marie,
ou mieux encore y ajouter une légère quantité d'une
infusion chaude de tilleul ou autre.

C'est dans ces différentes appréciations, l'application des Eaux, le choix de la source et la manière
d'en faire usage, que les conseils d'un Médecin sont
indispensables.

On ne doit pas employer plus d'une ou deux bouteilles par jour.

201. Sels de Vichy pour Bains. — L'établissement thermal de Vichy est ouvert toute l'année ; mais tous les
Malades ne peuvent y venir : distances, dépense, affaires,
infirmités même sont autant d'obstacles. Il était donc

indispensable de chercher, pour les personnes qui ne peuvent venir se traiter à l'Établissement thermal, un moyen de se soigner en tous pays. Mais le traitement sur place est toujours préférable.

Or, le traitement de Vichy se compose de bains et des eaux bues aux sources.

Quand on ne peut aller aux sources, elles viennent à vous transportées sous la forme de bouteilles ; mais pour les bains il fallait les remplacer ; on ne pouvait, en effet, songer à transporter l'Eau minérale dans des barriques.

On avait longtemps essayé les bains alcalins préparés avec le *bicarbonate de soude de commerce*.

Mais ce moyen est aujourd'hui reconnu insuffisant, car l'efficacité des bains minéraux de Vichy est due non-seulement au bicarbonate de soude, mais à l'ensemble des éléments auxquels il est associé, c'est-à-dire au fer, au carbonate de chaux et de magnésie, au chlorure de sodium, au sulfate de soude, etc., etc. Aujourd'hui, au moyen d'une évaporation spéciale, on extrait directement des sources tous les sels solubles auxquels l'Eau minérale doit ses principales propriétés.

Cette opération, simple en apparence, constitue un travail minutieux, qui a lieu pendant toute l'année aux sources mêmes, sous les yeux du public. Au moyen d'une évaporation continue et spéciale, les eaux minérales arrivent successivement à une très-grande densité et les sels en dissolution se cristallisent rapidement. Une fois recueillis et égouttés, ils sont soumis à un courant d'acide carbonique prove-

nant des sources, placés ensuite dans une étuve régulièrement chauffée,— pulvérisés, — tamisés,— etc.,
et livrés à la consommation.

Il était difficile, sous une enveloppe, de reconnaître
les véritables sels extraits des eaux minérales, et
souvent du simple bicarbonate de soude ordinaire
était vendu sous le nom de *Sels naturels de Vichy.*
Pour prévenir désormais la fraude et faire disparaître
les nombreuses contrefaçons ou falsifications, l'État,
par un *arrêté ministériel* du 2 mars 1857, a prescrit
qu'un agent spécial nommé par le Gouvernement
présiderait à l'extraction et à l'emploi de ces sels naturels et scellerait chaque boîte, rouleau ou flacon,
de manière à donner toute sécurité au Malade et au
Médecin.

L'emploi de ces sels donne un moyen facile et peu
dispendieux, conseillé même par les Médecins des
eaux, pour suppléer autant que possible aux bains
naturels de Vichy, et, dans tous les cas, de remplacer
les bains dits *alcalins.* Ces sels qui se distinguent par
leur blancheur mate, leur extrême légèreté et une
forme cristalline qui leur est propre, se trouvent
maintenant partout, ou peu s'en faut. Dans tous les
cas, la Compagnie se charge de les envoyer *franco*
dans toute la France par 20 rouleaux ; mais les principaux Établissements de bains, les succursales et
dépôts de la Compagnie concessionnaire et les principaux pharmaciens en sont toujours approvisionnés.

202. Pastilles digestives de Vichy.—Les pastilles digestives de Vichy jouissent d'une réputation qui est

justifiée par leur efficacité dans les cas fréquents de
digestions difficiles, lentes, pénibles, laborieuses. Cependant, parmi les nombreuses personnes qui usent
de ces pastilles, toutes ne s'en trouvent pas également
bien, toutes n'en retirent pas le même soulagement.

Cela dépend de ce que les Pastilles de Vichy ne conviennent pas à tous les estomacs. — Elles sont utiles :

1° A ceux dont les digestions sont laborieuses, difficiles, pénibles ; qui, après avoir mangé, sentent pendant plus ou moins longtemps comme un poids sur
l'estomac (Atonie).

2° A ceux dont la digestion s'accompagne d'un
développement plus ou moins prononcé de gaz (Flatulence).

Mais les Pastilles de Vichy conviennent moins aux
dyspepsies acides et aux dyspepsies gastralgiques,
c'est-à-dire :

1° Aux personnes dont les digestions s'accompagnent d'aigreurs et de renvois qui produisent à la
gorge une sensation de chaleur et d'âcreté plus ou
moins vive, aigreurs dues à une sécrétion trop abondante de suc gastrique par l'estomac. Le mauvais
effet produit dans ce cas par les pastilles dépend de
ce que le sucre entre dans leur composition ; or le
sucre détermine dans l'estomac la sécrétion d'une
quantité de suc gastrique, déjà trop abondant. Mais
si dans ce cas les pastilles de Vichy ne conviennent
pas, l'Eau de Vichy prise en boisson doit être alors
employée ; elle constitue un moyen excellent, infaillible même pour neutraliser cette sécrétion de suc
gastrique, et pour faire disparaître ces aigreurs ;

 2° Aux personnes qui souffrent, dans l'intervalle
des repas, de tiraillements, de crampes, de douleurs
plus ou moins vives et de natures diverses ; l'expérience a démontré que, dans ces cas, les Pastilles de
Vichy sont impuissantes à calmer ces phénomènes
douloureux, et qu'elles doivent être remplacées par
quelque préparation narcotique..

 Ces pastilles sont aromatisées à la menthe, au tolu,
à l'anis, au citron, à la rose, à la vanille, à la fleur
d'oranger, à l'orange. Elles se vendent aussi sans
arome. Il faut, dans la demande, spécifier le parfum.

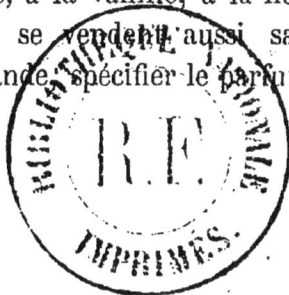

TRAITEMENT

PAR CORRESPONDANCE

Les Malades qui n'habitent pas Paris et qui désirent me consulter par correspondance sont priés de me donner les indications suivantes :

1° Age, constitution, tempérament, embonpoint ;

2° Genre de vie, occupations, profession ;

3 Maladie dont on est atteint ;

4° Depuis quelle époque existe-t-elle ;

5° A quelle cause peut-elle être attribuée ;

6° Nombre, heures, composition habituelle des repas ; quantité et nature des boissons.

7° Malaises éprouvés avant, pendant ou après chaque repas ;

8° Comment va-t-on à la garde-robe ;

9° Comment sont les urines ;

10° Les dames indiqueront, en outre, tout ce qui est particulier à leur sexe.

Je prie les Malades de me donner toutes ces indications avec *clarté et concision*, et d'écrire aussi lisiblement que possible leur nom et leur adresse surtout.

———

Honoraires des Consultations : 20 francs, — ou 10 francs pour les personnes peu aisées. (Mandat sur la poste, ou timbres-poste.)

Docteur J. CARNET,

Rue Drouot, 2, à Paris,
Maison de l'Établissement thermal de Vichy.

TABLE DES MATIÈRES.

———

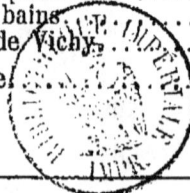

IMPRIMERIE CENTRALE DES CHEMINS DE FER.
A. CHAIX ET Cᵉ, 20, RUE BERGÈRE, A PARIS. — 9968.

MAUX D'ESTOMAC

Régime et Traitement

PAR

LE DOCTEUR J. CARNET

LIBRAIRIE DENTU

PALAIS-ROYAL, GALERIE D'ORLÉANS, 17.

QUATRIÈME ÉDITION.

Un volume **2** francs. — Reçu *franco* **2** fr. **20**.

PARIS. — IMP. A. CHAIX ET Cᵉ, BERGÈRE, 20. — 9970.